Umgang mit dem Thema Tod bei Auszubildenden der generalistischen Pflegeausbildung

Eva Dubronner

Umgang mit dem Thema Tod bei Auszubildenden der generalistischen Pflegeausbildung

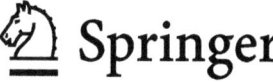

Eva Dubronner
Verhaltens- und Empirische Kulturwissenschaften
Universität Heidelberg
Bruchsal, Deutschland

Dissertation, Ruprecht-Karls-Universität Heidelberg, Fakultät für Verhaltens-und Empirische Kulturwissenschaften, Jahr 2024

ISBN 978-3-658-45627-6   ISBN 978-3-658-45628-3 (eBook)
https://doi.org/10.1007/978-3-658-45628-3

Die Deutsche Nationalbibliothek verzeichnet diese Publikation in der Deutschen Nationalbibliografie; detaillierte bibliografische Daten sind im Internet über https://portal.dnb.de abrufbar.

© Der/die Herausgeber bzw. der/die Autor(en), exklusiv lizenziert an Springer Fachmedien Wiesbaden GmbH, ein Teil von Springer Nature 2024

Das Werk einschließlich aller seiner Teile ist urheberrechtlich geschützt. Jede Verwertung, die nicht ausdrücklich vom Urheberrechtsgesetz zugelassen ist, bedarf der vorherigen Zustimmung des Verlags. Das gilt insbesondere für Vervielfältigungen, Bearbeitungen, Übersetzungen, Mikroverfilmungen und die Einspeicherung und Verarbeitung in elektronischen Systemen.
Die Wiedergabe von allgemein beschreibenden Bezeichnungen, Marken, Unternehmensnamen etc. in diesem Werk bedeutet nicht, dass diese frei durch jede Person benutzt werden dürfen. Die Berechtigung zur Benutzung unterliegt, auch ohne gesonderten Hinweis hierzu, den Regeln des Markenrechts. Die Rechte des/der jeweiligen Zeicheninhaber*in sind zu beachten.
Der Verlag, die Autor*innen und die Herausgeber*innen gehen davon aus, dass die Angaben und Informationen in diesem Werk zum Zeitpunkt der Veröffentlichung vollständig und korrekt sind. Weder der Verlag noch die Autor*innen oder die Herausgeber*innen übernehmen, ausdrücklich oder implizit, Gewähr für den Inhalt des Werkes, etwaige Fehler oder Äußerungen. Der Verlag bleibt im Hinblick auf geografische Zuordnungen und Gebietsbezeichnungen in veröffentlichten Karten und Institutionsadressen neutral.

Planung/Lektorat: Renate Scheddin
Springer ist ein Imprint der eingetragenen Gesellschaft Springer Fachmedien Wiesbaden GmbH und ist ein Teil von Springer Nature.
Die Anschrift der Gesellschaft ist: Abraham-Lincoln-Str. 46, 65189 Wiesbaden, Germany

Wenn Sie dieses Produkt entsorgen, geben Sie das Papier bitte zum Recycling.

Zur Einführung und zum Aufbau der Arbeit

Die vorliegende Arbeit stellt die endgültige Fassung meiner Dissertation dar, die an der Universität Heidelberg unter dem Forschungstitel „Umgang mit dem Thema Tod bei Auszubildenden der generalistischen Pflegeausbildung" angenommen wurde.

Der Tod und seine Bezugsthemen Sterben und Trauer lassen sich in der neuen generalistischen Pflegeausbildung als Schlüsselthemen ansehen. Diese Aussage lässt sich aus einer mehrperspektivischen Betrachtung begründen.

Zunächst garantiert die neue Pflegeausbildung mit dem Berufsabschluss zur Pflegefachfrau bzw. zum Pflegefachmann den Einsatz in allen pflegerischen Versorgungs- und Betreuungsinstitutionen. Dieser polyvalente Berufsabschluss setzt zahlreiche Kompetenzen und Fähigkeiten für die Betreuung, Versorgung und Begleitung verschiedener Lebensalter voraus, die in ihrem Gesamtgefüge die berufliche Professionalität bilden. Die didaktischen Überlegungen zum Tod als Unterrichtsthema in der neuen generalistischen Pflegeausbildung nehmen einen zentralen Stellenwert dieser Arbeit ein, die sich auf die wesentlichen Befunde der qualitativen Erhebung zu den Sichtweisen, Einstellungen und Vorstellungen der Auszubildenden zum Thema Tod beziehen. Neben der berufstheoretischen Fokussierung wird im Rahmen der Auswertung der qualitativen Erhebung auch die berufspraktische Komponente berücksichtigt, die in diesem Kontext als Erfahrungswissen zu verstehen ist.

Der besondere Stellenwert des Titels lässt sich zuletzt auch mit der demographischen und gesellschaftlichen Situation in der Bundesrepublik Deutschland im

Allgemeinen und der erkennbaren Versorgungs- und Betreuungssituation pflegebedürftiger und älterer Personen im Besonderen begründen.[1] Es ist davon auszugehen, dass auch in Zukunft die Versorgung und Betreuung sterbender Personengruppen verstärkt dem Verantwortungsbereich institutioneller Einrichtungen im Allgemeinen und den Pflegefachkräften im Besonderen überlassen wird. Die Zentralität der Themenbereiche stellt Körtner (2007) in den Fokus seiner Arbeiten und verweist auf die sich ergebenden Umfangsformen verschiedener Personengruppen. Seine Sichtweise lässt sich auf die Rolle der Pflegefachkräfte übertragen und zeigt unterschiedliche Begegnungsformen des Todes im pflegerischen Kontext auf. Körtner verweist auf Foucault, der die Entwicklung bestimmter Orte des Aufenthalts am Lebensende im Zusammenhang von Krankheit und Sterben betrachtet und gerade das Thema Krankheit, Tod und Leid insbesondere Akutkrankenhäusern und stationären Einrichtungen zugesprochen wird (2007, S. 3). Diese kontextuellen Betrachtungsweisen greift die vorliegende Arbeit auf und untersucht die Wahrnehmungs- und Ausdrucksformen des Todes bei Auszubildenden im ersten und dritten Ausbildungsjahr der neuen Pflegeausbildung.

Gegenstand der vorliegenden Arbeit wird es folglich sein, den Stellenwert des Themas Tod bei den Auszubildenden zu erforschen und zu prüfen, inwieweit sich ihr Todesbewusstsein durch Zunahme von Fachwissen seitens des Unterrichts, aber auch durch berufspraktische Erfahrungen und Begegnungen mit sterbenden Menschen und trauernden Angehörigen verändert. Kenntnisse zu bestimmten personenbezogenen Merkmalsausprägungen wie u. a. Alter, Religionszugehörigkeit, Bildungsstand und berufspraktische Erfahrungen gehen in die Bewertungsanalyse der zentralen Befunde mit ein. Den theoriebasierten Hauptteil bilden verschiedene disziplinäre Perspektiven aus den Bereichen der Medizin, Pflegewissenschaft, Soziologie, Theologie und der Psychologie (Teil I). Dargestellt und beantwortet werden Fragestellungen und Spannungsfelder, die beim Umgang mit dem Tod aus medizinethischer, pflegewissenschaftlicher und psychologischer Sicht abzubilden sind. Mit dem Ausdruck Umgang sind in der vorliegenden Arbeit die unterschiedlichen Vorstellungen, Wahrnehmungen und Einstellungen Auszubildender über den Tod zu verstehen, die ihr Todesbewusstsein als Ganzes bilden und prägen. Die ausgewählten Perspektiven nehmen auf verschiedene Einflussgrößen Bezug, die die Erlebnisqualität, den Umgang

---

[1] Nach Angaben des Statistischen Bundesamts (Destatis) nimmt die Lebenserwartung bei beiden Geschlechtern kontinuierlich zu. Für die Bundesrepublik Deutschland beträgt die Lebenserwartung bei Mädchen 83,4 Jahre und bei Jungen liegt sie bei 78,5 Jahren (Bundesamt, destatis, 2023).

und bestimmte Verhaltensmuster beeinflussen. Thanatologische und psychologische Konzepte finden Berücksichtigung, um diese als Erklärungsansätze für bestimmte Verhaltens- und Sichtweisen Auszubildender heranzuziehen. Im Rahmen der theoretischen Betrachtung wird auch die gesellschaftliche Entwicklung hinsichtlich religiöser Sozialisationsformen berücksichtigt, die sich in der Vielfalt multireligiöser und -kultureller Herausforderungen darstellt und im pflegerischen Kontext im Allgemeinen und beim Thema Tod im Besonderen eine hervorgehobene Bedeutung einnimmt. Es werden Indizien beigebracht, die aufzeigen, dass religiöse und kulturelle Bedürfnisse in existenziellen Grenzsituationen bzw. im Bereich der seelsorgerischen Begleitung von Sterbenden eine unerlässliche Bedeutung einnehmen. Im zweiten Teil der Dissertation wird die berufs- und ausbildungstheoretische Situation um die gegenwärtige Pflegeausbildung (Teil II) dargestellt. Beschrieben werden gesellschaftliche und politische Motive der Bildungsreform sowie die damit verbundenen Wirkungskreise auf die Ausbildung, um die sich für die berufsbildende Fachrichtung ergebenen pflegeberuflichen Herausforderungen aufzuzeigen. Erwähnt werden an dieser Stelle neben den berufs- und ausbildungsrechtlichen Bestimmungen und Rechtsverordnungen auch fachdidaktische Fragestellungen zur Curriculumsentwicklung und ihrer Schlüssigkeit im Hinblick auf die verschiedenen Ausbildungsphasen der generalistischen Pflegeausbildung. Ausgehend von der Hinführung und den beiden Schwerpunkten lassen sich für die empirische Erhebung (Teil III) folgende vier Forschungsfragen stellen:

- Wird der Tod bei Auszubildenden im ersten und dritten Ausbildungsjahr als eine besondere pflegerische Herausforderung genannt und erkannt?
- Welche Sichtweisen und Einstellungswerte lassen sich bei Auszubildenden im ersten und dritten Ausbildungsjahr hinsichtlich des Themas Tod erkennen?
- Sind signifikante Unterschiede im Umgang mit dem Thema Tod zu erkennen?
- Inwieweit spielen personenbezogene Merkmale wie Alter, Geschlecht und berufliche Erfahrungen bei der Auseinandersetzung mit dem Thema Tod eine Rolle?

Der Forschungsgegenstand orientiert sich an den Erfahrungen und Kenntnissen der Auszubildenden der neuen Pflegeausbildung. Das Erhebungsinstrument setzt sich aus einem vorangestellten Kurzfragebogen und einem leitfadengestützten Interview zusammen. Der Kurzfragebogen wird vor dem Gesprächsinterview am Tag des Settings ausgefüllt und dient der Abfrage personenbezogener und sozialer Daten, die bei der Bewertung der Erhebung als manifeste Merkmale berücksichtigt werden. Das Gesprächsinterview orientiert sich an halbstandardisierten Fragestellungen, die der inhaltlichen Strukturierung dienen und den Auszubildenden die Möglichkeit gibt, sich in authentischer und vertrauensbasierter Form über den Tod zu äußern. Die Daten werden über ein auditives Messinstrument erfasst und entsprechend in ein zuvor festgelegtes und für beide Ausbildungsklassen identisches Kategoriensystem transkribiert, um Abweichungen und Übereinstimmungen im Evaluationsbericht zu erfassen. Insgesamt wurden jeweils vier Auszubildende aus dem ersten und dritten Ausbildungsjahr der generalistischen Pflegeausbildung in Baden-Württemberg befragt. Die Abfragen sozialer Daten mittels des vorangestellten Kurzfragebogens lassen sich als bedeutsame Hinweise bei der Bewertung der Gesprächsdauer betrachten. Von besonderer Relevanz sind das Lebensalter und die Angaben über die berufspraktischen Erfahrungen im pflegerischen Bereich. Auch eine einjährige abgeschlossene Berufsqualifikation in der Pflege wirkt sich bei der qualitativen und quantitativen Bewertung des Interviews aus. Somit lassen sich das Lebensalter und die berufspraktischen Erfahrungswerte als bedeutsame Korrelate bei der Darstellung signifikanter Unterschiede im Umgang mit dem Tod bei Auszubildenden des ersten und dritten Ausbildungsjahres verstehen. Konkret hat sich diese Beobachtung auch in der durchschnittlichen Gesprächsdauer gezeigt. Bei den Auszubildenden im ersten Ausbildungsjahr beträgt die durchschnittliche Gesprächsdauer 15:18 min, bei Auszubildenden im dritten Ausbildungsjahr liegt sie bei 30:19 min. Dies bestätigt auch die Annahme, dass die beruflichen Erfahrungen und die persönliche Begegnung mit sterbenden Menschen in die eigene Reflexion über den Tod eingehen, sodass den Auszubildenden positive Entwicklungen in ihrer Ausdrucks- und Darstellungsform festzustellen sind. In Bezug auf besonders herausfordernde pflegerische Situationen lassen sich bei Auszubildenden im ersten und dritten Ausbildungsjahr deutliche Abweichungen erkennen. Während Auszubildende im ersten Ausbildungsjahr den Umgang mit Kindern und den Umgang mit sterbenden Personen als besondere Herausforderungen im Pflegealltag angeben, werden der Tod und die Versorgung sterbender Menschen bei Auszubildenden im dritten Ausbildungsjahr nicht mehr als besonderes Problemfeld artikuliert. Auszubildende im dritten Ausbildungsjahr äußern vor allem Aspekte, die ihre Berufsidentifikation prägen. Als Beispiele nennen sie vor allem Spannungen im Team, institutionelle Aspekte wie u. a. mangelnde Zeit oder Herausforderungen bürokratischer Art. Diese Beobachtung spiegelt sich auch auf der inhaltlichen Ebene und der Erwartungshaltung der Auszubildenden im ersten Ausbildungsjahr wider. Sie äußern verstärkt den Wunsch, sich mit dieser Thematik über alle Ausbildungsjahre hinweg zu beschäftigen.

Der Anspruch der Auszubildenden lässt sich auch mit den folgenden Einflussgrößen begründen, die das eigene Todesbewusstsein prägen. Die Auszubildenden geben beispielsweise den Austausch mit älteren Menschen und den Austausch mit Kolleginnen und Kollegen als bedeutsame Einflussgrößen bei der Entstehung einer beruflichen Haltung im Umgang mit dem Thema Tod an. Bei Auszubildenden im dritten Ausbildungsjahr wird der Austausch über bestimmte atypische Krankheitsbilder und die daraus resultierenden Umgangsweisen im Hinblick auf Versorgung und Betreuung kommuniziert. Diese Unterschiede gehen auch mit der Korrelation von Erfahrungs- und Fachwissen einher, die in besonderer Form das Todesverständnis prägen und auch das professionelle Handeln bilden. Weiter haben Auszubildende bestimmten kulturellen oder religiösen Ritualen keine hervorgehobene Bedeutung im Umgang mit dem Tod zugesprochen. Sie dienen für die Auszubildenden auch nicht zur Überwindung von Grenzsituationen bzw. Grenzerfahrungen. Die Befunde der qualitativen Erhebung werden unter den Kategorien Interesse, Wissen und Perspektivenübernahme betrachtet und zeigen die Abweichungen der Auszubildenden in Bezug auf ihre Erlebnis- und Darstellungsfähigkeit im Umgang mit dem Thema Tod auf. Abweichungen im Verhalten und im Umgang mit dieser Thematik zeigen sich nicht nur innerhalb der beiden untersuchten Ausbildungsjahrgänge, sondern machen auch auf Unterschiede innerhalb eines Ausbildungsjahrgangs deutlich. Die Bewertung der Befunde bilden eine wichtige Basis für didaktische Überlegungen und Impulse im Rahmen der Unterrichtsplanung und -vorbereitung. Die empirische Erhebung offenbart, dass bei den Auszubildenden durchaus ein Bedürfnis besteht, sich über existenzielle Fragestellungen im Allgemeinen und Fragestellungen über den Tod aus beruflicher und privater Perspektive im Besonderen auszutauschen. Die Zunahme an persönlichen Erfahrungen und Erlebnissen mit sterbenden Personen, aber auch die Enttabuisierung des Themas Tod in Form eines offenen Austausches unter Kolleginnen und Kollegen lassen sich als entscheidende Einflussgrößen bei der Entstehung einer eigenen Haltung verstehen. Gleichzeitig zeigen die Befunde auch auf, dass es sichtbare Unterschiede in der kommunikativen Ausdrucks- und Darstellungsform bei Auszubildenden im ersten und dritten Ausbildungsjahr gibt. Auch hinsichtlich der Kategorie der Perspektivenübernahme bedarf es einer intensiven Thematisierung des Themas Tod über alle Ausbildungsjahre hinweg. Die sozialen Daten der Auszubildenden sowie die zentralen Befunde der Arbeit können als Hinweis und Impulsgeber für die Unterrichtsgestaltung einerseits und die individuelle Förderung der Auszubildenden andererseits verstanden werden. Das Thema Tod muss auf Grundlage der zentralen Befunde als integrativer Unterrichtsgegenstand über alle drei Ausbildungsjahre hinweg begriffen werden, um die Auszubildenden in ihrer eigenen Sichtweise und Umgangsweise mit dem

Thema Tod zu fördern. Die vorliegende Arbeit nimmt sich dieses Forschungsdesiderats der Unterrichtsgestaltung im abschließenden Kapitel (Teil IV) an und stellt didaktische Überlegungen mit Bezügen zum Bildungsplan her.

Für mein Promotionsvorhaben habe ich großartige und außergewöhnliche Unterstützung erfahren. Mein Dank geht an einen breiten Kreis von Personen, die mich über die Jahre hinweg auf vielfältige Weise bei meiner wissenschaftlichen Arbeit unterstützt und begleitet haben.

Namentlich gebührt allen anderen voran meinem Erstgutachter Prof. Dr. Eric Schmitt für seine intensive Betreuung und seinen Zuspruch. Vielen herzlichen Dank. Außerdem danke ich Prof. Dr. Dr. Andreas Kruse für die Übernahme des Zweitgutachtens. Auch möchte ich mich bei Prof. Dr. Ulrich Mell für die Begleitung und fachliche Unterstützung meines Rigorosums bedanken.

Bedanken möchte ich mich auch bei Herrn Prof. Dr. Dr. Friedrich Schweitzer an der Eberhard-Karls-Universität Tübingen für die didaktischen und fachlichen Impulse. Das am Evangelischen Institut für Berufsorientierte Religionspädagogik angesiedelte Pflegeprojekt und die Mitarbeit an Unterrichtsmodulen für die generalistische Pflegeausbildung haben meiner Dissertation wertvolle Impulse verliehen. Auch der Austausch mit meinen Kolleginnen Frau Dr. Hanne Schnabel-Henke und Frau Dr. Kathrin Sauer war äußerst bereichernd. Ihnen allen möchte ich meinen aufrichtigen Dank aussprechen.

Fachliche und persönliche Unterstützung habe ich auch von meinem Onkel, Prof. Dr. Karlhans Liebl, und meiner Tante, Hildegard Liebl, erfahren. Seine wissenschaftliche Expertise im Bereich der sozialwissenschaftlichen Forschung waren entscheidende Impulsgeber bei der Wahl meines qualitativen Zugangs zu dieser Thematik. Vielen Dank euch beiden.

Ein besonderer Dank gebührt auch Herrn Dr. Daniel Strittmatter, dem Schulleiter einer beruflichen Schule in Stuttgart, für die Genehmigung zur Durchführung meiner Interviews. An dieser Stelle möchte ich auch den Auszubildenden der generalistischen Pflegeausbildung meinen herzlichen Dank aussprechen.

Zuletzt gilt mein ganz persönlicher Dank meiner Familie und meinem Lebenspartner Eduard. Auch meine Freunde haben mich auf unterschiedlichster Weise beim Gelingen dieser Arbeit unterstützt und begleitet. Zu diesem Personenkreis zählen vor allem Andrea, Kathrin, Margit, Ulrich, Daniel, Marcus, Tobias sowie Tatiana und Harry.

Meine Eltern und meine Schwester Ilka haben mir in dieser herausfordernden Zeit viel Geduld, Verständnis und Zuversicht für das Gelingen der Dissertation entgegengebracht, für das ich ihnen sehr dankbar bin. Ohne sie hätte ich diesen Schritt nicht gewagt und auch nicht durchgestanden. Gerne widme ich meine Arbeit meinen Eltern und meiner Schwester.

im Oktober 2023   Eva Dubronner

Inhaltsverzeichnis

Teil I   Theoretischer Hintergrund: Disziplinäre Perspektiven

1   Medizinische und pflegewissenschaftliche Perspektiven 3
   1.1   Terminologische Beschreibung des Todes 4
      1.1.1   Was ist der Tod? 4
      1.1.2   Woran lässt sich der Tod erkennen bzw. welche Indizien weisen auf den Tod hin? 6
      1.1.3   Wie lässt sich der Tod nachweisen? 8
   1.2   Alter und Krankheit im Kontext des Todes 9
   1.3   Gestaltungskontexte im Krankheits- und Sterbeprozess 12
      1.3.1   Entwicklungsaufgaben und Entwicklungsmöglichkeiten älterer Menschen am Lebensende 12
      1.3.2   Formen der Auseinandersetzung mit dem Tod 16

2   Soziologische Perspektiven 23
   2.1   Historische Darstellung über den Wandel des Todesverständnisses 23
   2.2   Todesverständnis moderner Gesellschaften 26
   2.3   Sterben und Tod in gesellschaftlichen Kommunikationskontexten 29

3   Theologische Perspektiven 31
   3.1   Religionsbezogene Forschungsergebnisse zur Todesthematik bei Jugendlichen 32

		3.1.1	Interessenlage, Haltung und Orientierung Jugendlicher	33
		3.1.2	Veränderungen religiöser Einstellungen über die Zeit	35
		3.1.3	Sichtweisen und Vorstellungen muslimischer und christlicher Jugendlicher	37
	3.2	Religionsbezogene Ausdrucksformen zur Todesthematik		39
		3.2.1	Terminologische Abgrenzung von Religiosität und Spiritualität	39
		3.2.2	Bedeutung von Ausdrucksformen in der generalistischen Pflegeausbildung	42

4 Psychologische Perspektiven 45
 4.1 Terminologische Beschreibung thanatopsychologischer
  Forschung 46
 4.2 Psychologische Ausdrucksformen beim Tod 48
  4.2.1 Das Phänomen der Todesangst 48
  4.2.2 Das Phänomen der Todesakzeptanz 53
 4.3 Todesbewusstsein verschiedener Personengruppen 56
  4.3.1 Todesbewusstsein von Kindern 56
   4.3.1.1 Entwicklung von Todeskonzepten von
    Kindern 57
   4.3.1.2 Soziokulturelle Einflüsse 59
   4.3.1.3 Persönliche Erlebnisse mit dem Tod 60
  4.3.2 Todesbewusstsein von Beschäftigten im
   medizinisch-pflegerischen Bereich 61

Teil II Berufs- und ausbildungstheoretischer Hintergrund: Die generalistische Pflegeausbildung

5 Gegenwärtige Situation der Pflegeausbildung 65
 5.1 Kursorischer Rückblick auf die Pflegeausbildung 66
 5.2 Herausforderungen bzw. Wirkungskreise der
  Pflegeausbildung 68

6 Rechtsbestimmungen in der Pflegeausbildung 71
 6.1 Pflegeberufereformgesetz 71
 6.2 Rahmenpläne und Rahmenlehrpläne 74
 6.3 Pflegeberufe-Ausbildungs- und Prüfungsverordnung 76

7	**Ausbildungsstruktur der Pflegeausbildung**		79
7.1	Berufliche Ausbildung in der Pflege		79
7.2	Die Todesthematik im Religionsunterricht der Pflegeausbildung		88

Teil III Empirische Forschung bei Auszubildenden in der generalistischen Pflegeausbildung

8 Eigene Studie über Vorstellungen, Sichtweisen und Einstellungen von Auszubildenden zum Thema Tod 95
   8.1 Hintergrund des Forschungsgegenstandes und Forschungsfragen 96
   8.2 Studiendesign und Durchführungsschritte 98
   8.3 Stichprobe und Auswertungsverfahren der Studie 104
   8.4 Zentrale Befunde der empirischen Erhebung des ersten und dritten Ausbildungsjahres 107
      8.4.1 Aussagen von Auszubildenden des ersten Ausbildungsjahres 108
           8.4.1.1 Darstellung von besonderen pflegerischen Herausforderungen im Pflegealltag 108
           8.4.1.2 Umgangsweisen mit dem Tod und Darstellung der Argumentationsansätze 112
           8.4.1.3 Eigene Vorstellung und Sichtweisen über den Tod 116
           8.4.1.4 Bewertung des theoretischen Unterrichts 119
      8.4.2 Aussagen von Auszubildenden des dritten Ausbildungsjahres 121
           8.4.2.1 Darstellung von besonderen pflegerischen Herausforderungen im Pflegealltag 121
           8.4.2.2 Umgangsweisen mit dem Tod und Argumentationsansätze 126
           8.4.2.3 Eigene Vorstellung und Sichtweisen über den Tod 131
           8.4.2.4 Bewertung des theoretischen Unterrichts 138

		8.4.3	Zusammenfassung der Befunde	140
	8.5	Bewertung der Befunde des ersten und dritten Ausbildungsjahres		148
		8.5.1	Kategorie Interessen	149
		8.5.2	Kategorie Wissen	154
		8.5.3	Kategorie Perspektivenübernahme	160
	8.6	Diskussion der Befunde aus disziplinären Perspektiven		176
		8.6.1	Medizinisch und pflegewissenschaftliche Perspektiven	176
		8.6.2	Soziologische und theologische Perspektiven	179
		8.6.3	Psychologische und pädagogische Perspektiven	182
	8.7	Schlussbemerkung		183

Teil IV Perspektiven, Herausforderungen und Überlegungen zur Todesthematik im berufstheoretischen Unterricht

9 Bezüge der Todesthematik im Bildungsplan der generalistischen Pflegeausbildung ... 191
   9.1 Pädagogische Reflexionen und Bezüge zur Todesthematik im Bildungsplan ... 192
      9.1.1 Todesthematik im ersten und zweiten Ausbildungsdrittel ... 192
      9.1.2 Todesthematik im dritten Ausbildungsdrittel ... 195

10 Didaktische Impulse und Empfehlungen für die Unterrichtspraxis ... 199
   10.1 Didaktische Impulse für das erste Ausbildungsdrittel ... 199
   10.2 Didaktische Impulse für das dritte Ausbildungsdrittel ... 207
      10.2.1 Überblick über das Unterrichtsmodul ... 207
      10.2.2 Konkretion einer Doppelstunde ... 208

Literaturverzeichnis ... 215

Abbildungsverzeichnis

Abbildung 4.1	Comprehensive Model of Death Anxiety	55
Abbildung 8.1	Überblick über die genannten besonderen Herausforderungen bei Auszubildenden im ersten Ausbildungsdrittel	142
Abbildung 8.2	Überblick über die genannten besonderen Herausforderungen bei Auszubildenden im dritten Ausbildungsdrittel	143
Abbildung 8.3	Todesfälle in pflegerischen Institutionen – Häufigkeitsverteilung	144
Abbildung 8.4	Einflussfaktoren auf das Todesverständnis bei Auszubildenden im ersten Ausbildungsdrittel	145
Abbildung 8.5	Einflussfaktoren auf das Todesverständnis bei Auszubildenden im dritten Ausbildungsdrittel	146
Abbildung 8.6	Emotionen im Zusammenhang mit dem Todeseintritt	147
Abbildung 8.7	Erwartungshaltung zur Todesthematik bei Auszubildenden im ersten Ausbildungsdrittel	147
Abbildung 8.8	Rückblickende Betrachtung zur Todesthematik bei Auszubildenden im dritten Ausbildungsdrittel	148
Abbildung 8.9	Relationale Struktur des Interessenkonstrukts	150
Abbildung 8.10	Entwicklungsprozess der interkulturellen Kompetenz bzw. der Perspektivenübernahme	162
Abbildung 10.1	Unterrichtsmaterial M1	204
Abbildung 10.2	Unterrichtsmaterial M2	205

Abbildung 10.3	Unterrichtsmaterial M3	206
Abbildung 10.4	Unterrichtsmaterial M4	206
Abbildung 10.5	Unterrichtsmaterial M5	212
Abbildung 10.6	Unterrichtsmaterial M6	212
Abbildung 10.7	Unterrichtsmaterial M7	213
Abbildung 10.8	Unterrichtsmaterial M8	213

Tabellenverzeichnis

Tabelle 1.1	Der Grad der Selbstständigkeit in Abhängigkeit von der psychischen Situation älterer Menschen	19
Tabelle 4.1	Ausprägungsmerkmale der Angst entsprechend der Differenzierung zwischen Angst vor Sterben und Tod	50
Tabelle 7.1	Überblick über die Kompetenzbereiche I bis V im ersten und zweiten Ausbildungsdrittel	81
Tabelle 7.2	Überblick über die Kompetenzbereiche I bis IV im dritten Ausbildungsdrittel	82
Tabelle 7.3	Ausbildungsstruktur über die praktischen Einsätze der generalistischen Pflegeausbildung	87
Tabelle 8.1	Befunde des Kurzfragebogens	141
Tabelle 8.2	Wissensfrage zu bestimmten religiösen Vorstellungen zum Tod bei Auszubildenden im ersten Ausbildungsdrittel	157
Tabelle 8.3	Wissensfrage zu bestimmten religiösen Vorstellungen zum Tod bei Auszubildenden im dritten Ausbildungsjahr	159
Tabelle 8.4	Aussagen von Auszubildenden im ersten Ausbildungsdrittel zur Perspektivenübernahme	163
Tabelle 8.5	Aussagen von Auszubildenden im dritten Ausbildungsdrittel zur Perspektivenübernahme	167
Tabelle 9.1	Themenbereiche für das erste und zweite Ausbildungsdrittel zur Pflegefachfrau bzw. zum Pflegefachmann	194

Tabelle 9.2	Themenbereiche für das dritte Ausbildungsjahr zur Pflegefachfrau bzw. zum Pflegefachmann	196
Tabelle 10.1	Unterrichtsmodul: „Begleitung von Menschen in der letzten Lebensphase"	200
Tabelle 10.2	Unterrichtsverlaufsplan: Begleitung von Menschen in der letzten Lebensphase	203
Tabelle 10.3	Unterrichtsmodul: Trauer	207
Tabelle 10.4	Unterrichtsverlaufsplan: Trauer	209

Teil I
Theoretischer Hintergrund: Disziplinäre Perspektiven

Medizinische und pflegewissenschaftliche Perspektiven

1

Die Beschreibung des Todes aus der Perspektive der Medizin und der Pflegewissenschaft verfolgt eine doppelte Zielsetzung: Die erste Zielsetzung betrifft die terminologische Beschreibung des Todes (1.1), die im Kern drei Ebenen mit naturwissenschaftlichen Fakten und medizinisch-pflegerischen Handlungsweisen verbindet. Auf der ersten Ebene wird eine aus der Medizin stammende Definition über den Tod vorgestellt (1.1.1). Die zweite Ebene geht der Frage nach, woran bzw. an welchen Erkennungszeichen der Tod in der pflegerischen Praxis für die Pflegefachkräfte sichtbar wird (1.1.2). Hier werden die Todeskennzeichen bzw. Indizien für einen bevorstehenden bzw. baldigen Tod beschrieben, die als Hintergrundwissen für ein professionelles Handeln verstanden werden können. Die dritte Ebene bezieht sich auf die Nachweisbarkeit des Todes (1.1.3). All diese Fragestellungen lassen sich medizinisch mittels der Vorgaben und Richtlinien der postmortalen Transplantationsmedizin beantworten. Sie stellen auch einen Orientierungsrahmen für die Betroffenen und die Angehörigen im Kontext des Sterbeprozesses und der damit verbundenen Akzeptanz des Todes dar. Das Hirntodkriterium lässt sich in diesem Kontext als möglicher Begründungsansatz für die Feststellung des Exitus betrachten. Die zweite Zielsetzung dieses Kapitels nimmt pflegewissenschaftliche Erkenntnisse und Fragestellungen in den Blick. Vorgestellt werden in diesem Zusammenhang bestimmte Haltungen, Sichtweisen und Umgangs- bzw. Bewältigungsstrategien schwerstkranker und sterbender Personen. Vorangestellt wird zunächst eine differenzierte Darstellung des Alterungsprozesses, indem zwischen Alter und Krankheit im Kontext des Todes (1.2) unterschieden wird. Diese Unterscheidung ist aus pflegewissenschaftlicher Sicht insofern relevant, als ältere Menschen oftmals eine veränderte Einstellung zum

© Der/die Autor(en), exklusiv lizenziert an Springer Fachmedien Wiesbaden GmbH, ein Teil von Springer Nature 2024
E. Dubronner, *Umgang mit dem Thema Tod bei Auszubildenden der generalistischen Pflegeausbildung*, https://doi.org/10.1007/978-3-658-45628-3_1

Tod aufweisen als jüngere Menschen und bestimmte Sichtweisen und Haltungen zum Tod seitens schwerstkranker und sterbender Personen sich durchaus positiv auf den Pflegeprozess und das pflegerische Handeln auswirken. Das abschließende dritte Kapitel greift die unterschiedlichen Erlebnisqualitäten älterer bzw. pflegebedürftiger Personengruppen im Kontext des Todesbewusstseins auf. Bewertet werden verschiedene theoretische Erklärungsmodelle, die bestimmte Sichtweisen, Einstellungen und Verhaltensweisen von Menschen am Lebensende aufzeigen, um daraus bestimmte Implikationen für die Gestaltung des Sterbe- und Krankheitsprozesses (1.3) ableiten zu können.

1.1 Terminologische Beschreibung des Todes

Im klinischen Alltag haben die medizinischen Fortschritte und pflegerischen Möglichkeiten am Lebensende längst gezeigt, dass der Prozess des Sterbens und der Umgang mit dem Tod gestaltbare Formen ermöglicht haben. Diese Gestaltbarkeit zeigt sich darin, dass der Mensch durch medizinische Interventionen in den Sterbeprozess eingreifen kann und das Sterben bzw. der Tod längst nicht mehr als heteronomes Geschehen wahrzunehmen ist (Birnbacher, 2012, S. 19). Diese Diskussionen haben die Bedeutung des Todes und den Umgang mit dem Todesgeschick im Klinik- und Pflegealltag verändert und verlangen im Kontext des gegenwärtigen Forschungsstandes eine neue Erörterung des Gegenstandes „Tod". Diese Bestimmung wird nachfolgend aus Sicht der Medizin dargestellt. Das bedeutet in diesem Zusammenhang, dass medizinrechtliche Grundlagen zitiert werden, um den Tod als Ende menschlicher Existenz zu beschreiben und zu definieren, um letztendlich aufzuzeigen, welche klinischen Methoden und Instrumente zur Feststellung des Todes und zur Bestimmung des Todeszeitpunktes herangezogen werden. Leitend für die Gegenstandsbestimmung sind folgende drei Fragestellungen: Was ist der Tod (1.1.1)? Woran lässt sich der Tod erkennen bzw. welche Indizien weisen auf den Tod hin (1.1.2)? Wie lässt sich der Tod nachweisen (1.1.3)?

1.1.1 Was ist der Tod?

Diese zentrale Fragestellung impliziert neben der Definition des Todes auch die des Todeszeitpunktes. Beide Fragestellungen lassen sich als Bestimmungsgrößen im Kontext der postmortalen Organtransplantation, aber auch im Rahmen des ärztlichen Leichenschauwesens beantworten. Während für den Themenbereich der Organtransplantation das Hirntodkriterium maßgeblich ist, gilt für das ärztliche Bestattungswesen die Bestimmung des Todes über den Zustand des Gesamtorganismus. Im Rahmen der postmortalen Organtransplantation spielt das Hirntodkriterium eine zentrale Rolle und legitimiert ärztliches Handeln am Sterbebett. (Esser et al., 2012, S. 9)

Das deutsche Transplantationsgesetz (TPG) und die Rechtsverordnung des Bestattungsgesetzes (BestattVO) bilden den rechtlichen Orientierungsrahmen und weisen auf die notwendigen Verfahrensschritte medizinischen Handelns hin. Sie benennen Kriterien für die Festlegung des Todes und weisen auf Möglichkeiten zur Bestimmung des Todeszeitpunktes für die grundsätzlichen ärztlichen Regelungssachverhalte hin, indem sie sich auf naturwissenschaftliche und medizinische Indizien stützen. Gleichwohl lässt sich aber in der medizinischen Praxis erkennen, dass die Angaben über den genauen Todeszeitpunkt keiner genauen Präzision unterliegen. Dies lässt sich mit den Tatsachen begründen, dass der physiologische Ausfall lebenswichtiger Organe nicht zwangsweise als irreversibel zu deuten ist. Dabei ist ein irreversibler Organausfall als ein kontinuierlich und zugleich unaufhaltsamer Zellverlust zu konstatieren (Schlums, 2015, S. 91; Meran & Poliwoda, 1995, S. 68).

Die rechtswissenschaftliche Problematisierung der Definition des Todes geht mit den medizinischen Fortschritten im Allgemeinen und den Fortschritten in der Intensivmedizin im Besonderen einher. Diese Fortschritte verwischen nicht nur die natürlichen Grenzen zwischen Leben und Tod, sondern ermöglichen auch unterschiedliche Bestimmungen und Ansichten über den Todesbegriff. Lange Zeit wurde die Funktionalität des Herzens als maßgebliches Kriterium für die Feststellung des Todes angenommen, dessen Ausfall weitere organische Funktionsausfälle zur Folge hat (Spittler, 2003, S. 5). Diese Betrachtungsweise ist längst nicht mehr gegenwärtig und lässt sich auch durch innovative Technologien der Lebensverlängerung bzw. der Lebenserhaltung durch intensivmedizinische Interventionen nicht erklären, die vor allem das Fortschreiten des natürlichen Todes beeinflussen und den Eintritt weiterer physiologischer Organausfälle verhindern. Der Einsatz künstlicher Geräte, die das Herz-Kreislauf-System und die Atmungsfunktion aufrechterhalten können, lässt sich als Eingriff in den Prozess des irreversiblen Organausfalls deuten und hat letztendlich dazu beigetragen, dass sich die Bestimmung des Todes aus medizinischer Sicht verändert hat. Diese Veränderung spiegelt sich insbesondere im „Gesetz über die Spende, Entnahme und Übertragung von Organen und Geweben" (TPG) vom 05.11.1997 wider, das am 01.12.1997 in Kraft getreten ist und seither auf Bundesebene die Rechtsgrundlage für die postmortale Spende und die Lebensspende bildet.

Neben einer Reihe von zu erfüllenden Kriterien muss für die medizinische Diagnostik die Feststellung des (Gesamt-)Hirntodes nach § 3 Abs. 1 S. 1 Nr. 2 TPG als medizinische Voraussetzung bzw. als medizinisches Entnahmekriterium erfüllt sein, das „durch zwei dafür qualifizierte Ärzte zu treffen [ist], die der Organ spende unabhängig voneinander untersucht haben" (gem. § 5 Abs. 1 TPG). Diese Feststellung orientiert sich an den Richtlinien zur Feststellung des Hirntodes gem. § 16 Abs. 1 Nr. 1 TPG der Bundesärztekammer. Die Hirntoddiagnostik dient zur Begründung des Todes als entscheidendes Kriterium und steht über den kardiologischen Hinweisen. Hinsichtlich der Frage, was der Tod im Kern darstellt, sind neben der Bestimmung physiologischer Werte auch die personalen Attribute des Todes im Kontext der medizinischen Betrachtungsweise relevant. Diese Attribute des Todes differenzieren zwischen einer toten Person ganzheitlich gesehen und einem toten Organismus. Diese Unterscheidung wird im Kontext der postmortalen Transplantation akut und bildet auch deren Legitimation. Die Person wird aus medizinischer Sicht dann für tot erklärt, wenn der Hirntod als entscheidendes und abschließendes Indiz diagnostiziert wird. Damit ist der Tod aus medizinischer Sicht eindeutig angenommen und wird als eine Überschreitung der naturgegebenen Grenze vom Leben zum Tod verstanden (Angstwurm, 1995, S. 44). Die Hirntoddiagnostik stellt zwar den Tod fest und rechtfertigt bei Zustimmung des Spenders die Entnahme postmortaler Organe, bestimmt allerdings nicht den genauen Todeszeitpunkt. Die „tote Person" wird dabei dem „toten Organismus" priorisiert, der aus medizinischer Sicht die vollständige Irreversibilität des Verfalls der menschlichen Organe beschreibt.

Die Hirntodkonzeption erfüllt im Kontext der Identifikation des Todes bzw. des menschlichen Todeskriteriums zwei Funktionen: Einerseits ist das Konzept im Sinne einer Therapiebeendigung zu verstehen und rechtfertigt folglich die Entnahme von Organen im Kontext der Organtransplantation. Andererseits bedeutet das Hirntodkriterium die Gleichsetzung mit dem endgültigen Tod einer Person (Schlums, 2015, S. 93).

1.1.2 Woran lässt sich der Tod erkennen bzw. welche Indizien weisen auf den Tod hin?

Diese Fragestellung bezieht sich auf die Indizien, die zur eindeutigen Feststellung des Todes bzw. umgekehrt auf die menschliche Lebendigkeit hinweisen. Dabei beziehen sich die folgenden Indizien auf die rechtsmedizinischen Grundlagen, die für das Prüfverfahren im medizinischen Kontext relevant sind. Zitiert werden

1.1 Terminologische Beschreibung des Todes

dabei erneut die beiden Rechtsvorschriften aus dem deutschen Transplantationsgesetz und dem Bestattungswesen, die mittels der Benennung verschiedener Todeskennzeichen aus medizinischer Sicht den Zeitpunkt des Todes im Kontext des Sterbeprozesses und die endgültige Bestimmung des Todes konkretisieren. Beide zu klärenden Fragen verlangen eindeutige Indizien, um nach Schumacher die damit verbundenen ethischen Spannungsfelder festzustellen. Dazu zählen im Besonderen der Zeitpunkt der Organtransplantation und das Risiko einer Vivisektion. Dabei finden auch Aspekte der Bestattung mit den gesetzlichen Ansprüchen der Erben Berücksichtigung (Schumacher, 2012, S. 92).

Neben diesen bedeutsamen Spannungsfeldern des Todes sind die folgenden Indizien als objektiv und allgemeingültig zu verstehen. Der Tod im Kontext seiner Indizien wird dabei als ein prozesshaftes Geschehen gedeutet, dem der Prozess des Sterbens vorangeht, bei dem bereits Kennzeichen bzw. Indizien sichtbar werden, die auf den baldigen Tod hinweisen. Beide Phänomene, das Sterben und der Tod, lassen sich als prozessuale Phänomene verstehen, die in ihrer Ausprägung bestimmte Kennzeichen und Indizien aufweisen, die in ihrem fortschreitenden Verlauf zu einer Beendigung des physiologischen Organismus führen.

Die Beurteilung eindeutiger Todeskennzeichen geht insbesondere aus der Bestattungsverordnung (BestattVO) hervor, die für die Durchführung der ärztlichen Leichenschau bestimmt ist. Als sichere Zeichen des Todes gelten auf Grundlage von § 22 Abs. 2 BestattG BW die Todesflecken, die Todesstarre, die sich abzeichnenden Fäulnisprozesse sowie die zum Tode führenden Verletzungen. Der Hirntod oder die Erfolglosigkeit bei Versuchen der Reanimation zählen ebenfalls zu den Todesindizien. Für die Feststellung des Todeszeitpunktes lassen sich die Leitlinien des BestattG BW zitieren, die die Todesindizien in bestimmte zeitliche Kategorien einordnen. Die Totenflecke, die Totenstarre und die Veränderung der Körpertemperatur bilden die Kategorie der frühen Leichenerscheinungen. Als Totenflecke werden die Farbveränderungen der Haut bezeichnet, die je nach zeitlichem Todeseintritt sichtbar werden. Auch die Todesstarre, die in den Gelenken zu prüfen ist, lässt Rückschlüsse auf die Festlegung des Todeszeitpunkts ziehen. Sichtbare Fäulnisprozesse, Verwesung oder konservierende Leichenveränderungen lassen sich erst zu einem späteren Zeitpunkt feststellen, wobei die Fäulnisprozesse nur eine vage Einschätzung der Todeszeitermittlung zulassen und diese in Ausnahmefällen Pathologen überlassen werden muss. Diese Indizien werden der Kategorie „späte Leichenerscheinungen" zugeordnet.

1.1.3 Wie lässt sich der Tod nachweisen?

Neben den eindeutigen Hinweisen und Kriterien zur Beurteilung sicherer Todesindizien aus der objektiven Perspektive lässt sich für diese Fragestellung das diagnostische Instrument des (Gesamt-)Hirntodes anführen, wobei an dieser Stelle auch die kritischen Aspekte der Nachweisbarkeit erwähnt werden müssen. Das Hirntodkriterium lässt sich aus medizinischer Sicht als Eintritt des menschlichen Todes verstehen, der mittels klinischer Instrumente auf die Irreversibilität des Verfalls des Gehirns verweist und bei dem folglich auch kardiologische und pulmonale Funktionen eingestellt werden. Das Kriterium wurde von einer Kommission der Harvard Medical School im Jahr 1968 als medizinisches Instrument zur Bestimmung des Todes vorgestellt. Dabei wurde auch bemerkt, dass dieses Kriterium auch utilitaristische Zweifel Vorschub leistet (Schumacher, 2012, S. 94).

Das menschliche Gehirn ist in seiner anatomischen Struktur und physiologischen Bedeutung ein komplexes Gebilde, das für die Koordination aller Organe und Teilsysteme des Organismus verantwortlich ist. Weiter regelt und steuert das Gehirn die gesamten physiologischen Körperfunktionen und hat Einfluss auf die menschliche Wahrnehmung und das Bewusstsein sowie auf das Verhalten, Empfindungen und Denken. Fehlender Sauerstoff hat weitreichende Folgen für den menschlichen Organismus, was sich darin zeigt, dass innerhalb weniger Sekunden auch weitere Systeme wie u.a. das Herz-Kreislauf-System ihre Funktion einstellen und der Sterbeprozess voranschreitet. Die Hirntodtheorie lässt sich in § 3 Abs. 1 Nr. 2 i. V. m. § 16 Abs. 1 Nr. 1 TPG und durch die Vorgaben und Richtlinien der Bundesärz tekammer (vgl. Bundesärztekammer, 2022) als gesetzliche und unabänderliche Mindestvoraussetzung mit rechtsverbindlicher Wirkung für die postmortale Organtransplantation, aber auch für die Einleitung bestimmter Implikationen im Bereich der Intensivmedizin benennen. Die Feststellung des endgütigen und irreversiblen Ausfalls der Gesamtfunktion des Groß- und Kleinhirns sowie des Hirnstammes lässt sich als normatives Kriterium für die Feststellung des Todes betrachten (Norba, 2009, S. 36).

Die Bestimmung des neuronalen Funktionsausfalls des menschlichen Organismus erfolgt über die Hirntoddiagnostik, die in ihrem umfänglichen Verfahrensablauf zur Feststellung des Hirntods als eines der zuverlässigsten und eindeutigsten Verfahren gilt (Schroth et al., 2005, S. 109). Der Nachweis zur eindeutigen Feststellung des irreversiblen Ausfalls der Gesamtfunktion des menschlichen Gehirns ist „durch zwei dafür qualifizierte Ärzte zu treffen, die den Organ- und Gewebespender unabhängig voneinander untersucht haben" (gem. § 5 Abs. 1 TPG). Die ärztliche Unter- suchung erfolgt nach einem entsprechenden Protokoll der

Bundesärztekammer und muss von den beteiligten Ärzten unabhängig voneinander angefertigt werden. Die medizinische Untersuchung zur Bestimmung des Hirntods zeichnet sich durch eine Reihe von medizinischen Indizien aus und setzt seitens der Ärzteschaft eine über einen längeren Zeitraum beobachtende Diagnostik hinsichtlich der Hirnschädigung voraus. Das ärztliche Handeln orientiert sich dabei an den Vorgaben der „Richtlinien zur Feststellung des Hirntodes" (vgl. Bundesärztekammer, 2022) und obliegt folgenden drei Vorgehensweisen: Die erste diagnostische Bestimmung beruht auf der Hirnschädigung, die in den Richtlinien als Grundvoraussetzung für die sich anschließende ärztliche Untersuchung genannt wird. Ausgeschlossen sein muss dabei, dass die Hirnschädigung auf eine primäre oder sekundäre Ursache zurückzuführen ist. Pharmakologische oder andere Einflussfaktoren, die im Sinne einer Sedierung der Gehirnfähigkeit zu verstehen sind, müssen dabei ausgeschlossen werden. Dem ersten Schritt der Hirnschädigung folgen die Untersuchungen nach den sichtbaren klinischen Symptomen, die sich in Form einer Bewusstlosigkeit (Koma), einer beidseitigen Lichtstarre der Pupillen und des Ausfalls der Spontanatmung konkretisieren (Schlums, 2015, S. 99). Die erkennbaren klinischen Symptome müssen zu einem späteren Behandlungszeitpunkt erneut sichtbar sein. Der dritte Schritt der Hirntoddiagnostik wird als Nachweis der Irreversibilität bezeichnet und meint im Kontext der dreistufigen ärztlichen Hirntoddiagnostik den endgültigen Funktionsausfall des (Gesamt-)Hirns. Mit diesem Schritt wird der endgültige Abschluss der Untersuchung eingeleitet und der Todeszeitpunkt festgelegt.

1.2 Alter und Krankheit im Kontext des Todes

Alter und *Krankheit* lassen sich nach Kruse auch als korrelierende Grundbegriffe der Gerontologie und der Geriatrie verstehen (2012, S. 2055). Beide Korrelate sind wichtige Bezugsgrößen, wenn es um Fragen nach einem gelingenden Alternsprozess und nach spezifischen Gestaltungsmöglichkeiten im Kontext eines gelingenden Sterbe- und Betreuungsprozesses geht. Neben der Differenzierung der beiden Grundbegriffe bzw. der beiden Prozesse, einerseits des Alternsprozesses und andererseits des Krankheitsprozesses, schließt sich auch die Frage an, inwieweit diese beiden Prozesse das Todesbewusstsein älterer Menschen prägen und den Pflegeprozess beeinflussen, wenn altersbedingte und pathologische Symptome zum Vorschein kommen.

In der Gerontologie werden Alternsprozesse als natürlich eintretende Veränderungsprozesse verstanden, die aus physiologischer Sicht mit sichtbaren graduellen Veränderungen einhergehen und in multidimensionalen Aspekten zum Ausdruck kommen. Nach Schachtschabel treten bei Alternsprozessen vor allem Veränderungen im Bereich der Leistungs- und Kompensationsfähigkeit auf, die nicht durch eine feststellbare Krankheit bzw. Diagnose sichtbar werden (2004, S. 167–181). Bürger beschreibt den Alternsprozess aus Sicht einer Alternsphysiologie als einen natürlichen, fortschreitenden und zugleich irreversiblen Prozess, der sich mit dem Begriff der Biomorphose umschreiben lässt und damit zum Ausdruck bringt, dass die lebende menschliche Substanz durch den zeitlichen Faktor in ihrer stofflichen Zusammensetzung einem entelechialen Vorgang[1] unterliegt, deren Vollendung sich im Tod manifestiert (Bürger, 1947, S. 1).

Die Veränderung der menschlichen Substanz, die sich aus biologischer bzw. naturwissenschaftlicher Sicht mit der Biomorphose begründen lässt, entspricht den philosophischen Grundannahmen. Dabei kommt dem Alternsprozess die Stufenleiter der Natur, scala naturae, gleich, die verdeutlicht, dass die Natur keine Sprünge kennt und somit der Alternsprozess nach Kruse als ein kontinuierlich verlaufender Prozess zu deuten ist (2012, S. 2056). Um die Komplexität des Alternsprozesses mit all seiner Facetten und Dimensionen zu begreifen, führen Goldberger und Kollegen bei ihrer Beschreibung von Alternsprozessen neben Altern auch den Begriff Seneszenz ein. Mit dieser Differenzierung kommt zum Ausdruck, dass Alternsprozesse physiologischen Veränderungen unterliegen, die gleichzeitig auch mit pathologischen Veränderungen verbunden sind und demzufolge bestimmte Krankheitsbilder beschleunigen, die wiederum zum Tod führen können (Goldberger et al., 2002, S. 23).

Aus Sicht der Pflegegebenden bieten sich Erklärungsansätze über das Altern von Kolovou und Kollegen an: Altern ist aus ätiologischer Sicht mit primären und sekundären Aspekten verbunden, die sich darin unterscheiden, dass bei den primären Aspekten Veränderungen zum Vorschein treten, die als erwartbar und unmittelbar zu bewerten sind. Zu den sekundären Aspekten des Alterns zählen Krankheiten, die einerseits als degenerativ zu bewerten sind, andererseits aber auch bewusste Verhaltensweisen, die als gesundheitsgefährdend und somit als lebensverkürzend eingestuft werden (2014, S. 1–2).

Grundsätzlich müssen bei der Beschreibung von Alternsprozessen auch pathologische Veränderungen berücksichtigt werden, das bedeutet, dass die Korrelate Altern und Krankheit in ihrer Differenzierung nicht getrennt voneinander zu spezifizieren sind. Alternsprozesse und Krankheitsprozesse sind folglich zwei in sich verwobene Prozesse, die sich wechselseitig beeinflussen. Dies lässt sich

---

[1] Bürger orientiert sich an der Vorstellung von Aristoteles und versteht den Menschen unter dem Aspekt der Entelechie als „eigengesetzlich autonom[es]" (1947, S. 1) Wesen, das sich nicht in andere molekulare Teile auflöst.

1.2 Alter und Krankheit im Kontext des Todes

mit dem Auftreten von alternden Krankheiten begründen, die je nach physiologischer und auch psychologischer Konstitution ab dem hohen bis höchsten Lebensalter auftreten können und sich auf die Leistungs- und Kompensationsfähigkeit auswirken. Alternsprozesse allein mit monokausalen Aspekten zu beschreiben, lässt sich mit den neuesten Forschungsansätzen nicht mehr vereinbaren. Die Komplexität von Alterns- und Krankheitsprozessen bedarf einer ganzheitlichen Betrachtung multidimensionaler und multidirektionaler Aspekte, die das Zusammenwirken von genetischen Dispositionen und äußeren Einflüssen im Kontext von Alters- und Alternsprozessen berücksichtigt (Weinert & Timiras, 2003, S. 1706). Die Veränderungen lassen sich als Folge biologisch komplexer Prozesse beschreiben, deren Auswirkungen sich nach Cohen mit „emergenten physiologischen Prozessen (EPP) und Dysregulation" (2016, S. 216) begründen lassen und sich auf die Gesamtheit des Organismus auswirken. Dies bedeutet für den Alternsprozess, dass nicht einzelne degenerative Schädigungen bzw. Veränderungen eine hohe Bedeutung haben, sondern auch eine Reihe von Faktoren, die einen kontinuierlichen Alternsprozess einleiten.

Alternsprozesse lassen sich auch aus entwicklungspsychologischer Perspektive beschreiben. Schroots ordnet dem Altern die Metapher einer Lebenskurve zu, deren Verlauf einen Reifungsprozess darstellt und die sich auf Kenntnisse der Lebensspannenentwicklungspsychologie stützt (1995, S. 45). Die Alternsphase unterscheidet sich von anderen früheren Phasen auf eine Weise, dass Schroots sie mit Begriffen „Werden" und „Reifen" besetzt und damit die Alternsphase als eine Phase beschreibt, die sich durch bestimmte distinktive Veränderungen auszeichnet und eine andere Erlebnisqualität als die früheren (Lebens-)Phasen aufweist. Dies bedeutet, dass ältere Menschen in ihrer Alternsphase insbesondere auf die Themen Sterben und Tod eine andere Sichtweise einnehmen als Menschen jüngeren Alters, was sich gemäß dem (kognitiven) Reifungsprozess mit der Bewusstwerdung der Alternsphase begründen lässt. Diese Sichtweise zeichnet sich nach Kruse auch durch eine besondere Erlebnisqualität aus und kann nach Baltes und Smith nur über eine biographische Sichtweise bewertet werden (2012, S. 2057). Die besondere Erlebnisqualität drückt sich bei älteren Menschen durch eine veränderte bzw. andere Beziehung zu existenziellen Themen wie beispielsweise Altern, Sterben und Tod aus als bei jüngeren Menschen. Diese Erlebnisqualität muss nach Nuland nicht zwangsweise durch pathologische Veränderungen hervorgerufen werden, sondern kann auch infolge eines fortschreitenden Alternsprozesses ohne erkennbare pathologische Veränderungen auftreten. Weiter betont Nuland in seinen Ausführungen, dass der Tod nicht zwangsweise mit pathologischen Symptomen einhergeht (1994, S. 118). Die hervorgehobene Erlebnisqualität verbunden mit dem Zusammenhang zwischen Altern, Sterben und Tod und der Annahme, dass fortschreitende Alternsprozesse als Todesursache zu deuten sind, lässt sich nach Kruse und Nuland auch mit dem Prozess der zunehmenden Verletzlichkeit beschreiben, mit dem die Autoren zum Ausdruck bringen, dass der menschliche Organismus durch den eintretenden Veränderungsprozess nicht mehr in der Lage ist, das notwendige Gleichgewicht physiologischer Vitalwerte herzustellen. Diese schwindende Fähigkeit der Homöostase lässt sich auch als Begründung dafür heranziehen, dass bestimmte physiologische Abweichungen in höheren Lebensaltern den Tod eher herbeiführen lassen als in jüngeren Lebensphasen (Kruse, 2012, S. 2057).

1.3 Gestaltungskontexte im Krankheits- und Sterbeprozess

Vor dem Hintergrund der veränderten Erlebnisqualität älterer Menschen im Hinblick auf den Tod, die durch die Bewusstwerdung von Alterns- und Krankheitsprozessen ermöglicht wird, werden in 1.3.1 verschiedene Entwicklungsaufgaben und Entwicklungsmöglichkeiten älterer Menschen (1.3.1) vorangestellt, die im Rahmen der Gestaltung des Lebensendes aus einer Potenzial- und Verletzlichkeitsperspektive zu betrachten sind (Remmers & Kruse, 2014, S. 14). Diese beiden Perspektiven helfen dabei, ein umfassenderes Verständnis für die Vielschichtigkeit dieses Lebensabschnittes zu gewinnen. Dies ist entscheidend, um im Pflege- und Betreuungsprozess eine ganzheitliche Herangehensweise zu verfolgen. Verschiedene Formen der Auseinandersetzung mit Sterben und Tod werden in 1.3.2 vorgestellt, die als Einflussgrößen aus die (Selbst-)Gestaltung des Sterbeprozesses gedeutet werden können und im Umgang mit der eigenen Endlichkeit und dem eigenen Todesbewusstsein eine hervorgehobene Bedeutung einnehmen.

1.3.1 Entwicklungsaufgaben und Entwicklungsmöglichkeiten älterer Menschen am Lebensende

Vor dem Hintergrund, dass sich in jeder Lebensphase bestimmte adressatenspezifische Entwicklungsaufgaben und Entwicklungsanforderungen herausbilden, nimmt sich das folgende Kapitel den Entwicklungsaufgaben am Lebensende an, das größtenteils ältere Menschen betrifft. In dieser Lebensphase treten spezifische Herausforderungen auf, die nicht nur eine individuelle, sondern auch eine gesellschaftliche Auseinandersetzung erfordern. Kruse und Remmers zeigen in ihrer Betrachtungsweise auf, dass gerade dieser Lebensabschnitt mit besonderen Herausforderungen verbunden sind, die aus Sicht der Betroffenen und aus der Sicht der Pflegegebenden bedeutsam sind. Diese Herausforderungen zeigen sich in umfassenden Veränderungen des Rollen- und Tätigkeitsspektrums, des sozialen Netzwerks sowie in der psychischen und physischen Anpassung an die Freiheit nach dem Ausscheiden aus dem Erwerbsleben (2014, S. 215). Die erhöhte Verletzlichkeit und das Bewusstsein für die Endlichkeit des Lebens stellen weitere Herausforderungen dar, die eine Neuausrichtung und die Entwicklung neuer Perspektiven in der letzten Lebensphase erfordern. Gerade die Konfrontation mit der eigenen Endlichkeit erfordert sowohl emotional als auch kognitive Anpassungen bei älteren Personen. Der Tod kann nach Kruse und Remmers sowohl als Ende als auch als Ziel betrachtet werden, das im pflegerischen und pflegepädagogischen Kontext bedeutet, dass individuelle Entwicklung nicht nur von der Geburt, sondern auch vom Tod her verstanden werden sollte. Selbst in der letzten Lebensphase verhalten und partizipieren Sterbende nicht nur passiv, sondern nehmen Aufgaben und Anforderungen wahr, die Kruse und Remmers als Reifungsmöglichkeiten betrachten, die in der *End of Life Care* Thematik aus Sicht der Potenzial- und Verletzlichkeitsperspektive betrachtet werden. Ersteres meint die Fokussierung von Potenzialen und Stärken älterer und sterbenskranker Personen in Bezug auf eine professionelle und ganzheitlich ausgerichtete Betreuung und betont die Fähigkeit von schwerstkranken und sterbenden Personen, sich auf neue Lebensumstände anzupassen und Veränderungen positiv gegenüberzustehen. Die Verletzlichkeitsperspektive beschreibt die vielschichtigen und vielseitigen Veränderungen dieser Personengruppen, die sich nicht nur auf körperliche Symptome beschränken, sondern auch soziale und kognitiver Veränderungen in den Blick nimmt (Ebd., 2014, S. 215). Gerade die Berücksichtigung beider Perspektiven unterstreicht und betont zugleich die Notwendigkeit, dass auch bei sterbenden und schwerstkranken Personen hinsichtlich der Endlichkeit Gestaltungskontexte im pflegerischen Kontext berücksichtigt werden müssen.

Konkrete Entwicklungspotenziale lassen sich in der Entwicklung von Lebenswissen einerseits und in der Förderung transzendentaler Orientierung andererseits konkretisieren, die den Theorien der Gerotranszendenz und der Generativität zugeordnet werden können. Diese Entwicklungspotenziale gelten als wesentliche Bestandteile für den eigenen gelingenden Alterungsprozess, der auch die Reflexion über das Todesbewusstsein und die Annahme der Endlichkeit des Lebens einschließt. Tornstam sieht in seiner Theorie der Gerotranszendenz einen über die gesamte Lebensspanne fortlaufenden Prozess, der sich in Erfahrungen und Erlebnissen widerspiegelt und im hohen bis höchsten Lebensalter in Form einer völligen Zufriedenheit bzw. als Höhepunkt einstellt (Tornstam, 1996,

S. 38). Diese Grundannahme zeigt sich nach Kruse und Wahl auch in den entwicklungspsychologischen Ansätzen von Erikson, der die Entwicklungslinie bzw. menschliche Entwicklungskurve mit der Entwicklung der Identität verbindet, die sich über die gesamte Lebensspanne erstreckt. Insbesondere bei älteren Menschen sind entsprechend gedankliche Veränderungen wahrzunehmen, die sich eindeutig den folgenden drei Ebenen zuordnen lassen: *die kosmische Ebene, die Ebene des Selbst* und *die Ebene sozialer Beziehungen* (Kruse & Wahl, 2010, S. 239). Alle drei Ebenen spielen für den Umgang mit dem Tod bzw. die Frage, inwieweit die Begrenztheit des Lebens akzeptiert werden kann, eine hervorgehobene Rolle.

Mit der kosmischen Ebene bringt Erikson zum Ausdruck, dass mit dem hohen Lebensalter ein verändertes Weltverständnis einhergeht, das sich mit folgenden Veränderungsweisen älterer Menschen begründen lässt. Der fortschreitende Alternsprozess lässt eine stärkere Verbundenheit mit der Generationenabfolge erkennen. Das bedeutet, dass für ältere Menschen ein ausgeprägtes Bedürfnis danach besteht, jüngeren Generationen besondere Erfahrungswerte und Kenntnisse zu vermitteln. Erikson zufolge lässt sich bei älteren Menschen auch eine veränderte Einstellung zum Tod feststellen, die sich in Form einer verminderten Todesfurcht zeigt.

Auf der Ebene des Selbst werden Identitätsentwicklungen sichtbar, die sich darin zeigen, dass bestimmte Erlebnisse und Erfahrungen in einer anderen Form gewichtet und priorisiert werden als in jüngeren Lebensphasen. Kruse und Wahl erwähnen hier auch die von Erikson genannte Verschiebung subjektbezogener Einstellungen und Wahrnehmungen. Insbesondere eine Abkehr vom egoistischen Verhaltensmuster hin zu einer altruistischen Haltung zeigt sich in dieser Phase. Auch das eigene Körperempfinden wird in einer anderen Form erlebt und wahrgenommen als in vorausgehenden Lebensphasen. Kruse spricht bei dieser Identitätsentwicklung von einer „Wiederentdeckung persönlicher Wurzeln in der Kindheit" (2010, S. 240) und verweist auf den von Erikson postulierten Ausdruck der „Ich-Integrität" (ebd.), die sich erst im hohen bis höchsten Lebensalter als Ergebnis eines erfüllt wahrgenommenen Lebens einstellt.

Die dritte Ebene umfasst Veränderungen im sozialen Miteinander dahingehend, dass ältere Menschen ihr Umfeld entsprechend ihrer subjektiven Emotionalität bestimmen und oberflächliche Beziehungen in der Lebenswelt älterer Menschen als bedeutungslos wahrnehmen. Auch die Zuschreibung verschiedener Rollenbilder lässt erkennbare Abweichungen bei älteren Menschen erkennen, die sich in einem vertieften Verständnis der „Differenz zwischen Selbst und Rolle" (Kruse & Wahl, 2000, S. 240) offenbart. Eine weitere Besonderheit zeigt sich in der Bewertung bestimmter Lebensweisen und der Verwirklichung von Lebensidealen, die im höheren Alter nach bestimmten Maßstäben erfolgen, die

1.3 Gestaltungskontexte im Krankheits- und Sterbeprozess

sich in anderen Lebensphasen nicht zeigen bzw. anderen Maßstäben unterliegen. Nach Erikson greifen die drei Ebenen, die in die Kategorien der Lebensweisheit und Transzendenz einzuordnen sind und der Theorie der Gerotranszendenz zugeschrieben werden, ineinander über und bedingen sich zur Erreichung einer Akzeptanzhaltung gegenüber dem Tod gegenseitig.

Auch die Generativität und Integrität sind nach Erikson wichtige Motive im Alter, die dazu beitragen, zu einem tieferen Verständnis hinsichtlich der eigenen Endlichkeit zu gelangen. Mit dem Begriff der Generativität wird ein zentrales Motiv beschrieben, welches sich darin zeigt, dass sich ältere Menschen bewusst für ihre nachkommenden Generationen engagieren. Diese Verhaltensweise verlangt eine aus früheren Lebensphasen sichtbare mitverantwortliche Einstellung, die sich im höheren Lebensalter weiter manifestiert und nicht erst im hohen Lebensalter ausgebildet werden kann. Dieses Engagement umschreibt Kruse mit dem Phänomen einer „symbolischen Immortalität" (2012, S. 2062), das sich aus entwicklungspsychologischer Perspektive darin zeigt, dass sich die bewusste Weitergabe an wertvollen Erfahrungswerten an die nachkommenden Generationen mit einem Gefühl konkretisiert, welches sich dadurch einstellt, dass „das Fortleben in anderen Menschen" (Schmitt & Kruse, 2011, S. 28) zu einer seelisch-geistigen Entwicklung führt, die Kruse und Schmitt einerseits als eine notwendige Bedingung zur Verwirklichung individueller Entwicklungspotenziale sehen und die andererseits die positive Haltung gegenüber der Endlichkeit bzw. Sterblichkeit fördert. Diese Bereitschaft, sich für andere Generationen einzusetzen und Wissensinhalte im höheren Lebensalter weiterzugeben, verlangt bestimmte Verhaltensweisen über alle Lebensalter hinweg. Ein weiteres Motiv kommt mit dem Begriff der Integrität zum Ausdruck, der in seiner Bedeutung und Wirkung ausschließlich dem hohen bis höchsten Lebensalter zuzuordnen ist. Erikson beschreibt den Begriff der Integrität als einen Entwicklungsprozess – über die gesamte Lebensspanne, indem er Entwicklungsaufgaben für alle Lebensalter formuliert, die für das Erreichen der Integrität bedeutsam sind. Integrität wird als eine positive Lebenseinstellung bzw. Haltungsweise verstanden, die sich dann einstellt, wenn das gelebte Leben, retrospektiv betrachtet, als gelungen bewertet wird und dabei nicht nur Erfolge und Gewinne, sondern auch Grenzerfahrungen und -erlebnisse berücksichtigt wurden. Diese reflexive Denkweise und Einstellung beschreiben Erikson und Kruse als eine Haltung, die auch als Folge einer praktizierten Generativität und als ein weiteres Entwicklungspotenzial für das hohe bis höchste Lebensalter im Kontext einer positiven Todeseinstellung verstanden werden kann (Kruse, 2012, S. 2063).

1.3.2 Formen der Auseinandersetzung mit dem Tod

Vor dem Hintergrund des vorausgegangenen Kapitels wird deutlich, dass Menschen in ihrer letzten Lebensphase mit einer Vielzahl körperlicher, psychischer und emotionaler Veränderungen konfrontiert sind. Diese Veränderungen manifestieren sich über verschiedene Formen der Auseinandersetzung mit der eigenen Endlichkeit, die sich durch spezifische Sichtweisen, Emotionen, Einstellungen und Verhaltensweisen zeigen. Die Vielfalt an unterschiedlichen Formen der Auseinandersetzung mit dem Tod am Lebensende lässt sich nach Kruse auch dadurch erklären, dass der Übergang von einer „chronisch-progredienten Krankheit in ein präfinales und schließlich in ein finales Stadium" (2021, S. 13) oftmals schleichend und kontinuierlich stattfindet. Diese Sichtweise impliziert, dass die Formen der Auseinandersetzung mit dem Tod von unterschiedlichen Symptomen begleitet werden, die sich mitunter in einer zunehmenden Abnahme körperlicher und geistiger Kräfte zeigen. Diese Symptome gehen auch mit einem schwindenden Maß an Selbstständigkeit einher, einer zunehmenden körperlichen und auch oft emotionalen Erschöpfung. Die Bandbreite dieser Symptome verdeutlicht auch die Komplexität, sich mit der eigenen Endlichkeit auseinanderzusetzen. Gleichzeitig unterstreicht dieser Formenkreis an Symptomen auch die damit verbundenen hohen Anforderungen für alle am Begleitungs- und Unterstützungsprozess beteiligten Personen.

Bei Personengruppen, die aufgrund ihres hohen bis höchsten Lebensalters mit der Todesthematik konfrontiert werden, treten im Besonderen zwei Auffälligkeiten in den Vordergrund. Zum einen konnten bei ihnen eine hervorgehobene Realitätsorientierung und eine Selbstbehauptung ausgemacht werden. Dies bedeutet nach Schneider, dass bei älteren Menschen keine Todesangst oder andere Formenkreise der Angst mehr auftreten, die mit einer Ablehnung gegenüber dem eigenen Tod verbunden sind, sondern dass der Tod bzw. das Lebensende akzeptiert wird. Diese Sichtweise lässt sich mit einer besonders ausgeprägten Kompetenz im Umgang mit der Todesthematik erklären, die zu dieser Lebenshaltung bzw. Einstellung führt. Bedeutsam für diese Haltung älterer Personen ist auch die gedankliche Auseinandersetzung mit der Todesthematik durch das Treffen bestimmter Vorsorgeentscheidungen[2] (Schneider, 1989, S. 124–127). Die Selbstgestaltung des Sterbeprozesses ist demzufolge einerseits von den Formen

---

[2] Mit dem Begriff Vorsorge verbindet Schneider Angelegenheiten, die die Nachlassregelung in Form testamentarischer Aspekte, das Vorhandensein einer Sterbeversicherung oder die Klärung im Falle des Eintretens einer Pflegebedürftigkeit betreffen. Auch impliziert die Vorsorge die Regelung über die Art und den Ort der Bestattung, die zu Lebzeiten festgelegt werden können (1989, S. 127).

1.3 Gestaltungskontexte im Krankheits- und Sterbeprozess

der Auseinandersetzung abhängig, andererseits beeinflussen auch die Rahmenbedingungen im Allgemeinen und die beteiligten Personengruppen, zu denen durchaus auch Pflegefachkräfte gezählt werden können, im Besonderen diesen Prozess.

Kruse formuliert fünf Verlaufsformen, die als ein dienliches Instrument für die Selbstgestaltung des eigenen Sterbe- und Krankheitsprozesses betrachtet werden können. Diese Formen zeigen auf, welcher Interventionen es bei der Gestaltung des Krankheits- und Sterbeprozesses bedarf. Sie weisen auf bestimmte Einstellungs- und Verhaltensweisen bei älteren Personengruppen in ihrer finalen Lebensphase hin, deren Verlauf durch biographische, kulturelle und soziale Implikationen geprägt ist und die letztendlich auch den Verlauf beeinflussen können. Die fünf Verlaufsformen nach Kruse sind: „Akzeptanz des Sterbens und des Todes bei gleichzeitiger Suche nach jenen Möglichkeiten, welche das Leben noch bietet (1), zunehmende Resignation und Verbitterung, die das Leben als Last empfinden lässt (2), Überwindung bzw. Minderung der Todesangst durch Gewinnung eines neuen Lebenssinnes (3), Bemühen, die Bedrohung der eigenen Existenz nicht in das Zentrum des Erlebens treten zu lassen (4), Überwindung tiefer Depression mit Hilfe von Angehörigen und Freunden und schließlich des Sichfügens in das Unvermeidliche (5)" (2007, S. 115–118).

Diese Formen verdeutlichen die Bedeutsamkeit verschiedener Dimensionen, die in der Auseinandersetzung mit der Endlichkeit eine zentrale Rolle spielen, aber auch als Orientierungsrahmen im Kontext einer professionellen Sterbebegleitung verstanden werden können. Der personalen und sozialen Dimension wird eine bedeutsame Rolle zuteil, deren Ausprägung und Intensität durch biographische und kulturelle Aspekte, aber auch durch die mitwirkenden Personengruppen beeinflusst werden. Zu berücksichtigen sind in diesen Verlaufsformen, unabhängig von ihrer Ausprägung, die individuellen Bedürfnisse und Werte der zu pflegenden Person, die insbesondere von den Fachpersonen eine hohe psychologische Kompetenz verlangt, die sich vor allem darin zeigt, dass die Aspekte der Selbstverantwortung in der Selbstgestaltung und Unterstützung der gedanklichen Auseinandersetzung mit dem eigenen Tod gewahrt bleiben, die sich in verschiedenen Aspekten manifestiert und dazu beiträgt, eine akzeptierende Haltung auf den eigenen Sterbeprozess und den Tod einzunehmen. Die Selbstverantwortung lässt sich als ein mehrdimensionales Konstrukt verstehen, dem Kruse verschiedene Aspekte zuordnet (2007, S. 202). Es wird deutlich, auf welche Weise und in welcher Form diese Aspekte zu einer gelingenden Sterbebegleitung führen und gleichzeitig den Prozess der eigenen Auseinandersetzung mit der Endlichkeit und der akzeptierenden Haltung gegenüber dem eigenen Tod unterstützen.

Der erste Aspekt in der Dimension der Selbstverantwortung zeigt sich in der Form der Selbstständigkeit, die darin zum Ausdruck kommt, dass die Personen ein „weitgehend unabhängiges Leben" führen und dass der Unterstützungsgrad bei körperlichen und/oder psychischen Einschränkungen entsprechend angepasst wird, um „ein selbstständiges Leben in den für die Person zentralen Lebensbereichen" (ebd.) zu ermöglichen. Destruktive Haltungen und ablehnende Sichtweisen, die in der Form von Resignation oder in depressiven Episoden bei der gedanklichen Auseinandersetzung mit dem Tod zum Ausdruck kommen, spiegeln sich u. a. auch im Aspekt der Selbstständigkeit wider. Diese Situation lässt sich damit erklären, dass die seelische Gesundheit mit dem Aspekt der Selbstständigkeit korreliert und insbesondere Personen, die einen großen Bedarf an pflegerischer und medizinischer Unterstützung haben, den Sterbeprozess und den Tod selbst nicht in der Form akzeptieren wie Personengruppen, deren Selbstständigkeit nicht in allen Lebensbereichen eingeschränkt ist. Kruse und Schmitt zeigten in einer explorativen Studie, inwieweit der Grad der Selbstständigkeit die psychische Gesundheit beeinflusst und welche Verhaltensweisen und Einsichten sich daraus für das Verständnis im Umgang mit der Endlichkeit und auch entsprechende pflegerische Interventionen ableiten (Kruse & Schmitt, 1995, S. 273). In ihrer Erhebung konnten die Autoren drei Formen der Selbstständigkeit und die psychische Situation ermitteln. Der Begriff der Selbstständigkeit unterscheidet sich je nach Anspruch des entsprechenden pflegerischen Bedarfs und weist verschiedene Ausdrucksformen auf: Relative Selbstständigkeit beschreibt Personengruppen, die keinen Bedarf in ihren Lebensbereichen benötigen. Pflegerische Abhängigkeiten in bestimmten Lebensbereichen umschreiben Kruse und Schmitt mit dem Begriff der Hilfsbedürftigkeit, während Pflegebedürftigkeit als weitere Kategorie eine Abhängigkeit und Unterstützung in allen Lebensbereichen meint (1995, S. 228).

In Tabelle 1.1 werden die Ergebnisse der Studie von Kruse und Schmitt nach den verschiedenen Ausprägungen der psychischen Erscheinungen von pflegebedürftigen und hilfsbedürftigen Personengruppen in prozentualen Daten verdeutlicht. Die Ergebnisse stützen die Hypothese, dass bei einer relativen Selbstständigkeit, die nahezu eine autarke Lebensführung beschreibt, die psychische Belastung gering ist und das Älterwerden, verbunden mit körperlichen Einschränkungen und der Bewusstwerdung der Sterblichkeit, positiv bewertet wird. Personen mit diesen Charakteristika weisen eine hohe bis mittlere Zufriedenheit auf.

Auffallend ist dabei, dass je nach körperlicher und psychischer Einschränkung bzw. Belastung der Pflegeanspruch zunimmt, der mit einer starken Reduzierung

1.3 Gestaltungskontexte im Krankheits- und Sterbeprozess

Tabelle 1.1 Der Grad der Selbstständigkeit in Abhängigkeit von der psychischen Situation älterer Menschen

	Relative Selbständigkeit	Hilfebedarf	Pflegebedarf
Gelungene Anpassung – Hohe Zufriedenheit – Geringe subjektive Belastung – Positives Alterserleben	17 %	9 %	–
Gelungene Anpassung – Mittlere Zufriedenheit – Mittlere subjektive Belastung – Eher positives Alterserleben	69 %	16 %	13 %
Gefährdete Anpassung – Mittlere Zufriedenheit – Hohe subjektive Belastung – Von Verlusten und Einschränkungen bestimmtes Alterserleben	14 %	62 %	23 %
Nicht mehr gelungene Anpassung – Geringe Zufriedenheit – Hohe subjektive Belastung – Negatives Alterserleben	–	13 %	64 %

In Anlehnung an Kruse und Schmitt, 2004, S. 204.

des psychischen Wohlbefindens einhergeht. Die abnehmende Selbstverantwortung und das Angewiesensein auf Hilfsangebote beeinflussen dabei nicht nur die Lebensführung, sondern verstärken auch die psychischen Auffälligkeiten älterer Menschen. Verzicht auf die gewohnte Lebensführung, der Anspruch pflegerischer Leistungen und die ausnahmslose Abhängigkeit von Betreuungsangeboten schlagen sich in den Ergebnissen in einem negativen Alterserleben und einer geringen Lebenszufriedenheit nieder.

Eine weitere Kategorie, die der Selbstverantwortung zugeordnet wird, zeigt sich im Ausdruck der Autonomie, die als eine gewinnbringende Implikation der Selbstgestaltung im Sterbe- und Krankheitsprozess und bei der gedanklichen Auseinandersetzung mit der Todesthematik gedeutet wird. Unter dem Aspekt der Autonomie versteht Kruse die Suche „nach Tätigkeiten, die positive Erfahrungen vermitteln, die ihnen (den Personen) das Gefühl geben, am Leben teilzuhaben, die sie dabei unterstützen, mit der eingetretenen Grenzsituation besser umgehen zu können" (2007, S. 204). Insbesondere bei der Gestaltung des Sterbe-

und Krankheitsprozesses, der mit pflegerischen und medizinischen Entscheidungen einhergeht, lässt sich der Aspekt der Autonomie im Zusammenhang mit der Selbstverantwortung im Sinne der „Mitbestimmung des Patienten bei der Entscheidung über die Art der zu wählenden Intervention" (2005, S. 228) verstehen. Als Voraussetzung für die Entscheidungsfähigkeit als Ausdruck der gelebten Autonomie sind kognitive Leistungen notwendig, die sich nicht nur im Sinne des Verstehens, sondern auch in der Reflexion zeigen. Kruse weist in seinem Beitrag darauf hin, dass diese Personen sich nicht nur von situativen Bedürfnissen und Interessen beeinflussen und leiten lassen, sondern die Entscheidung auf Basis einer Reflexion über das gesamte Leben getroffen wird. Dabei spielen die Daseinsthemen eine bedeutsame Rolle, die in der Selbstverantwortung im Allgemeinen und in der Autonomie im Besonderen als Themen zu verstehen sind, die über die gesamte Lebensspanne aufgebaut wurden und auch in der letzten Lebensphase bedeutsam sind. Daseinsthemen lassen sich aber auch als intensive Begleitung im Sinne eines Miteinandersprechens und Handelns begreifen (Kruse, 2007, S. 205).

Die bewusste Auseinandersetzung mit der eigenen Endlichkeit und das Einstellen auf den eigenen Tod bilden eine weitere zu erstrebende Kategorie in der Dimension der Selbstverantwortung, die sich nach Kruse mit dem von Frankl geprägten Ausdruck des *homo patiens* umschreiben lässt und sich im „Erleiden des Seins" (ebd., 2007, S. 206) konkretisiert. Frankl schildert in seinem existenzanalytischen Werk „Der leidende Mensch", welche Möglichkeiten dem Menschen gegeben sind, sich mit dem eigenen Leiden auseinanderzusetzen und dem Leben im eigenen Leiden einen Sinn zu verleihen.[3] Grundsätzlich lassen sich nach Frankl existenzielle Fragestellungen im Allgemeinen und im leidenden Erleben im Besonderen nicht beantworten, weil Leiderfahrungen sich durch ihre Einzigartigkeit auszeichnen und von einer Reihe von Faktoren abhängig sind. Demzufolge lässt sich die Sinnfrage nicht nach vorbezeichneten Lehrsätzen beantworten, sondern verlangt nach Frankl eine Umkehrung der Fragen, die er in seinen Beiträgen in der Bedeutung der kopernikanischen Wende zum Ausdruck bringt. Demnach ist die Frage der Sinnhaftigkeit des Leidens dadurch zu beantworten, dass nicht wir Menschen es sind, die nach dem Sinn des Leidens fragen, sondern vielmehr das Leben uns mit dieser Fragestellung des Leidens konfrontiert. Ausgehend von dieser Sichtweise bzw. veränderten Perspektive lassen sich die von Frankl

---

[3] Viktor Frankl lässt sich als eine Person beschreiben, die alle Formen des Leidens erlebt bzw. durchlebt hat. Seine Überlegungen und Ansätze sind nicht nur im Allgemeinen von philosophischer und theoretischer, sondern im Besonderen auch von existenzieller Natur. Diese zeichnen sich insbesondere in seinen Erfahrungsberichten und in seinen Vortragsreihen ab (Frankl, 2005).

formulierten Möglichkeiten verstehen. Insbesondere in Situationen des Leidens, die Frankl mit dem Ausdruck „homo patiens" (ebd.), dem Erleiden, umschreibt, müssen bestimmte Werte des Menschen zum Vorschein kommen, die uns dazu befähigen, auch in bestimmten Situationen den Sinn des Lebens zu verspüren. Die Auseinandersetzung mit dem Sterben und dem eigenen Tod, verbunden mit einer akzeptierenden Haltung, kommt in Form der erworbenen Leidensfähigkeit zum Ausdruck, die als innere Bewältigung zu verstehen ist und für die Gestaltung des eigenen Sterbe- und Krankheitsprozesses unerlässlich ist (ebd.). Die Leidensfähigkeit stellt sich über die Realisierung von Wünschen, Vorstellungen und gelebten Wertvorstellungen ein. Dies zeigt sich im Kontext der Selbstverantwortung darin, dass das körperliche Leid über die Wahrnehmung pflegerischer und medizinischer Bedürfnisse gelindert wird. Das psychische Leid lässt sich nach Kruse über die dialogische Form im Sinne der menschlichen Dimension mindern.

Der vierte Aspekt konkretisiert sich nach Kruse auf der Beziehungsebene und kommt in der „Selbstbestimmung des Patienten bei der Gestaltung von Beziehungen" (ebd.) zum Ausdruck. Die Gestaltung von Beziehungen im Allgemeinen und die Bestimmung des Umfangs und der Qualität von gelebten Beziehungen werden von Kruse zwar als eigenständiger Aspekt der Selbstverantwortung betrachtet, lassen sich aber auch in anderen Aspekten verorten. Diese Betrachtungsweise verdeutlicht die Wichtigkeit und den Stellenwert von sozialen Beziehungen, zeigt aber auch in gesonderter Form die Berücksichtigung des Selbstbestimmungsrechts der Pflegenehmenden.

Die beiden letzten Bereiche beziehen sich implizit auf die Entscheidungshoheit der sterbenden Personen über alle in dieser Phase zu treffenden Vorkehrungen und Maßnahmen. Hier geht es mitunter auch um Entscheidungen, die den Sterbeort betreffen. Um den Krankheitsprozess zu verstehen und dabei auch die Notwendigkeit von pflegerischen und medizinischen Interventionen in der finalen Lebensphase nachvollziehen zu können, wird aus Sicht der instrumentellen und praktischen Vernunft eine Zustimmung verlangt. Dies bedeutet im Konkreten, dass nicht nur die Form und Durchführung der Intervention zu hinterfragen ist, sondern nach Kruse auch die moralische Ebene, die sich auf die personale Integrität bezieht (ebd., S. 210). Diese vom Sterbenden bewilligte Zustimmung setzt eine Aufklärung voraus, die Kruse mit dem Ausdruck „Wahrheit am Krankenbett" (ebd., S. 211) umschreibt. Die Entscheidung über den Sterbeort bedingt die Prüfung verschiedener Aspekte. Ein wesentlicher Aspekt ist die palliative Versorgung am Lebensende, die oftmals nur in institutionellen Einrichtungen garantiert werden kann. Aus den Untersuchungen der Bertelsmann-Stiftung zur palliativen Versorgung sterbender Menschen zeigen sich deutliche Abweichungen zwischen dem gewünschten und dem tatsächlichen Sterbeort (Schwenk, 2015).

Soziologische Perspektiven 2

Das folgende Kapitel greift drei Themenfelder auf, die der Fragestellung nachgehen, welche Rolle der Tod im Kontext sozialer Beziehungen und gesellschaftlicher Strukturen einnimmt und welche Vorstellungen vom Tod sich daraus für moderne Gesellschaften ergeben. Der erste Teil beginnt mit einer historischen Darstellung des Wandels des Todes (2.1) und skizziert die von Philippe Ariès beschriebenen Modelle des Umgangs mit Sterben und Tod. Sichtbar werden hier die sich wandelnden Vorstellungen von Sterben und Tod. Im zweiten Teil wird das Todesverständnis moderner Gesellschaften thematisiert (2.2) und die individuellen und sozialen Implikationen für dieses gegenwärtige Verständnis aufgezeigt.

Das Todesverständnis und der Umgang mit Sterben und Tod werden im gegenwärtigen Kontext von einer Reihe von Veränderungsbereichen begleitet. Das abschließende Kapitel beschreibt die Thematik um den Tod im gesellschaftlichen Kommunikationskontext (2.3) und geht der Frage nach, inwieweit die sichtbaren neuen Interaktions- und Kommunikationsformen das Todesbewusstsein beeinflussen.

2.1 Historische Darstellung über den Wandel des Todesverständnisses

Die soziale Repräsentation des Todes, die sich im Umgang mit dem Tod in gesellschaftlichen Strukturen konkretisiert, lässt sich mit den fünf aufeinanderfolgenden Modellen von Philippe Ariès veranschaulichen, die Schmitt in seinem Beitrag zur „Soziologie des Todes" (2012) thematisiert. Dabei lassen sich die Modelle als ein historischer Exkurs im Umgang mit dem Tod über verschiedene Epochen verstehen und zeigen zugleich, dass die Einstellungen und Sichtweisen auf den Tod „Indikatoren für das Bewusstsein des Menschen von sich selbst und seines Grades an Individualität sind" (Wittkowski, 2003, S. 21). Die Modelle lassen sich als grundlegende Orientierungen begreifen, die darlegen, wie sich die Einstellungen zum Tod über die Epochen hinweg unter bestimmten Einflussgrößen verändert haben. Schmitt stellt die fünf Modelle vor und reflektiert, inwieweit bestimmte kulturelle und gesellschaftliche Aspekte den Umgang mit dem Tod prägen. Dabei ergeben sich die Modelle aus den folgenden vier lebensbezogenen Themen: „das Bewusstsein des Menschen von sich selbst, die Verteidigung der Gesellschaft gegen die wilde Natur, der Glaube an ein Leben nach dem Tode und der Glaube an die Existenz des Bösen" (Schmitt, 2012, S. 1292).

Das erste Modell, der gezähmte Tod, zeigt das Verständnis des Todes in Form von bestimmten Verhaltens- und Einstellungsweisen auf, die im Mittelalter[1] vorherrschend waren, aber auch in gegenwärtigen kulturellen Kreisen noch existent sind. Ariès verweist auf die von Hobbes[2] beschriebene gesellschaftliche Situation im Mittelalter, die dieser mit den adverbialen Bestimmungen „einsam, armselig, dreckig, roh und kurz" charakterisiert, wobei der Tod als ein vertrautes Momentum zu verstehen ist, welches Hobbes als „ein Messer an unserer Kehle oder eine Plage am Bett unseres Kindes" (1981, S. 206) beschreibt. Die Bedeutung des Lebens aufgrund der „unkontrollierten Sterblichkeit" (Wittkowski, 2003, S. 22) hatte Auswirkungen auf die Bereiche der frühkindlichen Erziehung, die Vorbereitung auf das Erwachsensein sowie die berufliche Ausbildungssituation. Die Bewusstwerdung eines kurzen Lebens und die Deutung des Todes als ständigen (Lebens-)Begleiter führen nach Wittkowski zu einer veränderten Erlebnisqualität des Lebens und zeigen sich im Besonderen in den Bereichen der frühen Hochzeit, den „reduzierte[n] emotionale[n] Bindungen zwischen Eltern und Nachkommen" (ebd.) sowie der Anbindung an religiöse oder weltliche Glaubensinhalte als Erklärungen der begrenzten Lebenszeit. Den Tod als integralen Bestandteil des Lebens zu betrachten, führt nach Schmitt auch zu einer bewussteren Lebensweise in Form von Beziehungspflege im gesellschaftlichen Kontext sowie der Gewichtung von Zeremonien und Ritualen. Weiter schreibt Schmitt den Zeremonien und Ritualen eine gewisse Solidarität der Individuen untereinander zu und bekräftigt die Bedeutung seiner soziologischen Betrachtungsweise des sozialen Todes. Der Tod

---

[1] Tuchman beschreibt in ihrem Werk „Der ferne Spiegel" (2010) Verhaltensweisen von Personen, die so vielen „fremden und übermächtigen Gefahren und Widrigkeiten ausgesetzt" (S. 9) waren, dass sich nach Tuchman bedeutsame Reaktionen konstatieren lassen, die für den Umgang mit diesen besonderen Herausforderungen signifikant sind.
[2] Thomas Hobbes (1588–1679): Philosoph und Mathematiker.

wird „als ein Schicksal aufgefasst, das nicht lediglich das Individuum, sondern die Gemeinschaft als Ganzes betrifft" (2012, S. 1292). Dieses Modell konzentriert sich somit nicht nur auf die Subjektivität, sondern auch auf das gesellschaftliche Gefüge des Todes.[3]

Das zweite Modell, der Tod des Selbst, entstammt aus der gleichen historischen Epoche wie das vorausgegangene Modell. Schmitt verweist auf das von Ariès beschriebene Zeitfenster, das ebenfalls der Epoche des Mittelalters entspringt, aber mit einer Umkehrung der Todesvorstellung und -einstellung einhergeht. Wittkowski beschreibt dieses Modell auch als „mein Tod" (2003, S. 23) und verweist auf die Bedeutung des persönlichen Todes, der sich im finalen Sterbeprozess oder im Sinne der Ars moriendi manifestiert. Der individualisierte bzw. subjektorientierte Tod zeigte sich aber auch in der Besonderheit der metaphorischen Darstellung des Todes. Während das erste Modell im Tod das Böse sah und ihn dabei als Ausdruck der „permanenten Präsenz des Bösen" wahrnahm, wurden der physische Tod und das Leben im Jenseits als „gedämpftes Leben" (Schmitt, 2012, S. 1292) gedeutet, welches sich in Frieden und Ruhe konkretisiert. Diese Vorstellung wird im zweiten Modell geteilt. Den Tod als etwas Böses zu deuten, bleibt in diesem Modell weiterhin bestehen, wobei der physische Tod im Sinne des Dualismus gesehen wird. Die friedvolle und ruhende Vorstellung nach dem Tod wurde in Form einer zweigeteilten Gestalt verdeutlicht. Ariès spricht in seinem Werk von der Zweiteilung des Selbst, dessen Teile in diesem Modell dem Körper und der Seele zugesprochen werden. Die Seele wird dabei im bzw. durch den Tod freigesetzt und als unsterblich wahrgenommen (1981, S. 606). Aus dieser verstärkt subjektorientierten Sichtweise auf den Tod ergeben sich nach Schmitt auch neue Zeremonien und Rituale, die sich in Form von Trauergeleit und kirchlichen Gottesdiensten manifestieren (2012, S. 1293).

Der lange und nahe Tod wird dem dritten Modell zugeordnet und bezieht sich insbesondere auf die wissenschaftlichen Lebensumstände, die sich in den Bereich der „Verteidigung gegen die wilde Natur" (ebd.) einordnen lassen. Mit dieser Darstellung des Todes sind vor allem die wissenschaftlichen Erkenntnisse und zunehmenden Versuche der Beherrschung des Todes zu deuten, die mit Angst und Furcht auf den Tod verbunden sind. Konkrete Angstszenarien waren u. a. die Vorstellung der Menschen, lebendig begraben zu werden (ebd.).

Das vierte Modell beschreibt Vorstellungen vom Tod, die sich in das 19. Jahrhundert einordnen lassen und die vorausgehenden Vorstellungen, also den Tod

---

[3] Siehe weitere Hinweise bei Tuchman (2010). Sie zeigt in ihrem Werk eindrücklich auf, welche Bedeutung die gesellschaftlichen Widrigkeiten und Gefahren insbesondere im 14. Jahrhundert auf die Bewusstwerdung des Todes hatten. Prägend waren u. a. Kriege, Seuchen, Steuern, Räubereien usw.

als ständigen Begleiter oder den Tod des Selbst, überdecken und nun den Tod als soziales Ereignis in den Fokus stellen. Schmitt verwendet als Bezeichnung des Modells den von Ariès benutzten Ausdruck „der Tod des Anderen" (ebd.) und zeigt, welche Bedeutung nicht nur soziale Beziehungen über die Gesamtlebensspanne haben, sondern welche Konsequenzen der Tod hinsichtlich sozialer Beziehungen mit sich bringt. Schmitt verdeutlicht in seinem Beitrag die sichtbare Verschiebung vom Gemeinschaftssinn hin zum Individualismus, was die Privatheit und Vertrautheit des Todes im Rahmen der Familie und engen sozialen Beziehungen bekräftigt (ebd.). Den Tod als Sinnbild des Bösen zu betrachten, tritt zunehmend in den Hintergrund und wird durch die Vorstellung der Wiedervereinigung in Gestalt einer Jenseitsvorstellung ersetzt.

Das letzte und fünfte Modell lässt sich als der „vereinte Tod" (Wittkowski, 2003, S. 24) oder nach Schmitt im Sinne eines „verkehrten Todes" (2012, S. 1294) bezeichnen. Der Tod wird im Rahmen des Sterbeprozesses nicht thematisiert. Auch wird dem Sterbenden der bevorstehende Tod nicht zu erkennen gegeben, um im Kontext eines baldigen Abschieds die Beziehungsebene zwischen dem Sterbenden und seiner unmittelbaren Gemeinschaft nicht negativ zu beeinflussen. Schmitt spricht hier von einer Verkennung der positiven Aspekte des Sterbens und des Todes (ebd., S. 1295).

Zusammenfassend lässt sich anhand der von Ariès differenzierten Modelle darlegen, dass der Umgang mit dem Tod und die Sichtweisen auf den Tod mit bestimmten gesellschaftlichen Strukturen und Veränderungen einhergehen. Die Fortschritte in Medizin und Pharmakologie haben nicht nur den Sterbeprozess, sondern auch den Tod im gesellschaftlichen Kontext verändert. Die Medikalisierung des Sterbens hat zunehmend das Todesbewusstsein in der Gesellschaft und insbesondere auch in den institutionellen Einrichtungen gewandelt.

2.2 Todesverständnis moderner Gesellschaften

Dieses Kapitel dient der Beschreibung des Todesverständnisses moderner Gesellschaften. Dabei sollen nicht nur die Einstellung und Grundhaltung zum Tod beleuchtet werden, sondern auch die damit verbundenen Herausforderungen, die das Individuum und die Gesellschaft aufgrund der sichtbaren Veränderungen betreffen. Schmitt verweist in seinem Beitrag zur Soziologie des Todes auf Norbert Elias, der den modernen Gesellschaften eine soziale Verdrängungstaktik hinsichtlich des Sterbens und des Todes infolge eines „Zivilisationsschubes" (2012, S. 1304) attestiert. Neben einer Reihe von Veränderungsmerkmalen weisen moderne Gesellschaften auch eine andere Form des Sterbens und Trauerns

2.2 Todesverständnis moderner Gesellschaften

auf. Der veränderte Umgang mit Sterben und Tod ist nicht nur Folge des Zivilisationsschubes, sondern lässt sich auch als Folge eines „Informalisierungsschubes" (Elias, 1982, S. 46) verstehen, der ausschlaggebend dafür ist, dass das Sterben und der Tod nicht mehr als eine gesellschaftliche Aufgabe aufgefasst, sondern verstärkt dem Individuum zugesprochen und somit weitgehend privatisiert wird (Schmitt, 2012, S. 1304). Das Phänomen der Individualisierung und der Privatisierung des Todes trägt laut Schmitt dazu bei, dass der Tod nicht mehr „als Teil des Erneuerungsprozesses der Generationen" (ebd.) gilt. Zeitlich lässt sich diese Verdrängung des Todes auf das Ende des 19. Jahrhunderts datieren. Insbesondere in den 1950er Jahren vollzog sich eine Verschiebung von der bis dato bestehenden Primärerfahrung hin zur Sekundärerfahrung, was dazu geführt hat, dass die Welt den Tod in einer gewissen medialisierten Weise erfährt, die das gesellschaftliche Empfinden für den Tod kompensierte und das Bewusstsein des Todes veränderte (Feldmann, 2010, S. 571).

Nassehi und Weber weisen in ihrer theoretischen Begründung für die Verdrängung des Todes auf die fehlenden verbindlichen Todesbilder in den modernen Gesellschaften hin und machen auf gesellschaftliche Strukturveränderungen aufmerksam. Die Ursache für diese Verdrängungstaktik sei „nicht [die] Individualisierung, Rationalisierung und [die] wachsende Reflexivität von Normen […], sondern die Segmentierung der Gesellschaft in voneinander und vom Menschen relativ unabhängige Funktionsbereiche, deren sinnhaftes Band allein die durch Funktion und Leistung vermittelte, damit rein funktionsspezifische Kommunikation ist. Die menschliche Sinnintegration bleibt davon gänzlich abgekoppelt" (Nassehi & Weber, 1989, S. 273). Mit dieser Beschreibung über moderne Gesellschaften fokussieren Nassehi und Weber die veränderte Gesellschaftsstruktur, die nicht mehr einer vertikalen und hierarchischen Struktur gleicht, sondern vielmehr als eine horizontale und dynamische Struktur zu verstehen ist, die von vormodernen Gesellschaften abweicht. Diese Abweichung lässt sich als Folge dreier Faktoren erklären. Die ersten beiden Faktoren beziehen sich auf die veränderte Wahrnehmung von Raum und Zeit, deren Folgen sich auch in der Veränderung sozialer Mechanismen bemerkbar machen, die letztendlich dazu führen, dass bestimmte gesellschaftliche Tätigkeiten in eine neue Struktur gebracht werden müssen. Der dritte Faktor bezieht sich auf die Aneignung von Wissensbereichen, die u. a. auch durch die fortschreitende Technologisierung zu begründen sind.

Die drei Hauptfaktoren beschreiben im Kern die horizontale Struktur und weisen in den Teilbereichen der Gesellschaft sowie in den unterschiedlichen Wirklichkeits- und Handlungsbereichen „unterschiedliche Rationalitätsanforderungen und Sinnvorgaben" (Schmitt, 2012, S. 1306) auf, die dazu führen, dass bestimmte Riten, Traditionen und symbolische Sinnwelten nicht mehr in der

Lage sind, auf diese Teilbereiche der Gesellschaft zu reagieren bzw. Einfluss zu nehmen. Vor diesem Hintergrund lässt sich auch das Phänomen der Individualisierung bzw. der Privatisierung des Sterbens bzw. des Todes erklären. Weiter führt Schmitt im Kontext der soziologischen Betrachtungsweise an, dass durch den veränderten Stellenwert von Individuen im Kontext der modernen Handlungs- und Wirkungsbereiche zwei bedeutsame Problemfelder hinsichtlich der individuellen Sinngebung hervortreten. Die erste Problemanzeige zeigt sich im Kontext der Autopoiesis des Bewusstseins, das Nassehi und Weber damit begründen, dass der Mensch durchaus eine Vorstellungskraft über seinen eigenen Tod besitzt und ihn als Ende seiner leiblichen Existenz deuten kann. Außerhalb seiner Wahrnehmung und Deutung liegt allerdings das Bewusstsein, dessen Ende der Mensch nicht deuten kann (Schmitt, 2012, S. 1306; Nassehi & Weber, 1989, S. 374). Alle zum Bewusstsein dazugehörigen Elemente sind auf „Reproduktion hin angelegt, und dies Und-so-Weiter kann ihnen nicht abgesprochen werden, ohne dass sie ihren Charakter als Element des autopoietischen Reproduktionszusammenhanges verlören [...]. Je individueller ein psychisches System sich begreift und die eigene Autopoiesis reflektiert, desto weniger kann es sich ein Weiterleben nach dem Tode vorstellen und desto unvorstellbarer wird damit das letzte Moment des Bewusstseins. Auch Kommunikation hilft dann nicht über das Unvorstellbare hinweg. Sie überlässt es sich selbst. Härter kann die Differenz von sozialem System und psychischem System kaum zur Geltung gebracht werden" (ebd.). Diese Sichtweise verdeutlicht die fehlende Individualisierung im Kontext moderner Gesellschaftsstrukturen, die für das Begreifen des Todes als Ende der leiblichen Existenz und des Bewusstseins notwendig ist und gleichzeitig eine instabile Identität vermuten lässt. Die zweite Problemanzeige hinsichtlich der Bedeutung des Todes und die in den modernen Gesellschaften bestehende Verdrängung der Endlichkeit stehen dem Bedürfnis nach Sinngebung diametral gegenüber (Schmitt, 2012, S. 1307). Dies wird in der soziologischen Untersuchung von Nassehi und Saake ersichtlich, die zwar eine Verdrängung in bestimmten gesellschaftlichen Bereichen feststellen, aber dennoch festhalten, dass der Tod einer „kommunikativen Konstruktion" (Knoblauch & Zingerle, 2005, S. 15) gleicht. Dies bedeutet, dass der Tod nicht nur nicht verdrängt wird, sondern nur noch Teil bestimmter gesellschaftlicher Gruppierungen ist, was sich in verschiedenen Kontexten zeigt. Zu diesen zählen u. a. medizinische und seelsorgerische Kontexte, aber auch Bestattungsinstitute, bei denen der Tod nicht nur Gegenstand institutioneller Rahmenbedingungen ist, sondern vielmehr erst „zu etwas sozial Wirklichem gemacht wird" (ebd.). Dies bedeutet, dass Nassehi und Saake mit ihrem Konzept der „Geschwätzigkeit des Todes" aufzeigen, dass der Tod längst nicht in allen Bereichen verdrängt bzw. tabuisiert wird und sich ein Prozess einer „neuen

Institutionalisierung des Todes" (ebd.) bemerkbar macht. Mit dieser Institutionalisierung kommt zum Ausdruck, dass der Tod und das Sterben Gegenstand von zahlreichen institutionellen Kontexten und Organisationen sind, in denen zunehmend auch Professionalisierungsprozesse sichtbar werden. Dabei lässt sich diese kommunikative Konstruktion auch als Versuch verstehen, über die Sprache und das Erzählen bestimmte Deutungsmuster für das nicht Erfahrbare zu erlangen.

Weitere Kennzeichen moderner Gesellschaften sind bestimmte Bewegungen bzw. Strömungen, die sich in den 60er Jahren vollzogen und bei der Todesthematik dazu beigetragen haben, den Tod aus seiner Verdrängungsposition zu lösen.

2.3 Sterben und Tod in gesellschaftlichen Kommunikationskontexten

Ausgehend von dem gegenwärtigen Verständnis des Todes, das Feldmann mit den Stichworten „der Verdrängung, der Tabuisierung oder der Verneinung des Todes" (2010, S. 571) beschreibt, nimmt das folgende Kapitel die sichtbaren gesellschaftlichen Kommunikationskontexte in den Blick, die in vielen Lebensbereichen zu Veränderungen geführt haben. Diese gehen nach Feldmann aus den sichtbaren Kommunikationsformen hervor, die er in den „neuen Interaktions- und Kommunikationsformen" und in der „Medialisierung und zielgruppenspezifischen Kollektivierung, teilweise auch Vergemeinschaftung (z. Bsp. Horrorfilme, Seifenopern, Internetforen)" (2010, S. 574) sieht. Gerade im pflegerischen und medizinischen Bereich lässt sich die Verdrängungstaktik des Todes, insbesondere im 19. und 20. Jahrhundert, durch das Schweigen von Ärzten und Bezugspersonen feststellen, die den Tod bzw. die infauste Diagnose gegenüber ihren Patientinnen und Patienten negligierten. Heutzutage lässt sich diese ablehnende bzw. verschwiegene Haltung des Fachpersonals nicht mehr konstatieren, was der institutionellen Veränderung von Rahmenbedingungen und technologischen Optionen, aber auch den medizinischen Fortschritten zur Diagnosefeststellung geschuldet ist. Neue medizinische und technische Erkenntnisse haben auch zu einer veränderten Kommunikationskultur geführt, die sich nicht nur in der Erwartungshaltung der Betroffenen und Beteiligten zeigt, sondern auch an den damit verbundenen Risiken für Ärzte, die über diagnostische Mittel und Möglichkeiten den körperlichen Prozess des Menschen einschätzen bzw. steuern können. Diese medizinischen Einschätzungen bergen auch das Risiko, den Sterbeprozess zu beeinflussen und den Eindruck entstehen zu lassen, dass der Tod aus ärztlicher Sicht kontrollierbar wäre (Feldmann, 2010, S. 574). Howarth verweist in seinem

Beitrag „Death and Dying" auf eine offene, aber zugleich auch verdeckte Form der Kommunikation, um das ärztliche Berufsethos zwischen Wollen und Dürfen zu wahren (2007, S. 125). Eine gelingende Kommunikation im Sinne einer herrschaftsfreien Hierarchieebene zwischen Arzt und Patient wird oftmals von Aspekten wie beispielsweise „Habitusunterschieden, Multikulturalität, Sprachproblemen, Professionalisierung, Zeitmangel, Bewusstseinsverfall der Sterbenden und anderen behindernden Faktoren" (Desharnais, 2007, S. 728) erschwert. Die veränderte Kommunikationskultur offenbart sich vor allem in den Einrichtungen, die nicht nur als Sterbeort von den Patienten selbst gewählt werden, sondern dort, wo die finale Phase angenommen und eine kurative Behandlung ausgeschlossen wird. Armstrong spricht insbesondere in palliativen Einrichtungen bzw. Hospizen von der sogenannten „confession death" (2002, S. 25), deren Bedeutung sich im Kontext mit Sterbenden dadurch zeigt, dass die Sterbenden von ihrer fachbezogenen Umgebung aufgefordert werden, ihre Gedanken, Gefühle und Geheimnisse auszusprechen, um mithilfe professioneller Personen auf diese zu reagieren. Diese Form des offenen kommunikativen Umgangs mit der eigenen Endlichkeit ordnet Seale dem Zeitalter der Postmoderne zu und ist insbesondere für die Erlebnisqualität in der finalen Phase von hervorgehobener Bedeutung (1998, S. 179).

Theologische Perspektiven 3

Jugendliche und junge Erwachsene in pflegerischen Ausbildungsberufen beschäftigen sich berufsbedingt sehr intensiv mit Fragen rund um die Todesthematik in ihrer Lebenswelt. Dabei geht es ihnen nicht allein um den Umgang mit sterbenden Menschen im Rahmen ihres beruflichen Handelns, sondern vielmehr um Fragen und Antworten des eigenen Umgangs mit der Endlichkeit. In diesem Zusammenhang treten Fragestellungen auf, die eine gewisse Ungewissheit, aber auch eine spürbare Faszination sowohl für den eigenen Tod als auch den Tod anderer Personengruppen erkennen lassen. Des Weiteren sind persönliche Eindrücke und der Austausch über den Tod mit anderen Personen für das eigene Denken und Handeln bedeutsam. Gerade Auszubildende in pflegerischen Berufen berichten, dass der berufsorientierte Unterricht den Jugendlichen bzw. jungen Erwachsenen einen Gesprächsrahmen schafft, der es zulässt, über Emotionen, Hoffnungen, Zukunftsvisionen und andere Fragestellungen zu sprechen, und ihnen dadurch eigene Erklärungsansätze zur Todesthematik bietet. Insbesondere die jugendtheologischen Untersuchungen machen auf wichtige Aspekte im Kontext der Todesthematik bei Jugendlichen und jungen Erwachsenen aufmerksam: Die inhaltliche Auseinandersetzung im Unterricht bringt positive Effekte mit sich, die sich dadurch konkretisieren, dass das Interesse, sich außerhalb des Unterrichts mit existenziellen Fragestellungen zu beschäftigen, intensiviert wird. Auch erwecken die Jugendlichen den Eindruck, dass der Unterricht ihnen einen Ort des Austauschs bietet, der für ihre persönliche Entwicklung, aber auch für ihr

© Der/die Autor(en), exklusiv lizenziert an Springer Fachmedien Wiesbaden GmbH, ein Teil von Springer Nature 2024
E. Dubronner, *Umgang mit dem Thema Tod bei Auszubildenden der generalistischen Pflegeausbildung*, https://doi.org/10.1007/978-3-658-45628-3_3

professionelles Handeln bedeutsam ist. Auch belegen jugendtheologische Untersuchungen[1], dass Auszubildende eine Vielfalt an unterschiedlichen Erfahrungen und Erlebnissen sowie Kenntnisse über das Thema Tod aufweisen, die im Rahmen dieses Kapitels näher beleuchtet werden sollen.

Die theologische Perspektive nimmt im Kontext der Todesthematik zwei Schwerpunkte in den Blick, die beide die Relevanz des berufsorientierten Religionsunterrichts und auch die Notwendigkeit religiöser Inhalte im Rahmen der generalistischen Pflegeausbildung sichtbar werden lassen. Im ersten Schwerpunkt werden in Abschnitt 3.1 zentrale Befunde religionsbezogener Forschungsergebnisse rezipiert, die den Fokus auf Sichtweisen, Haltungen und Einstellungen Jugendlicher zur Todesthematik setzen. Der zweite Schwerpunkt beleuchtet in Abschnitt 3.2 religiöse und spirituelle Ausdrucksformen im Kontext der Todesthematik und unterstreicht zugleich auch den Stellenwert des Religionsunterrichts in der generalistischen Pflegeausbildung.

3.1 Religionsbezogene Forschungsergebnisse zur Todesthematik bei Jugendlichen

Das folgende Kapitel verweist auf zentrale Befunde jugendtheologischer Untersuchungen und konzentriert sich auf Ergebnisse von repräsentativen Studien des evangelischen und katholischen Instituts für berufsorientierte Religionspädagogik an der Universität Tübingen. Die ausgewählte Studie „Der Tod – was dann? Was junge Menschen über den Tod denken" von Schweitzer und Mattes (2022) beschreibt in Form eines qualitativen und quantitativen Forschungsansatzes, welche Vorstellungen, Fragen, Bedürfnisse und Erwartungen Jugendliche zu dem eigenen Tod und Vorstellungen auf das Leben danach aufweisen. Die Studie von Schweitzer und Kollegen (2018) macht die Ausdrucksformen der Jugendlichen hinsichtlich ihrer ge- lebten Religiosität im Zusammenhang mit existenziellen Fragestellungen deutlich. Diese Studienergebnisse sind auch für die vorliegende empirische Erhebung zentral, denn sie offenbaren, auf welche Weise und in welcher Form sich junge Erwachsene zum Tod ausdrücken. Die durchgeführten

---

[1] Zu erwähnen sind an dieser Stelle die Beiträge von Schweitzer & Mattes (2022) sowie die Studie „Jugend – Glaube – Religion" von Schweitzer et al. (2018), die darlegen, welche Sichtweisen und Einstellungen Jugendliche zu Themen wie Tod und Jenseitsvorstellungen haben und welche Bedeutung Glaube und Religion im Kontext existenzieller Themenkreise zukommt. Im Rahmen der vorliegenden Arbeit wird auf die zentralen Befunde von Schweitzer & Mattes (2022) sowie die Ergebnisse der SINUS-Studie (vgl. Calmbach et al., 2016) eingegangen.

Interviews und Befragungen der Studien beinhalten authentische, schüler- und milieuspezifische[2] Aussagen. Gerade für den berufsorientierten Religions- und Ethikunterricht haben diese Erkenntnisse eine hervorgehobene Bedeutung, um nicht nur die Bildungsinhalte auf die Lebensentwürfe Auszubildender anzupassen, sondern sie auch, gemäß der entwicklungspsychologischen Reife der jungen Menschen auf die veränderte gesellschaftliche Struktur im Versorgungs- und Betreuungsbereich unter Berücksichtigung vielfältiger religiöser und kultureller Aspekte auszurichten.

Diese Erkenntnisse werden bei der Konzeption des leitfadengestützten Interviews miteinbezogen. Auch weist die Studie einen ähnlichen methodologischen Zugang auf, wie er in dieser Arbeit beabsichtigt wird. Nachfolgend werden drei zentrale Schwerpunkte gesetzt: Der erste Schwerpunkt beschreibt in Abschnitt 3.1.1 das Interesse, die Haltung und die Orientierung von jungen Menschen zur Todesthematik. Im zweiten Schwerpunkt werden in Abschnitt 3.1.2 die Veränderungen der Sichtweisen der Befragten dargestellt. Dabei werden auf Aspekte näher eingegangen, die nachweislich das Verhalten und die Einstellung Jugendlicher beeinflussen. Vor dem Hintergrund religiöser Vielfalten und kultureller Unterschiede unter den Jugendlichen an beruflichen Schulen werden Besonderheiten christlicher und muslimischer Jugendlicher in Abschnitt 3.1.3 aufgezeigt. Diese Unterschiede nehmen insbesondere in der generalistischen Pflegeausbildung eine zentrale Bedeutung ein.

3.1.1 Interessenlage, Haltung und Orientierung Jugendlicher

Die Befunde zu jugendlichen Interessen und religiösen Orientierungen wurden in den oben genannten Studien über einen qualitativen und quantitativen Zugang erhoben. Dabei kommt zum Vorschein, dass aus einer abnehmenden religiösen Sozialisation und einem geringen Gottesdienstbesuch nicht zweifelsohne Rückschlüsse auf das Interesse an Religion bzw. an religiösen Themen zu ziehen sind. Die Interessenlage und die religiöse Orientierung junger Menschen verdeutlichen, dass eine Distanzierung von religiösen Institutionen nicht

---

[2] Mileuspezifisch meint in diesem Kontext die besondere Situation der Lernenden an beruflichen Schulen, die sich in einer heterogenen Schülerschaft konkretisiert. Sichtbar wird diese Heterogenität in vielen Bereichen. Die hohe Altersstreuung geht mit sozialer und kultureller Vielfalt und Zugehörigkeiten einher. Gerade im Hinblick auf die vorliegende Arbeit und die gewählte Stichprobe zeigt sich die heterogene Schülerschaft beispielsweise in den Bereichen Bildung, Konfessionszugehörigkeit und Biographie.

gleichzeitig auf eine Verdrängung bzw. Bedeutungslosigkeit religiöser Themen hinweist, sondern vielmehr auf eine andere religiöse Ausdrucksform, die außerhalb von staatlichen oder kirchlichen Institutionen gelebt werden kann.

Diese zentralen Befunde sind u. a. auf das Sample zurückzuführen, das eine Differenzierung der beiden Ausdrucksformen gläubig und religiös vornimmt, um ein aussagekräftigeres Bild hinsichtlich der subjektiven Haltung von Jugendlichen zu erhalten. Dabei bestätigt sich die Annahme, dass bei den Lernenden mit „religiös" Assoziationen verbunden sind, die den Besuch von und die Teilnahme an religiösen Institutionen bzw. Angeboten betreffen, hingegen die Assoziation „gläubig" als eine subjektive Haltung zu Themen gedeutet wird, die religiöser Natur sind. Im Rahmen der Erhebung ordnen sich 21 % der Jugendlichen der Kategorie religiös und 41 % der Kategorie gläubig zu (Schweitzer, et al., 2018, S. 21). Diese Ergebnisse verdeutlichen kein grundsätzliches Desinteresse an den Themen Religion und Glaube, sondern weisen auf ein grundsätzliches Interesse und Offenheit für lebensbezogene Themen und Sinnfragen hin. Im Kontext der Todesthematik im Allgemeinen und der Theodizeefrage und der Frage nach einem Weiterleben nach dem Tod im Besonderen zeigen die Jugendlichen eine ausgeprägte Offenheit, die sich dadurch konkretisiert, dass 70 % dem Thema grundsätzlich offen gegenüberstehen und gleichzeitig auch den Wunsch äußern, mehr darüber zu erfahren. Diese positive Haltung wird mit einem fehlenden Wissen, aber auch mit persönlichen Bezugspunkten zu diesen Themenbereichen begründet. Die Ergebnisse konnten aber auch das Interesse an religiösen Fragestellungen im Allgemeinen und den genannten Themenbereichen im Besonderen auch bei denjenigen Jugendlichen bestätigen, die religiösen Themen kritisch gegenüberstehen oder keiner Konfession angehören (ebd., S 22). Eine weitere Erkenntnis konnte im Kontext der Bedeutung religiöser Institutionen gewonnen werden. Grundsätzlich stehen Jugendliche der Institution Kirche positiv gegenüber und begründen ihre Haltung damit, dass sie die Kirche als Institution nicht in Frage stellen. Gleichwohl belegen die qualitativen Ergebnisse auch, dass Jugendliche durchaus kritisch gegenüber den kirchlichen Angeboten sind und darin keine spezifischen Angebote für ihre Lebenssituation sehen. Ein durchaus positives Bild wird bei denjenigen sichtbar, die aufgrund ihrer religiösen Sozialisation bereits Erfahrungen mit kirchlichen Angeboten gemacht haben. Diese frühkindliche religiöse Sozialisation durch Berührung mit kirchlichen Angeboten wird dadurch konkret, dass die Befragten den Wunsch bzw. das Interesse äußerten, auch im Erwachsenalter auf bestimmte kirchliche Angebote zurückzugreifen (ebd., S. 23).

Weitere Ergebnisse sind in der durchgeführten Studie auch hinsichtlich der Interessen in unterschiedlichen Schularten und Lebenslagen festzustellen. In

Anbetracht der Heterogenität der Schülerklientel ist zunächst das Ergebnis eines über alle berufsbezogenen Schularten sichtbaren Interesses an religiösen Themen festzuhalten. Dieser Befund ist nach Schweitzer und Kollegen insofern von hoher Bedeutung, als er Annahmen widerspricht, dass Auszubildende bzw. Jugendliche an einer beruflichen Schule ein geringeres Interesse an religiösen Inhalten kommunizieren als Jugendliche an allgemeinbildenden Schulen. Diese Erkenntnis unterstreicht die Relevanz des berufsorientierten Religionsunterrichts (2018, S. 25).

Im Kontext der generalistischen Pflegeausbildung verweist der Lehrplan auf die Bedeutsamkeit und Notwendigkeit religiöser Inhalte und Kompetenzen durch die Angabe der religiösen Dimension (Vgl. Landeslehrplan für die Berufsfachschule, S. 2). Dabei geht es implizit nicht nur um die Vermittlung fachbezogener Inhalte, sondern um das eigene berufliche Handeln und die kritische Positionierung gegenüber gesellschaftlichen Themenbereichen, die Auszubildende dazu befähigt, sich mit „anderen religiösen und kulturellen sowie ethischen Deutungsmustern auseinanderzusetzen, die es zulassen, bestimmte Haltungen, Einstellungen und Lebensereignisse aus einem anderen Blickwinkel wahrzunehmen" (Dubronner & Wagensommer, 2023, S. 175).

3.1.2 Veränderungen religiöser Einstellungen über die Zeit

Dieses Kapitel stellt Ergebnisse und Erkenntnisse vor, die aufzeigen, dass sich religiöse Einsichten und Einstellungen Jugendlicher durch bestimmte Einflussfaktoren verändern lassen. Dabei sind mit Veränderungen Sichtweisen und Haltungen von Auszubildenden umschrieben, die zu unterschiedlichen Messzeitpunkten im Rahmen der (Unterrichts-)Intervention beobachtet werden können. Diese Erkenntnisse sind folglich nicht nur für den Religionsunterricht im Allgemeinen relevant, sondern auch für den Religionsunterricht in der generalistischen Pflegeausbildung von hervorgehobener Bedeutung, weil sie sichtbar machen, dass durch bestimmte inhaltliche Schwerpunktsetzung Ansichten, Einstellungen und Haltungen hinterfragt werden und dadurch Auszubildende in ihrem eigenen Handeln bestärkt werden können. Glaubenseinstellungen haben sich während der Erhebung in keiner gravierenden Weise verändert. Auch haben sich bei den Jugendlichen keine abweichende Haltung gegenüber religiösen Institutionen gezeigt. Schweitzer und Kollegen konnten gerade bei negativ konnotierten persönlichen Erlebnissen und Ereignissen oder im Kontext von Sterben, Tod und Krankheit Veränderungen bei den Lernenden identifizieren. Die Veränderungen machen sich dadurch bemerkbar, dass die Lernenden über bestimmte Sichtweisen und Haltungen verstärkt nachgedacht haben (2018, S. 27). Diese Erkenntnisse sind für die vorliegende Arbeit erwähnenswert, weil sie belegen, dass in bestimmten existentiell bedrohlichen Lebenssituationen das Nachdenken über religiöse Themen stärker ausgeprägt ist. Bei Auszubildenden in pflegerisch-medizinischen Qualifikationsberufen ist im Vergleich zu gewerblichen oder gar handwerklichen Ausbildungsberufen eine tiefgründigere Auseinandersetzung mit Themen wie Sterben, Tod und Krankheit anzunehmen. Vor diesem Hintergrund lässt sich eine zunehmende Relevanz religionsbezogener Themen und Fragestellungen bei Auszubildenden im Pflegebereich annehmen, die nicht nur mit existenziellen Grenzsituationen, sondern auch mit demographischen Themenbezügen im Rahmen ihres beruflichen Handelns konfrontiert werden. Gerade der polyvalente Berufsabschluss befähigt Auszubildende, Einblicke in verschiedene Versorgungs- und Betreuungsbereiche zu erhalten, die mit besonderen Belastungen, gerade hinsichtlich der Betreuung und Versorgung palliativer Personen, einhergehen. Abweichungen in den Sichtweisen von Jugendlichen lassen sich in aktuellen Jugendstudien auch im Hinblick auf die religiösen Vorstellungen bei Teilnehmenden des Religionsunterrichts im Vergleich zum Ethikunterricht feststellen. Während Teilnehmer des Religionsunterrichts die Gottesbeziehung als sinnstiftend ansehen (52 %), äußern sich Lernende des Ethikunterrichts dazu reserviert (36 %). Diese prozentuale Verteilung ergibt sich in ähnlicher Weise entsprechend bei der Frage, inwieweit die direkte Ansprache zu Gott gesucht wird. Gleiche Werte liegen auch hinsichtlich der Frage zum Verhältnis zur Kirche vor. Eine distanzierte Haltung bzw. Ablehnung zur Institution Kirche konnte bei den Befragten des Ethikunterrichts nicht festgestellt werden (Schweitzer et al., 2018, S. 29). Die bereits in anderen Studien bestätigte Annahme, dass die religiöse Sozialisation bzw. religiöse Erziehung durch Eltern und Verwandte entscheidend für die Wahl des Unterrichtsfaches ist, hat sich auch in dieser Studie bewahrheitet. Dabei haben 66 % der Befragten des Ethikunterrichts eine geringere religiöse Sozialisation seitens des familiären Umfelds erfahren als die Lernenden des Religionsunterrichts. Auch hinsichtlich der religiösen Praxis oder der Teilnahme an kirchlichen Angeboten konnten signifikante Unterschiede beobachtet werden. 46 % der Befragten aus dem Religionsunterricht gaben an, dass sie durch ihre Eltern eine religiöse Erziehung, hingegen 34 % der Befragten des Ethikunterrichts keine religiöse Erziehung erfahren haben (ebd., S. 30). Bedeutsam auch für die generalistische Pflegeausbildung ist die Frage über die Einstellung zu religiös-weltanschaulicher Vielfalt. Das Interesse an anderen Religionen und Kulturen ist bei den Befragten aus dem Ethikunterricht (67 %) leicht ausgeprägter als bei den Befragten des Religionsunterrichts (65 %). Auch auf die Bereitschaft, sich auf andere Religionen und Kulturen einzulassen, stehen Befragte aus dem Ethikunterricht positiver gegenüber als Jugendliche des Religionsunterrichts (ebd.).

3.1.3 Sichtweisen und Vorstellungen muslimischer und christlicher Jugendlicher

Die Frage nach Sichtweisen und Vorstellungen christlich und islamisch geprägter Jugendlicher ist für den Religionsunterricht von tragender Bedeutung. Gerade in der generalistischen Pflegeausbildung treffen Jugendliche im Unterricht und im Berufsleben auf unterschiedliche religiöse Zugehörigkeiten und kulturelle Vielfalten. Das Bewusstsein über diese Unterschiede lässt sich durchaus als Qualitätsmerkmal guten Religionsunterrichts in der generalistischen Pflegeausbildung verstehen, der in seiner Ausrichtung die plurale und kulturelle Vielfalt berücksichtigt. Die Unterschiede zwischen muslimischen und christlichen Jugendlichen lassen sich mit den Ergebnissen von Schweitzer und Kollegen (2018) sowie mit den Befunden aus der SINUS-Studie (2016) darstellen. Die Resultate der Studie weisen auf eine Tendenz in Bezug auf religiöse Einstellungen und Sichtweisen bei Jugendlichen hin, wobei anzumerken ist, dass aufgrund der kleinen Stichprobe nicht von Repräsentativität auszugehen ist (ebd., S. 31). Signifikante Unterschiede lassen sich bei christlichen und muslimischen Lernende feststellen. Dabei zeigt sich, dass das Interesse an religiösen Themen bei muslimischen Jugendlichen deutlich höher ausgeprägt ist als bei christlichen Jugendlichen. 80 % der muslimischen Jugendlichen äußern eine Zustimmung im Hinblick auf ihre gelebte Religiosität und den Glauben an ein Leben nach dem Tod. Auch in Hinsicht zum Schöpfungsglauben lassen sich deutliche Unterschiede zwischen christlichen und muslimischen Jugendlichen erkennen. Die stark voneinander abweichenden Zustimmungswerte lassen sich auch mit der religiösen Sozialisation begründen. Während den deutschen Familienstrukturen eine abnehmende religiöse Erziehung zugeschrieben wird, weisen muslimische Jugendliche eine recht intensive religiöse Prägung seitens ihres Elternhauses auf. Diese religiöse Prägung muslimischer Befragter zeigt sich auch hinsichtlich bestimmter Themenfelder. Bei Fragen zu Jenseitsvorstellungen und zum Tod weisen sie eine andere Haltung bzw. Sichtweise sowie eine andere Umgangsweise auf als christliche Jugendliche. In Kontext der Offenheit zu anderen Religionen führen Schweitzer und Kollegen explizit weitere Untersuchungen der muslimischen Religiosität an, wobei sichtbar wird, dass die unterschiedliche Intensität der Religiosität, verbunden mit der Prägung der religiösen Sozialisation, in Korrelation zur Offenheit gegenüber anderen Religionen steht. Während christliche Jugendliche offen für andere Religionen sind, bestehen muslimische Jugendliche auf den Wahrheitsanspruch einer Religion und verhalten sich tendenziell reserviert gegenüber anderen Religionen (2018, S. 31–33). Ähnliche Ergebnisse lassen sich auch mit der SINUS-Studie belegen. Deutliche Signifikanzen lassen sich zwischen der Zugehörigkeit zu einer Glaubensgemeinschaft und der Glaubensrichtung feststellen. Bei christlich geprägten Jugendlichen steht die Zugehörigkeit ihrer Glaubensgemeinschaft nicht unmittelbar mit einer aktiven Mitwirkung in einer christlichen Gemeinschaft in Verbindung. Bei muslimischen Jugendlichen verhält es sich hingegen anders. Die religiöse Zugehörigkeit zeigt sich auch in ihrem individuellen Glauben bzw. Religionsverständnis. Für muslimische Jugendliche besteht demnach eine Verbindung zwischen der Zugehörigkeit zur Glaubensgemeinschaft und der aktiven Mitwirkung in einer Gemeinschaft. Die Herausgeber der SINUS-Studie (2016) attestieren muslimischen Jugendlichen eine positive Identifikation ihres Glaubens, der in einer gelebten Form sichtbar wird, indem bestimmte religiöse Rituale in den Alltag integriert werden. Für diese Sichtweise bzw. Einstellung lassen sich bei muslimischen Jugendlichen unterschiedliche Erklärungsansätze anführen: Zunächst beschäftigen sich muslimische Jugendliche nicht nur zu bestimmten Festtagen mit religiösen Inhalten, sondern setzen sich in regelmäßigen und kontinuierlichen Abständen mit ihrer Religion und ihrem Glauben auseinander. Als Beispiele geben die Jugendlichen insbesondere einen regelmäßig stattfindenden „Koran-Unterricht, regelmäßige Gebete, den Ramadan, das Zucker- und Opferfest" (Calmbach et al., 2016, S. 341) an. Der Glaube gehört zum Leben muslimischer Jugendlicher faktisch dazu. Es lässt sich hier schon von einer Verbindlichkeit sprechen, die bei christlichen Jugendlichen nicht in dem Maße ausgeprägt ist. Christliche Jugendliche setzen sich nicht in dieser Form mit ihrer Religion auseinander, wie es bei muslimischen Jugendlichen der Fall ist. Das bedeutet auch, dass tendenziell christliche Jugendliche nicht kategorisch andere religiöse Gemeinschaften für ihre eigene Glaubensentwicklung ausschließen. Diese Unterschiede spielen auch für die Bedeutung der Todesthematik eine zentrale Rolle. Jugendliche interessieren sich, unabhängig von ihrer konfessionellen Zugehörigkeit, für anthropologische Fragen. Auch das Interesse an der Todesthematik und deren Bedeutung bei christlichen Jugendlichen finden sich in den Ergebnissen der SINUS-Studie wieder. Während christliche und nichtchristliche Jugendliche sich um Erklärungen auf Fragen des „woher und was nach dem Tod kommt" (ebd., S. 342) bemühen, lassen sich bei muslimischen Jugendlichen häufig Erklärungsansätze finden, die sich inhaltlich auf eine ethische

Betrachtung beziehen. Meistens stellen muslimische Jugendliche häufig Fragen, die sich auf das gerechte bzw. moralisch richtige Handeln in Sterbeprozessen beziehen (ebd., S. 338–343).

Zusammenfassend lassen sich folglich erkennbare Unterscheidungsmerkmale zwischen muslimischen und christlichen Jugendlichen feststellen, die sich im Interesse, in der Wahrnehmung und im Denken und Handeln ausdrücken.

3.2 Religionsbezogene Ausdrucksformen zur Todesthematik

Das folgende Kapitel nimmt religionsbezogene Ausdrucksformen in den Blick. Es soll nun darum gehen, verschiedene Formen der Religiosität aufzuzeigen, die in existenziellen Situationen zum Ausdruck kommen. Vor diesem Hintergrund wird der erste Schritt sein, eine terminologische Begriffsbestimmung bzw. Abgrenzung verschiedener Ausdrucksformen in Abschnitt 3.2.1 vorzunehmen. Differenziert wird zwischen Religiosität und Spiritualität als zwei Ausdrucksformen. Dabei werden auch Gemeinsamkeiten beider Ausdruckformen beleuchtet. In Abschnitt 3.2.2 wird dargestellt, welche Bedeutung die Ausdrucksformen im Kontext der Pflegeausbildung im Allgemeinen und bei existenziellen Situationen im Besonderen haben. Ein Bezug zum Stellenwert des Religionsunterrichts in der generalistischen Pflegeausbildung ist hierbei unumgänglich.

3.2.1 Terminologische Abgrenzung von Religiosität und Spiritualität

In vielen Lebensbereichen lässt sich eine Pluralisierung feststellen. Diese Pluralisierung zeigt sich auch in den vielfältigen religiösen und nichtreligiösen Gemeinschaften sowie in den religionsgebundenen Formen der Spiritualität (Calmbach, et al., 2016, S. 336).[3] Vor diesem Hintergrund der vielfältigen religiösen und nichtreligiösen Sozialisationsformen bei Jugendlichen bzw. jungen Erwachsenen haben sich die Quellen der Sinnfindung verändert und werden tendenziell auch aus verschiedenen Quellen gesucht.

---

[3] Die SINUS-Studie (2016) zeigt, dass in den letzten Jahrzehnten insbesondere die Freikirchen, charismatische und evangelikale Gruppierungen als religiöse Gemeinschaften innerhalb des Christentums an Bedeutung zugenommen haben. Auch nichtchristliche Religionsgemeinschaften wie beispielsweise der Islam haben sich in Deutschland und Europa verbreitet (Calmbach et al., 2016, S 336).

Diese Situationsbeschreibung verlangt eine terminologische Abgrenzung beider Ausdrucksformen. Eine Differenzierung lässt sich im Kontext der Religionsforschung mithilfe unterschiedlicher Ansätze erklären. Zu unterscheiden sind deskriptive Ansätze, die theoriegeleitete und mehrdimensionale Sichtweisen der Religiosität annehmen, von quantitativen Ansätzen, die anhand operationalisierter Skalen den Begriff der Religiosität darstellen. Schnell betont in ihrem Artikel „Religiosität und Spiritualität als Quellen der Sinnerfüllung" (2010), dass sich zwar die Bedeutung religiöser Institutionen in gesellschaftlichen Kontexten stark verändert hat, aber für bestimmte Lebens- bzw. Sinnkrisen eine weiterhin konstant bleibende Religiosität in der Gesellschaft festzustellen ist, die sich im „religiösen Denken, Erleben und Handeln" (2010, S. 254) konkretisiert. Glock und Stark (1965) beschreiben den Religiositätsbegriff aus einer mehrdimensionalen Sichtweise und gehen von verschiedenen Dimensionen aus. Die erste Dimension wird als Erlebnis-Dimension umschrieben: Einzuordnen sind hier religiöse, spirituelle und transzendente Erfahrungen, die in Form eines verstärkten Gefühls der Verbunden- und Vertrautheit mit Gott zum Ausdruck kommen. Gegenwartsbezogene Fragestellungen, die mit religiösen Inhalten besetzt werden, finden sich ebenfalls in dieser Dimension wieder. Die zweite Dimension der Religiosität wird als inhaltliche Dimension benannt und zeichnet sich dadurch aus, dass bestimmte Glaubenssätze einer Religion zum Vorschein kommen. Dies können u. a. Gottesbeweise, formulierte Glaubensgebete oder bestimmte gottesbezogene Richtlinien für das Leben sein. Diese ideologischen Ansichten werden von den Betroffenen als eine Art Bekenntnis ausgelegt. Die dritte Dimension bezeichnen Glock und Stark als rituelle Dimension, die im Kern für religiöse Praktiken steht und in bestimmten Verhaltensweisen wie u. a. dem Besuch von Gottesdiensten oder Wallfahrten bis hin zu Praktiken wie u. a. Bibellesen, Fasten oder Beten zum Ausdruck kommt. Die vierte Dimension wird von den Autoren als intellektuelle Dimension genannt und fasst religiöse Wissensinhalte zusammen. Dabei grenzt sich die intellektuelle von der ideologischen Dimension insofern ab, als diese Personen zwar Kenntnisse über die Glaubensinhalte haben und das rationale Nachdenken zulassen, aber sich zu diesen religiösen Inhalten nicht explizit (persönlich) bekennen. Hermeneutische Fragen lassen sich bei der intellektuellen Dimension stellen. Ein persönliches Bekenntnis liegt lediglich bei der ideologischen Dimension vor. Die fünfte Dimension zeigt religiöse Auswirkungen auf und lässt sich mit dem Ausdruck der konsequenziellen Dimension umschreiben, die nach Glock und Stark säkulare Aspekte des religiösen Glaubens beinhaltet (1965, S. 18–23).

Eine Differenzierung der Ausprägungsformen von Religiosität lassen sich nach Allport und Ross feststellen. Sie beschreiben in „Religious Orientation Scale"

3.2 Religionsbezogene Ausdrucksformen zur Todesthematik

(1967) zwei Ausprägungsformen von Religiosität, die in verschiedenen religiösen Settings zum Vorschein kommen und von motivationaler Natur sind. Die intrinsische Religiosität wird als eine verinnerlichte religiöse Ausdrucksfähigkeit beschrieben, die aus tiefster persönlicher Überzeugung gelebt wird. Die extrinsische Religiosität lässt sich als eine sozial adaptierte Religiosität verstehen, die im Vergleich zur intrinsischen Religiosität im Alltagsleben noch nicht integriert bzw. tief verwurzelt ist (1967, S. 432–443; Kruse, 2007, S. 137).

Die Darstellung und Beschreibung der fünf Dimensionen der Religiosität lässt sich als Orientierungsrahmen im Kontext der Begleitung von pflegebedürftigen Personen betrachten, wobei der Wirkungsgrad von Religiosität über das Verständnis der intrinsischen und extrinsischen Religiosität beschrieben wird. Der Begriff Spiritualität weist aus inhaltlicher Sicht Gemeinsamkeiten mit dem Phänomen der Religiosität auf, wobei Unterschiede darin sichtbar werden, dass Spiritualität keine Rückbindung bzw. Rückbeziehung an eine göttliche bzw. religiöse Instanz vornimmt, wohl aber ein „transzendentales Selbst- und Weltverständnis" (Kruse, 2007, S. 133) aufweist. Spirituelle Fragen grenzen sich von religiösen Fragen insofern ab, als sie im Kern die Suche nach der eigenen Identität betreffen, die sich an den zentralen anthropologischen Fragen des „Woher komme ich, wohin gehe ich, was ist der Grund bzw. der Ursprung des Seins" (ebd.) orientieren. Das bedeutet, dass die Menschen in existenziell bedrohlichen Situationen bewusst den Versuch unternehmen, sich mit ihrer eigenen Existenz kritisch und reflektiert auseinander zu setzen. Kruse weist darauf hin, dass in dieser Phase religiöse und spirituelle Ausdrucksformen ineinander übergehen und sich nicht eindeutig einer bestimmten Ausdrucksform zuordnen lassen. Beide Formen werden in den Lebensalltag integriert und vermitteln den Glaubenden Hoffnung, inneren Frieden, Dank und eine enge Verbindung mit einer Transzendenz (ebd.).

Für beide Orientierungsformen lässt sich das transzendentale Selbst- und Weltverständnis als Gemeinsamkeit annehmen, wobei durch existenzielle Fragestellungen das Selbst- und Weltverständnis einem Wandel unterliegt. Eine Wandelbarkeit ist vor allem dann zu erkennen, wenn bestimmte Veränderungen, insbesondere bei Krankheit und besonderen Erlebnissen, das Selbst beeinflussen. Krankheit wird nicht nur eindimensional als Folge von biologischen Schädigungen des Organismus, sondern als ein verändertes Beziehungsgefüge verstanden, das auf vier Ebenen sichtbar wird. Für den Heilungsprozess muss die beeinträchtigte Ebene identifiziert werden. Kruse verweist auf die Erkenntnisse von Sulmasy, der vier Veränderungen im Beziehungsgefüge differenziert, aus denen auch die Form der Wiederherstellung bzw. Heilung abzuleiten ist. Die vier Ebenen sind: Veränderungen auf organischer Ebene (1), Veränderungen auf der Ebene der Seele, des Geistes und des Körpers (2), Veränderungen auf der Ebene des

Individuums und der Umwelt (3) sowie Veränderungen auf der Ebene des Individuums und der Transzendenz (4) (2007, S. 133). Diese Differenzierung lässt erkennen, dass bei Veränderungen auf seelischer und geistiger Ebene bzw. Veränderungen auf umweltbezogener Ebene die Linderung nicht einzig in Form körperlicher Symptome vor sich geht, sondern es eines holistischen Heilungsprozesses bedarf, der durchaus religiöse und spirituelle Praktiken verlangt. Dieser Ansatz kommt nach Kruse dann zum Tragen, wenn die Betroffenen im Rahmen des veränderten Selbst- und Weltverständnisses Aussagen treffen wie: „Ich fühle mich in meinem Körper fremd. Ich fühle mich als Gefangener meines Körpers. Ich kann mich in der gegebenen räumlichen Umwelt nicht mehr selbstständig bewegen. Ich finde nichts mehr, was mein Leben trägt" (ebd., S. 134). Diese Aussagen seitens der Betroffenen kommen in Grenzsituationen zum Vorschein, in denen sich Menschen in unmittelbarer Todesnähe befinden; diese werden im nachfolgenden Kapitel konkretisiert.

3.2.2 Bedeutung von Ausdrucksformen in der generalistischen Pflegeausbildung

Der Religionsunterricht in der generalistischen Pflegeausbildung leistet einen wichtigen Beitrag zur Erlangung der Professionalität im Kontext der Todesthematik. Das bedeutet, dass der Religionsunterricht Kenntnisse vermittelt, die bei der seelsorgerischen Begleitung und Versorgung sterbender Personen unerlässlich sind. Auch greift der Religionsunterricht bzw. das in der generalistischen Pflegeausbildung ausgewiesene Unterrichtsfach „Evangelische Religionslehre bzw. ethisch-religiöse Kompetenzen vermitteln" (ER/ERK) Fragestellungen auf, die sterbende Personen bzw. im Pflegeprozess beteiligten Personen von Seiten der Auszubildenden bzw. Pflegefachkräfte beantwortet wissen wollen. Dieser Anspruch des Religionsunterrichts drückt sich im Landeslehrplan mit der Vermittlung einer religiös-ethischen Bildung im Rahmen der dreijährigen Berufsqualifikation aus. Im Landeslehrplan heißt es, dass der Religionsunterricht einen Beitrag „bei der Bewältigung von belastenden Erfahrungen in der Arbeit mit Pflegenehmenden und ihren Angehörigen" (S. 2) leistet. Konkretisiert wird dieser Anspruch mit der vermittelnden ethisch-religiösen Kompetenz, die darin besteht, dass Auszubildende in existenziellen Situatioen bestimmte religiöse und spirituelle Bedürfnisse wahrzunehmen haben und entsprechend in ihr pflegerisches Handeln aufnehmen. Diese Fähigkeit setzt Kenntnisse der eigenen Religiosität sowie die Auseinandersetzung mit anderen religiösen bzw. nichtreligiösen Ausdrucksformen voraus. Kenntnisse über religiöse und spirituelle Ausdrucksformen

3.2 Religionsbezogene Ausdrucksformen zur Todesthematik

sind bei Themen wie Krankheit, Leid und Sterben unerlässlich, denn sie erfüllen eine Art Brückenfunktion aller am Pflegeprozess beteiligten Personengruppen und können zugleich auch als „Quellen der Sinnerfüllung" (Schnell, 2010, S. 254) verstanden werden. Auch Kruse bestätigt die hervorgehobene Bedeutung religiöser Ausdrucksformen im Sterbeprozess. Er erläutert in seinem Beitrag „Die Bedeutung der Religiosität" (2007, S. 152), dass religiös geprägte Menschen eine geringere Todesfurcht aufweisen als nichtreligiöse Menschen.

Auch in Rahners Grundverständnis des Glaubens kommt bestimmten religiösen und spirituellen Ausdrucksformen und Praktiken eine unerlässliche Bedeutung zu. Kruse knüpft an dieses Grundverständnis von Rahner an, um die Bedeutung religiös geprägter Menschen in Ausnahmesituationen zu beschreiben. Hierbei lässt sich das Religiöse und Spirituelle als göttliches Milieu verstehen, welches in Grenzsituationen auch mit dem Begriff der Transzendenz gleichzusetzen ist. Das Religiöse findet sich nach Rahner im Glauben an etwas Göttliches wieder und kann als ein Glaubenssystem verstanden werden, das einem transzendenten Selbst- und Weltverständnis gleicht und über bestimmte identifizierbare Praktiken, Rituale, Überzeugungen und sprachliche Symbole identifizierbar ist (2007, S. 132). Die Wirksamkeit religiöser und spiritueller Ausdrucksformen stellt Bruckmoser in seinem Beitrag „Der Einfluss von Spiritualität und Religion auf Gesundheit und Heilung" (2023, S. 7–17) in existenziellen Situationen dar. Er zeigt auf, dass in bestimmten pflegerischen Handlungsfeldern wie beispielsweise die Betreuung und Begleitung sterbender Menschen religiöse und spirituelle Ausdrucksformen eine tragende Rolle einnehmen. Eine Voraussetzung für die Wirksamkeit religiöser und spiritueller Ausdrucksformen besteht in einer religiösen bzw. spirituellen Affinität von Seiten der Pflegenehmenden. Bruckmoser sieht in religiösen und spirituellen Ausdrucksformen eine Art Vermittlungsfunktion im Sinne der Beziehungsgestaltung zwischen Pflegekraft und der zu pflegenden Person. Die Integration religiöser und spiritueller Ausdrucksformen in den pflegerischen Prozess manifestiert sich als eine erfüllende Zufriedenheit und heilende Wirkung, die Bruckmoser als „Connectedness" (2023, S. 9) versteht. Gerade religiöse und spirituelle Ausdrucksformen erweisen sich in existenziellen Situationen als Hilfe und Unterstützung und vermitteln Erklärungsansätze bzw. Hoffnung (ebd., S. 12). Die Wirksamkeit von religionsbezogenen Ausdrucksformen ist nach Kaiser nicht nur von der gelebten Religiosität und Spiritualität des Individuums abhängig, sondern vom Krankheitsverlauf und der Art der Religiosität, die durch extrinsische oder intrinsische Aspekte ihre Entfaltung erfährt. Auch das soziokulturelle Umfeld spielt bei der Wirksamkeit der Ausdrucksformen bei existenziellen Situationen eine tragende Rolle (2010, S. 91–95).

Psychologische Perspektiven 4

Welche Emotionen und Verhaltensweisen stehen im Zusammenhang mit der Todesthematik? Lassen sich emotionale Reaktionen durch bestimmte Einstellungswerte oder Verhaltensmuster beeinflussen? Diese zentralen Fragestellungen werden beim psychologischen Zugang zu erörtern sein. Vor dem Hintergrund unterschiedlicher Vorstellungen und Einstellungen zur Todesthematik werden Ergebnisse und Theorien aus der Emotionspsychologie und der Thanatopsychologie für die Begründung bestimmter und zentraler Verhaltensmuster vorgestellt. Wittkowski führt den Begriff des Todeskonzepts für die Beschreibung und Darstellung verschiedener Vorstellungen und Einstellungen unterschiedlicher Personengruppen ein. Sie bieten sich als Erklärungsansätze für bestimmte Verhaltensweisen und Emotionen an. Berücksichtigt werden kognitive und emotionale Bewusstseinsinhalte, die einerseits die Wahrnehmung und das Denken, andererseits auch die Gefühlsausprägungen miteinschließen (Wittkowski, 1990, S. 1). Auch Zernikow verwendet in seiner Publikation „Pädiatrische Palliativversorgung" (2021) zur Darstellung und Beschreibung von Verhaltensmustern und Emotionen bei Kindern den Ausdruck Todeskonzept und knüpft an Arbeiten von Wittkowski an, distanziert sich aber zugleich von Freud (1972) und Piaget (1978). Die empirischen Erhebungen in pädiatrischen Palliativstationen haben die Annahmen bestätigt, dass auch Kinder den Tod in ihrer Gefühlswelt wahrnehmen und deuten können und auch in dieser Lebensphase die genannten Komponenten über Wahrnehmung, Denken und Emotionen zum Tragen kommen (Zernikow, 2021, S. 68). Die Untersuchungen auf signifikante Verhaltensweisen und Einstellungen zu den Themenfeldern Sterben und Tod lassen sich in die 1970er Jahre verorten. Psychologische Beiträge greifen die Todesthematik verstärkt in ihren Fachbeiträgen auf, um bestimmte Verhaltensmuster von Sterbenden zu verstehen und diese Erkenntnisse in der pflegerischen und medizinischen Palliativversorgung zu berücksichtigen. Ochsmann sieht in den Publikationen eine Form der Aufarbeitung der Vergangenheit und nennt zugleich auch die wissenschaftlichen Ansätze aus der gerontologischen Forschung (1993, S. 10) als Anstoß für die Thematisierung der Todesthematik in wissenschaftlichen Diskursen. Auch demographische und gesellschaftliche Entwicklungen, verbunden mit medizinischen und pflegerischen Innovationen, haben den wissenschaftlichen Diskurs der Todesthematik in der Psychologie begünstigt. Vor diesem Hintergrund werden aus psychologischer Perspektive drei Schwerpunkte gesetzt: In Abschnitt 4.1 erfolgt eine Gegenstandsbestimmung thanatopsychologischer Forschung. Eine lückenlose Entwicklungslinie wird nicht gegeben, sondern es werden Einblicke in das Forschungsgebiet der thanatopsychologischen Disziplin gegeben. Theoretische Grundannahmen und zentrale Befunde aus der Forschung werden vorgestellt. Abschnitt 4.2 präsentiert zwei unterschiedliche Phänomene bzw. Erscheinungsformen, die im Zusammenhang mit Emotionen und Einstellungen zur Todesthematik stehen und in der Forschungslandschaft im Bereich psychologischer Ausdrucksformen diskutiert werden. Dargestellt werden zwei Phänomene: die Todesangst und die Todesakzeptanz. Der dritte Schwerpunkt nimmt in Abschnitt 4.3 Bezug zu denjenigen Personen, die mit dem Tod in unterschiedlichen Kontexten berührt werden.

4.1 Terminologische Beschreibung thanatopsychologischer Forschung

Der Begriff der Thanatopsychologie leitet sich aus der Terminologie der Psychologie des Todes ab, die als Teildisziplin der psychologischen Forschung zu verstehen ist und als Forschungsgegenstand das Verhalten und Erleben von Personen im Zusammenhang mit den Themenbereichen des Sterbens und des Todes untersucht. Dabei sind die beiden Begriffe, Verhalten und Erleben, Grundbegriffe aus der Psychologie, die unabhängig vom Themenbezug der allgemeingültigen Begriffsbestimmung der Psychologie zuzuordnen sind. Beide menschlichen Ausdrucksformen bedingen sich gegenseitig. Das Verhalten als zentraler Begriff ist über das Erleben erfahr- und deutbar und ermöglicht Aussagen über Verhaltensweisen und Einstellungswerte. Konkrete Verhaltensmuster oder Verhaltensweisen können objektiv beobachtet werden, wobei das Erleben über verschiedene Zugänge erschlossen werden muss (Rohracher, 1971, S. 4). Für das Verhalten und Erleben im Kontext des Todes kommen als Forschungsgegenstand unterschiedliche Personengruppen in Betracht, bei denen signifikante Verhaltensmuster und bestimmte Einstellungen sowie Äußerungen zum Tod sichtbar werden, wobei durchaus auch Personen jüngeren Alters in die Untersuchungen aufgenommen werden, die zwar ihrer eigenen Endlichkeit bzw. dem Tod aus einer distanzierten Weise gegenüberstehen, aber bestimmte Verhaltensweisen und Emotionen aufweisen, die sich aus Erfahrungen und persönlichen Eindrücken ableiten lassen. Auffälligkeiten der Messergebnisse treten bei zwei Personengruppen auf: Personen, die sich ihres Todes bzw. ihrer Endlichkeit bewusst sind, und Personen, die durch die Begegnung bzw. Berührung mit diesen Themenbereichen in direkter Weise konfrontiert werden. Letzteres trifft aus berufspraktischen Erfahrungen tendenziell bei Auszubildenden in der generalistischen Pflegeausbildung zu. Bei beiden Personengruppen zeigen sich aufgrund der direkten Konfrontation bzw. Betroffenheit und der damit verbundenen intrapsychischen Erlebnisverarbeitung bestimmte Verhaltensweisen und Auffälligkeiten im Erleben (Wittkowski, 1977, S. 6). Die entsprechend beobachtbaren Indikatoren werden als subjektiv bezeichnet.

Veränderungen bei der Manifestation des Erlebens lassen sich aber auch bei Personen feststellen, die somatische Veränderungen in ihrer finalen Lebensphase aufweisen. Für die Identifikation der Merkmalsausprägungen wird in thanatopsychologischen Studiendesign eine terminologische Begriffsbestimmung zwischen Sterben und Tod vorgenommen. Eine solche Abgrenzung lässt nach Wittkowski überhaupt Aussagen über das Erleben und Verhalten von Personen im Zusammenhang mit dem Tod zu. Eine hervorgehobene Bedeutung für die Identifikation von Erleben und Verhalten spielt auch die Kontextualisierung, die bei der Beschreibung psychologischer Erscheinungsformen unerlässlich ist. Das bedeutet, dass das Empfinden und Äußern von Emotionen bei Personen in Korrelation zum Verhältnis gegenüber dem Tod stehen und sich dadurch konkretisiert, ob die Personen in ihrem eigenen antizipierten Sterbeprozess stehen oder ob sie an dem Sterbeprozess ihres Umfeldes antizipieren (Wittkowski, 1977, S. 6–9).

Der Forschungsgegenstand und die unterschiedlichen Ausprägungsmerkmale unterliegen in der thanatologischen Forschung bestimmten Annahmen bzw. Grundüberzeugungen, die in der qualitativen und quantitativen Forschung als solche verifiziert werden konnten. Folgende drei Forschungsannahmen haben sich in der Thanatopsychologie bestätigt: Die erste Annahme zeigt sich in der Einigkeit über die Ausprägungsmerkmale, die zwar für die Themen Sterben und Tod signifikant sind, aber nicht als Sonderstatus bewertet werden sollen. Auch bei anderen Themenbereichen zeigen sich über einen qualitativ-rekonstruktiven Zugang ähnliche Verhaltensmuster und Gemeinsamkeiten im Erleben mit der

Todesthematik. Es lassen sich demzufolge für die Erforschung zur Todesthematik keine genuinen Muster festlegen. Eine weitere Annahme, die eher als notwendiger Untersuchungshinweis bzw. als Gütekriterium qualitativer Forschung zu deuten ist und im Besonderen im Umgang mit Sterbenden schwierig sein kann, zeigt sich in einer objektiven Forschungshaltung. Auch sollten die Vorannahmen nicht mit emotionalen Bezügen oder Wertungen verbunden sein. Die dritte Grundannahme ist, dass sich die Handlungsempfehlungen für den Umgang mit Sterbenden auf Grundlage theoretischer Erkenntnisse an den methodologischen Ansätzen der angewandten Grundlagenforschung orientieren. Das bedeutet, dass sich bestimmte qualitative Forschungsfragen auf Erkenntnisse der Grundlagenforschung stützen müssen und auch andere Teilgebiete der differenziellen Psychologie wie u. a. persönlichkeits- und entwicklungspsychologische Ansätze in die Untersuchungen bzw. in die Konzeption des Forschungsdesigns miteinbezogen werden müssen (Wittkowski, 1977, S. 4–9).

4.2 Psychologische Ausdrucksformen beim Tod

Im Folgenden werden zwei Ausdrucksformen beim Tod vorgestellt, die als Phänomene der Todesthematik verstanden werden. Sie orientieren sich an den Erkenntnissen der thanatopsychologischen Forschung.

4.2.1 Das Phänomen der Todesangst

In der Psychoanalyse wird Angst als eine Dimension aufgefasst, die sich in verschiedenen Ausprägungen manifestiert und sich nach Genese und entsprechend ihrem Ausprägungsgrad unterscheiden lässt. Kastenbaum und Costa (1977) differenzieren zwischen Todesangst (death anxiety) und Todesfurcht (fear of death). Beide lassen sich als eine psychologische Reaktion verstehen, die sich durch verschiedene Symptome oder Verhaltensweisen manifestieren. Erstere lässt sich als eine Erscheinungsform verstehen, die aus neurotischen, diffusen und nicht eindeutig zuzuordnenden Reaktionen hervorgeht. Die Todesfurcht hingegen tritt dann in Erscheinung, wenn eine eindeutige und reale sowie objekt- und subjektbezogene Gefahr vorangig (1977, S. 225–249). Diese Abgrenzung bringt zwei Aspekte zum Vorschein, die für den Umgang mit der Todesangst respektive Todesfurcht relevant sind. Zum einen wird deutlich, dass die Todesangst einer tieferen Analyse bedarf als die Todesfurcht. Zweitens ist die Entstehung der

4.2 Psychologische Ausdrucksformen beim Tod

Todesangst insofern relevant, als sie im Gegensatz zur Todesfurcht in verschiedenen Bereichen des Lebens eingreift und diese nachhaltig beeinflusst. Sie wird von dem Betroffenen als existenzielle Bedrohung wahrgenommen (Reidick, 2013, S. 36). Diese Abgrenzung und Bewertung nehmen in ähnlicher Weise auch Hoffmann mit seiner Differenzierung innerhalb der Todesangst vor. Reaktive Ängste resultieren aus einer belastenden Situation und können je nach Bewältigung und Umgang abgebaut werden und in eine lokalisierte Form der Todesfurcht übergehen. Existenzielle Ängste hingegen werden nach Hoffmann als „emotionale Grundverfassung" (2008, S. 28) gedeutet, die sich aufgrund ihrer Genese nicht lösen lässt. Dies lässt sich mit der Tatsache beschreiben, dass die Angst als existenzielle Bedrohung aus einer infausten Erkrankung resultiert, die in ihrer Tragweite mit weiteren Folgeerscheinungen wie beispielsweise dem Verlauf chronischer Schmerzen verbunden ist (Reidick, 2013, S. 37). Eine Unterscheidung zwischen Sterbensängste und Todesängste nimmt auch Kruse in seiner Beschreibung über die psychologischen Herausforderungen des Sterbens und der Angst im Zusammenhang mit dem Prozess des Sterbens vor. Sterbensängste beziehen sich nach Kruse auf Ängste und Sorgen, die Menschen während des Sterbens erleben können, wie beispielsweise die Angst vor einem qualvollen Sterben oder die Angst vor dem Verlust der Kontrolle über den eigenen Körper und die Umstände des Sterbens. Todesängste hingegen können als Ängste betrachtet werden, die mit dem endgültigen Tod verbunden sind, wie die Angst vor dem Unbekannten, die Angst vor dem Verlust des Lebens und die Angst vor dem Abschiednehmen von der Welt und seinem familiären Umfeld (Kruse, 2021, 35–38). Eine weitere Differenzierung lässt sich bei Wittkowski feststellen. Die Todesangst wird als eine subjektbezogene Angst verstanden, die sich auf die Dimension der Person bezieht. Die Angst vor Sterben und Tod unterliegt im Vergleich zur Todesangst einer komplexeren bzw. mehrdimensionalen Betrachtungsweise und lässt sich nicht allein einer Dimension zuschreiben (1993, S. 12). In Tabelle 4.1 werden die Ausprägungsmerkmale der Angst dargestellt. Differenziert wird zwischen dem eigenen antizipierten Sterbeprozess bzw. der eigenen Endlichkeit und dem Sterben bzw. dem Tod einer anderen Person. Das Phänomen Angst weist folglich verschiedene Erscheinungsformen auf.

Für die Erklärung über die Entstehung der Todesangst lassen sich die Grundannahmen zur Thanatophobie nach Freud (1920) sowie die in den 80er Jahren entwickelte Terror-Management-Tradition (TMT) nach Solomon, Greenberg und Pyszczynski anführen. Freud zählt zu den bekanntesten Psychoanalytikern, die sich intensiv mit der Genese der Thanatophobie beschäftigt haben. Prägend für Freud und seine Erklärungsansätze sind die beiden Begriffe des Todestriebs und

Tabelle 4.1 Ausprägungsmerkmale der Angst entsprechend der Differenzierung zwischen Angst vor Sterben und Tod

Ereignis Antizipiert oder real	Bezogen auf	
	Eigene Person	Andere Personen
Sterben	**Angst vor dem eigenen Sterben** – Angst vor körperlichem Leid – Angst vor Demütigung – Angst vor Verlust und persönlicher Würde – Angst vor Einsamkeit	**Angst vor dem Sterben anderer Personen** – Angst vor der eigenen Hilflosigkeit angesichts fremden Leidens
Tod	**Angst vor dem eigenen Tod** – Angst vor Aufgabe wichtiger Ziele – Angst vor den Folgen des eigenen Todes für die Angehörigen – Angst vor Bestrafung im Jenseits – Angst vor dem Unbekannten – Angst vor Vernichtung des eigenen Körpers	**Angst vor dem Tod anderer Personen** – Angst vor dem Verlust wichtiger Bezugspersonen – Angst vor Toten/ Leichen

In Anlehnung an Reidick, 2013, S. 69

der Todesangst. Die Todesangst nimmt eine hervorgehobene Bedeutung im Konzept der Thanatophobie ein. Sie kommt nach Freud durch eine Abwehrhaltung zum Tragen und lässt sich als ein intrapsychischer Prozess verstehen, der „Wünsche oder Gedanken aus dem Bewusstsein fernzuhalten [versucht], die dem Ich inakzeptabel erscheinen" (Reidick, 2013, S. 42). Der Tod ist hier nach Kastenbaum als ein imaginäres Konstrukt oder symbolischer Ausdruck bzw. als eine Projektion eines unbewussten, ungelösten Konflikts zu verstehen, der sich in einer Abwehrhaltung äußert und sich von anderen Gefahren bzw. Konflikten unterscheidet (2006, S. 102). Vor dem Hintergrund, dass der Tod nicht erfahr- bzw. erlebbar, aber dennoch in der Vorstellungskraft präsent ist, wird die erlebte Angst vor dem Tod in frühkindliche angstbesetzte Themenbereiche projiziert und somit erfolgt eine gedankliche Auseinandersetzung. Die Gedanken und Emotionen lassen sich nach Freud als negativ und destruktiv beschreiben und lösen

4.2 Psychologische Ausdrucksformen beim Tod

unbewusste Verhaltens- bzw. Handlungsweisen aus. Ein weiterer von Freud verwendeter Ausdruck im Kontext der Thanatophobie ist der innere Todestrieb, der sich instinktiv über die gesamte Entwicklung des Menschen hinweg vollzieht und somit alle Lebensalter betrifft. Die instinktive Betrachtung lässt sich als ein Primärphänomen beschreiben, das in jeder Lebensphase zum Vorschein kommt und auch den Menschen in seinen Denkprozessen beeinflusst. Die Todesangst hingegen ist als sekundär zu deuten, weil sie nach Freud als Folgeerscheinung eines nicht gelösten Konflikts in der Kindheit ausgelöst wird und sich auch nicht lösen lässt (Akhtar, 2010, S. 14–17). Die Erklärungsansätze von Freud zur Entstehung des inneren Todestriebs sowie seine Betrachtung der Todesangst als intrapsychischen Prozess stellen wertvolle Beiträge zum Pflegeausbildungswissen dar. Sie ermöglichen, dass Auszubildende in Pflegeberufen ein besseres Verständnis für die Entstehung und Auswirkungen von Thanatophobie entwickeln können, das ihnen einerseits für das Verständnis über bestimmte Verhaltensweisen und Reaktionen im Umgang mit sterbende Personen hilft, andererseits aber auch die eigene Auseinandersetzung mit der Endlichkeit und dem Tod fördert. Beides ist für das berufliche Handeln von hervorgehobener Bedeutung, um auch entsprechende adressatenspezifische Interventionsstrategien abzuleiten.

Neuere und bedeutsame Entwicklungen im Bereich der Todesthematik lassen sich auch durch die Ansätze der Terror Management-Tradition erläutern. Diese Theorie baut auf den freudschen Konzepten auf und beschäftigt sich mit psychologischen Grundkonstanten des menschlichen Daseins im Allgemeinen und geht im Besonderen der Frage nach, wie Menschen mit der existenziellen Angst vor dem Tod umgehen und welche Auswirkungen die Phänomene der Angst auf Verhalten und Einstellungen haben. Solomon et. al sprechen grundsätzlich die Überwindung der Angst einer menschlichen Fähigkeit zu, die sie als Form der erworbenen Intelligenz zuordnen. Das bedeutet, dass Menschen in der Lage sind, Handlungsweisen zu entwickeln, um ihre existenzielle Angst nicht nur in Schach zu halten, sondern sie eben auch zu bewältigen. Kulturelle Weltbilder und Glaubenssysteme vermitteln dabei einerseits eine Sinnhaftigkeit und Trost, andererseits bieten sie auch Erklärungsansätze für das Leben nach dem Tod und lassen sich auch im Sinne von Kontrollmechanismen gegenüber Angstzuständen verstehen (2015, 22). Bei der Auseinandersetzung mit der eigenen Endlichkeit lassen sich nach der TMT zwei Denkprozesse bei den Menschen feststellen: Unser Bewusstsein über unsere Sterblichkeit und unser angeborener Überlebensinstinkt (Greenberg, 1986, S. 190). Beide Denkprozesse stehen dabei im Widerspruch zueinander, was zu einer Mortalitätssalienz beiträgt, die über ein spezifisches menschliches Kontrollsystem bewältigt wird.

Der innere Terror beschreibt die bestehende innere Angsthaltung von Menschen, die sich ihrer eigenen Sterblichkeit bzw. Endlichkeit bewusst sind. Diese menschliche Reaktion gleicht einer lähmenden Angst, die über ein Kontrollsystem zu bewältigen versucht wird. Das Kontrollsystem ist zweigeteilt und besteht aus einer kulturellen Komponente der Weltanschauung und einer Komponente des Selbstwertgefühls. Beide Systeme werden von bestimmten Faktoren geprägt bzw. beeinflusst, wobei sie gleichzeitig auch ineinandergreifen und Sicherheit und Sinn stiften. Der Glaube an eine kulturelle Weltanschauung, die über soziale Werte und Normen geprägt wird, verbunden mit der Hoffnung auf Unsterblichkeit, führt die Menschen zu einer buchstäblichen und symbolischen Immortalität. Der Glaube an die Unsterblichkeit kann über die Vorstellungen eines Jenseitslebens oder im Sinne der Generativität erreicht werden (Reidick, 2013, S. 44).

Gerade die Verarbeitung und Bewältigung von existenziellen Ängsten und dem Tod einerseits und das Verständnis für emotionale Reaktionen im Kontext der Todesthematik andererseits spielen in palliativpflegerischen und thanatologischen Kontexten eine zentrale Rolle. Eine bedeutende theoretische Perspektive, die hierfür bedeutend sind, lässt sich in der Terror-Management-Tradition finden, weil sie psychologische Mechanismen untersucht, die Menschen dabei unterstützen, mit ihrer existenziellen Angst vor dem Tod umzugehen, um bestimmte Verhaltensweisen und Einstellungen zu beeinflussen. Kulturelle Weltbilder, Glaubenssysteme und die Förderung und Stärkung von Selbstwertgefühlen werden als zentrale Aspekte von Bewältigungsmechanismen genannt.

Neure Entwicklungen im Bereich der Thanatologie haben gezeigt, dass die Konzepte der Terror-Management-Tradition auch für die Pflegeausbildung und -praxis von großer Bedeutung sind. Eine kürzlich durchgeführte Studie „Association of ageism with death anxiety, self-esteem, interpersonal reactivity, and symbolic immortality among nurses" von Rababa et al. (2024) untersuchte den Zusammenhang zwischen verschiedenen psychologischen Faktoren unter Krankenschwestern in Bezug auf die Todesthematik. Die Ergebnisse zeigen, dass höhere Levels an Todesangst und ein niedriges Selbstwertgefühl sowie eine geringere zwischenmenschliche Reaktivität mit einer Neigung zur Altersdiskriminierung einhergehen können. Dies verdeutlicht, dass Pflegefachkräfte mit diesen psychologischen Merkmalen möglicherweise ein anderes Bild über ältere Menschen und dem Tod aufweisen. In der Pflegeausbildung könnten diese thanatologischen Erkenntnisse dazu genutzt werden, die Sensibilität und Empathie der zukünftigen Pflegefachkräfte zu fördern. Pflegefachkräfte müssen sensibel und offen für die Bedürfnisse und Emotionen sterbender Menschen und ihren Angehörigen sein und sie in ihrem Verarbeitungsprozess unterstützen. Durch das Verständnis über die dualen Denkprozesse, die Menschen nach der Terror-Management- Tradition dabei durchlaufen – das Bewusstsein über die Sterblichkeit und den angeborenen Überlebensinstinkt – können Pflegefachkräfte lernen, einfühlsam auf die individuellen Bedürfnisse ihrer Patienten einzugehen und adressatenspezifische Interventionsmaßnahmen identifizieren. Weiter kann die TMT auch dazu beitragen, die eigenen Reaktionen und Bewältigungsstrategien der Pflegefachkräfte zu reflektieren und ihre Kompetenz zur Perspektivenübernahmefähigkeit verbessern. Insgesamt ist die Integration der Terror-Management-Tradition in die palliativpflegerische Ausbildung und Praxis ein wichtiger Schritt, um die Qualität in der Betreuung und Unterstützung von sterbenden Patienten und Angehörigen zu verbessern.

4.2.2 Das Phänomen der Todesakzeptanz

Das Phänomen der Todesakzeptanz umfasst Emotionen und Empfindungen von Sterbenden in Bezug auf den Prozess des Sterbens und des Todes. Dabei lassen sich nach Wong und Reker unter dem Ausdruck der Todesakzeptanz drei Ausprägungsformen feststellen, die in unterschiedlichen Identitätsstufen entsprechend der Haltung bzw. Einstellung der Sterbenden zum Vorschein kommen (1994, S. 124–127).

Die erste Form der Akzeptanz, „neutral accceptance", lässt sich nach Wong und Reker (1994) als eine normale Reaktion bewerten. Der Tod wird als integraler Bestandteil des Lebens wahrgenommen. Normal meint in diesem Kontext eine Einstellung bzw. Haltung zum Tod, die keine ängstliche und auch keine übertriebene positive Haltung erkennen lässt. Die zweite Ausprägungsform wird als „approach acceptance" umschrieben, die sich darin auszeichnet, dass die Menschen den Tod als einen Übergang in eine andere Sphäre betrachten, die metaphorisch mit dem Begriff des Himmels gleichzusetzen ist. Als dritte Ausprägungsform wird die vermeidungsorientierte Variante, „escape acceptance", genannt, die den Moment des Sterbens als quälend und leidend, hingegen den Tod als Erlösung bzw. Befreiung wahrnimmt. Der Tod wird im Gegensatz zum Sterbeprozess als weniger unangenehm bewertet (Wong & Reker, 1994, S. 127). Für die Identifikation der drei Ausprägungsformen lassen sich die Theorien „Comprehensive Model of Death Anxiety" von Tomer und Eliason (1996) und das „Drei-Komponenten Modell der Todesakzeptanz" (1987) anwenden.

Kastenbaum (2006) betrachtet in seinem thanatopsychologischen Forschungsansatz das Phänomen der Todesakzeptanz unter dem Gesichtspunkt mehrdimensionaler Reaktionen auf den Tod. Dabei gehen die Erklärungsansätze von der Grundannahme aus, dass die gedankliche Auseinandersetzung mit der eigenen

Sterblichkeit bzw. dem Tod nicht nur mit einer ablehnenden bzw. verneinenden Einstellung verbunden wird, sondern im Verhalten und Erleben Reaktionen und Einstellungen zu erkennen sind, die die eigene Sterblichkeit und den Tod als akzeptiert erkennen lassen (Reidick, 2013, S. 48). Insbesondere in den beiden genannten Theorien kommen diese Ausdrucksformen der Todesakzeptanz zum Vorschein.

Das „Comprehensive Model of Death Anxiety" ist ein Modell zur Erklärung der Todesakzeptanz, das von einer positiven Grundhaltung bei den Einstellungen und Verhaltensweisen sterbender Personen ausgeht. Die nicht ausbleibende Todesangst beschreiben Tomer und Eliason als „annihilation of self" (2000, S. 137), die in einem unmittelbaren Zusammenhang zwischen der Todessalienz und im Zusammenhang zwischen der Todessalienz und der eigentlichen Todesangst steht, wobei die Autoren darauf hinweisen, dass eine Zunahme der Todessalienz nicht gleich mit einem Anstieg der Todesangst verbunden werden kann. Die Todesangst lässt sich durch drei sich bestimmende Faktoren prognostizieren: Sinnhaftigkeit bzw. der Stellenwert des Todes, the meaningfulness of death, vergangenheitsorientiertes Bedauern bzw. Reue, the past-related regret, zukunftsorientiertes Bedauern bzw. Reue, the future-related regret. Alle drei Faktoren können die Ausprägungsintensität der Todesangst verstärken bzw. verringern, wobei diese entsprechend der Abbildung 4.1 direkt oder indirekt von der Todessalienz (death salience) beeinflusst wird. Indirekt meint, dass die Todessalienz über die eigenen Überzeugungssysteme (beliefs about the self), aber auch über die Überzeugungssysteme der Welt (beliefs about the world) die Todesangst bestimmt. Diese Überzeugungssysteme können je nach Ausprägung und Notwendigkeit – in Abhängigkeit von der Todessalienz – auch als Bewältigungssysteme verstanden werden. Inwieweit das Bewältigungs- bzw. das Überzeugungssystem greift, ist von der Ausprägung der Todessalienz abhängig, die sich auf die individuelle Perspektive bezieht. Treten Zweifel oder Ängste hinsichtlich der gedanklichen Auseinandersetzung mit Sterben und Tod auf, so nimmt das Selbstwertgefühl (beliefs about the self) ab, während eine nicht ablehnende Haltung bzw. eine akzeptierende Haltung das Selbstwertgefühl steigern. Beide Einstellungen zeigen sich wiederum in der Intensität der Todesangst (Reidick, 2013, S. 49).

Als positive Einflussfaktoren auf die Todessalienz können die intrinsische bzw. extrinsische Religiosität und die Generativität genannt werden. Gerade die intrinsische Religiosität und die Generativität lassen sich nach Kruse als bedeutsame Bewältigungsstrategien im Hinblick auf die Überwindung der Todesangst hin zur Todesakzeptanz bei älteren Menschen feststellen (2007, S. 144).

4.2 Psychologische Ausdrucksformen beim Tod

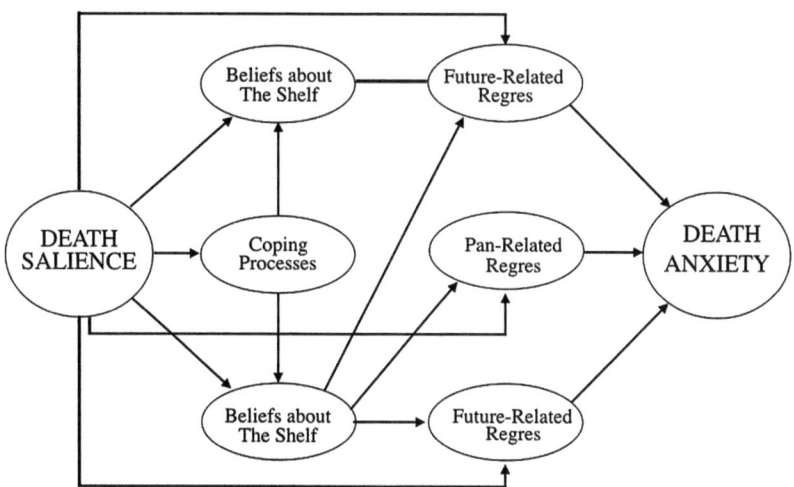

Abbildung 4.1 Comprehensive Model of Death Anxiety. (In Anlehnung an Eliason & Tomer, 2000, S. 346)

Das Drei-Komponenten-Modell der Todesakzeptanz berücksichtigt bei der Todesakzeptanz die direkt wirkenden Determinanten und den Einfluss der Bewältigungssysteme auf die Todesangst und ihren Wirkungskreis auf die Todessalienz. Wong et al. (1994) berücksichtigen in diesem Modell vor allem Ansätze der gerontologischen Forschung zum Themenbereich „successful ageing". Hier werden solche Determinanten geprüft, die sich positiv auf das Alter bzw. den Alternsprozess auswirken. Bestimmte Wirkmechanismen werden für alle Lebensalter hinweg berücksichtigt. Entscheidend ist dabei, ob Individuen höheren Alters im Kontext ihrer biographischen und rückblickenden Betrachtung zu einer positiven Lebensbilanz kommen. Positiv meint, das Leben als bedeutsam, sinnvoll und kohärent zu betrachten (1994, S. 124; Reidick, 2013, S. 51).

Die Einsicht einer positiven Lebensbilanz beschreibt Erikson (1959) als Integrität, die sich in der Gestalt einer akzeptierenden Haltung zum Tod bzw. zur eigenen Endlichkeit im hohen bis höchsten Lebensalter darstellt. Diese akzeptierende Haltung steht nach Wong und Reker im Zusammenhang mit einer reduzierten Todesangst. Auch ein Zusammenhang zwischen der Todesangst und der Todesakzeptanz lässt sich feststellen, wobei die Autoren den Zusammenhang so beschreiben, dass „it is more likely that fear and acceptance coexist in an uneasy truce" (1994, S. 124), was bedeutet, dass eine Akzeptanzhaltung zwar auch emotionale Reaktionen der Todesangst beinhaltet, aber nicht als eine ablehnende Abwehrreaktion anzusehen ist, sondern vielmehr als eine normale Reaktion auf die Todessalienz (Reineck, 2013, S. 51).

4.3 Todesbewusstsein verschiedener Personengruppen

Das folgende Kapitel beschreibt die Entstehung und Entwicklung des Todesbewusstseins aus Sicht verschiedener Personengruppen. Zunächst wird in 4.3.1 das Todesbewusstsein von Kindern mithilfe von Todeskonzepten veranschaulicht. Das Todesbewusstsein von Kindern ist insofern für die vorliegende Arbeit relevant, weil die Auszubildenden im Rahmen ihrer generalistischen Pflegeausbildung die Möglichkeit haben, einen Einsatz in der Kinderkrankenpflege zu wählen oder gar mit ihrem Berufsabschluss in diesem Bereich arbeiten können. Im weiteren Verlauf werden in 4.3.1.2 verschiedene soziokulturelle Einflussfaktoren auf das Todesbewusstsein genannt, die die Sichtweisen und Einstellungen auf den Tod bedingen. In 4.3.1.3 werden sodann Einflüsse persönlicher Erlebnisse mit dem Tod auf das eigene Todesbewusstsein erläutert. Der abschließende Abschnitt 4.3.2 nimmt die Sichtweisen und Einstellungen auf den Tod bei Personengruppen in den Blick, die aufgrund ihres Berufs mit sterbenden Personen bzw. mit dem Tod in indirekter Weise in Berührung kommen.

4.3.1 Todesbewusstsein von Kindern

Das Todesbewusstsein von Kindern lässt sich anhand von Todeskonzepten veranschaulichen, die lange Zeit durch die Erkenntnisse von Freud (1972) und Piaget (1978) geprägt wurden, wobei beide davon ausgingen, dass Kinder keine Vorstellungen vom Tod hätten und somit kein Todeskonzept bei Kindern vorliege (Zernikow, 2013, S. 86). Diese Sichtweise wurde mit einer Reihe von Mythen begründet, die sich auch als Begründung heranziehen lassen, warum die Studienergebnisse bis in die zweite Hälfte des 20. Jahrhunderts verstärkt den Tod bei älteren Personen betrafen. Zunächst ist man davon ausgegangen, dass Kinder für Wachstum und Zukunft stehen und die Beschäftigung mit dem Tod diametral entgegengesetzt zu den lebensbezogenen Themen und Fragen von Kindern stehe. Das von Freud und Piaget negligierte und nichtexistierende Todesverständnis bei Kindern lässt sich nach Wass mit bestimmten Mythen erklären, indem davon ausgegangen wurde, dass das fehlende Bewusstsein mit einer Interessenlosigkeit und einer ausbleibenden Neugierde bei Kindern zusammenhänge, was gleichzeitig dazu führte, dass Kinder auch weder Besorgnis noch Trauer empfinden könnten. Ein anderer Mythos verweist auf die Persönlichkeitsmerkmale von Kindern und lehnt die thematische Auseinandersetzung mit Tod bei Kindern insofern ab, als die „raue Wirklichkeit des Todes" (Waas, 2003, S. 87) nicht der Lebenswirklichkeit von Kindern entspreche.

Die Veränderung bzw. der Wandel der Wahrnehmung des Todesbewusstseins von Kindern soll in drei Schritten beschrieben werden. In einem ersten Schritt wird zunächst die Entwicklung von Todeskonzepten von Kindern in 4.3.1.1 dargestellt. Der zweite Schritt beschäftigt sich in 4.3.1.2 ausgehend von dem Todeskonzept mit den soziokulturellen Einflüssen und geht im Besonderen der Frage nach, inwieweit bestimmte Korrelate wie beispielsweise Medien auf das Verhalten von Kindern einwirken. Der dritte Schritt legt in 4.3.1.3 den Fokus auf persönliche Erlebnisse mit dem Tod und stellt dar, inwieweit bzw. auf welche Weise eine direkte Konfrontation das Todesbewusstsein prägt.

4.3.1.1 Entwicklung von Todeskonzepten von Kindern

Die Forschung zu Todesvorstellungen bei Kindern geht auf eine in den 1930er Jahren durchgeführte Untersuchung von Nagy (1948) zurück, deren Ergebnisse auch durch jüngere Erhebungen bestätigt wurden. Dabei konnten an ungarischen Kindern verschiedene Phasen zum Todesbewusstsein festgestellt und dabei Unterschiede hinsichtlich des Entwicklungsalters erkannt werden. In der ersten Phase wird der Tod objektiviert und noch nicht als endgültiges Ereignis bei Kindern wahrgenommen. Insbesondere Kinder bis zum 5. Lebensjahr begreifen den Tod als ein vorübergehendes Ereignis, als eine Abreise oder als Schlaf bzw. als einen Zustand vorübergehender Einschränkung (Wass, 2003, S. 88). Die zweite Phase zeichnet sich dadurch aus, dass Kinder zwischen 5 und 9 Jahren den Tod als ein endgültiges Ereignis wahrnehmen und sich mit Fragestellungen auseinandersetzen, die sich auf die Todesursache konzentrieren. Wass geht davon aus, dass in dieser Phase aufgrund bestehender kognitiver Fähigkeiten der Tod „als ein von außen aufgezwungenem unberechenbarem Ereignis" (ebd.) gedeutet wird, dessen Darstellung sich in bestimmten personenbezogenen Symbolen manifestiert. Auch in den von Kane (1979) publizierten Untersuchungen zum Todesbewusstsein von Kindern lassen sich für diese Phase bestimmte Personifizierungen zum Tod feststellen, die sich in Vorstellungen eines Todesengels oder vom schwarzen Mann bzw. vom Knochenmann konkretisieren (1979, S. 3–27). Die dritte Phase zeichnet sich dadurch aus, dass Kinder ab 9 Jahren den Tod nicht mehr als zufälliges Ereignis betrachten, sondern als ein Ereignis, dessen Einflüsse und Ursachen von innen und außen bewirkt werden und das für den Menschen als unvermeidlich angesehen wird.

Diese drei Phasen werden auch heute noch angenommen, weil sie sich vor allem an den von Piaget vorgegebenen kognitiven Entwicklungsstufen orientieren und nach Wass „in Einklang mit allgemeinen Prinzipien der kognitiven Entwicklung" (2003, S. 88) stehen. Es ist somit davon auszugehen, dass auch kleine Kinder bestimmte Vorstellungen vom Tod aufweisen und erst durch eine fortgeschrittene kognitive Denkleistung in der Lage sind, sich spekulative Gedanken über Jenseitsvorstellungen zu machen und sich dadurch erst ein abstraktes Todeskonzept entwickeln kann (Koocher, 1973, S. 369).

Piaget geht in seiner kognitiven Entwicklungstheorie von drei Hauptabschnitten aus, denen er vier Stufen der kognitiven Entwicklung zuschreibt: Kennzeichnend für die frühe Kindheitsphase ist die sensomotorische Periode, es folgt die Periode zur Vorbereitung des Denkens sowie die dritte Periode der formalen Operationen. Insbesondere die Periode zur Vorbereitung des Denkens beinhaltet nach Piaget die beiden Stufen des „präoperationalen und konkret operationalen Denkens", die den Altersgruppen 2 bis 7 und 7 bis 12 Jahre zuzuordnen sind. In der präoperationalen Periode lassen sich bestimmte unreife Deutungsansätze feststellen, die sich dadurch auszeichnen, dass der Tod als ein von außen eintretendes und reversibles Ereignis wahrgenommen wird, für das bestimmte animistische und artifizielle Formen zur Erklärung herangezogen werden. Im Zuge der kognitiven Reife können Jugendliche, die Piaget der dritten Periode zuschreibt, über ihr hypothetisch-deduktives Denken abstrakte Theologien und Philosophien über die Wesensbestimmung des Todes entwickeln und sich auch über bestimmte abstrakte Vorstellungen im Sinne von Jenseitsvorstellungen äußern (Wass, 2003, S. 89).

Bei der Todesthematik in Bezug auf Kinder und Jugendliche müssen bestimmte Entwicklungsverläufe berücksichtigt werden, die sich nicht nur auf das chronologische Alter und die damit verbundene kognitive Leistung beziehen, sondern weitere Aspekte berücksichtigen. Waas weist in ihrem Beitrag hinsichtlich des angemessenen Umgangs mit dem Thema Tod bei Kindern und Jugendlichen darauf hin, dass das Todesbewusstsein bei Kindern und Jugendlichen nicht ausschließlich vom Entwicklungsalter und chronologischen Alter abhängt, sondern auch von unzähligen Umwelteinflüssen bzw. Umweltbedingungen. Es muss also berücksichtigt werden, dass Entwicklungsverläufe mit einer Reihe von multidimensionalen und multidirektionalen Aspekten einhergehen. Dies bedeutet im Hinblick auf das Todesverständnis bei Kindern und Jugendlichen, dass durchaus Unterschiede hinsichtlich der kognitiven Kapazität von Kindern und ihren kognitiven Inhalten vorliegen. Wass nennt hierzu das Konzept der Reversibilität des

Todes, das sich bei Kindern dadurch zeigt, dass sie den Tod aufgrund bestimmter medizinischer Innovationen nicht als endgültig betrachten, sondern den Menschen eine Unsterblichkeit zuschreiben (ebd., S. 90).

4.3.1.2 Soziokulturelle Einflüsse

Im Kontext der nachfolgenden Betrachtung soll aufgezeigt werden, inwieweit bestimmte soziokulturelle Einflüsse und Umweltfaktoren das Todesbewusstsein bei Kindern und Jugendlichen beeinflussen bzw. bestimmen. Dabei kommt der unmittelbaren Umgebung, von der Kinder tradierte Vorstellungen, Einstellungen, Traditionen, Weisheiten und Verhaltensweisen auf- und übernehmen, eine hervorgehobene Bedeutung zu. Denn Kinder lernen bestimmte Werte und Normen über „lebende Modelle" (Wass, 2003, S. 92), was in der gegenwärtigen Zeit nicht nur Eltern und Erziehungsberechtigte, sondern auch Medien, die über verbale, auditive oder visuelle Zugänge erfasst werden, einschließt. In diesem Kapitel soll zunächst aufgezeigt werden, welche Funktion die Medien bei Kindern und Jugendlichen einnehmen und warum sie insbesondere beim Todesbewusstsein eine besonders hohe Relevanz haben. Feldmann betrachtet in seinem thanatopsychologischen Beitrag die Medien als einen „Spiegel gesellschaftlicher Wirklichkeit" (2004, S. 113), dessen Funktion darin besteht, den Kindern und Jugendlichen besondere Sichtweisen und Einblicke in bestimmte Lebensbereiche bzw. Lebenssituationen zu gewähren, die sie in ihrer Lebenswelt nur eingeschränkt wahrnehmen. Zu den Bereichen zählen nach Feldmann „Bürgerkriege, Intensivstationen, Hospize, Mord, Suizid" (ebd., S. 113). Dabei wird der Tod als Symbol bzw. Interaktionsform verwendet, die Einblicke in die soziale Wirklichkeit gibt und gleichzeitig in der Lebenswelt Jugendlicher in Form einer mediatisierten Form sichtbar wird. Eine weitere funktionale Perspektive umfasst das Verständnis eines kulturellen Forums, das sich darin zeigt, dass die Medien neue Rituale schaffen, die Kinder und Jugendliche als Erklärungsansätze in ihrer eigenen Totenwelt und Jenseitsvorstellung nutzen können. Eine weitere Funktion sieht Feldmann darin, dass die Medien als eine Art Subsystem zu verstehen sind, die sich über bestimmte Codes, Gesetzmäßigkeiten und Mechanismen identifizieren. Dies bedeutet im Kontext des Todes, dass das Thema Sterben und Tod in einem entsprechenden Setting adressatengerecht vorbereitet wird. Dabei lässt sich anhand der JIM-Studie (Südwest, 2022) die Mediennutzung der Altersgruppe 6 bis 13 Jahre wie folgt dokumentieren: Das Fernsehen ist weiterhin das häufigste Medium bei der Freizeitbeschäftigung von Kindern, was u. a. auch durch die Zunahme an Streaming-Diensten zu begründen ist. Laut der Studie haben 44 % der Haushalte mit Kindern ein entsprechendes Abo für die Nutzung von Netflix.

Das Internet wird laut der Studie von 91 % der 6- bis 13-Jährigen genutzt. Insbesondere werden verstärkt Apps für Interaktionen mit Gleichaltrigen, Filme bzw. Videos und Musikseiten als Gründe für die Internetnutzung angegeben. Wass verweist in ihrem Beitrag auf eine im Jahr 2000 durchgeführte Studie von Woodard & Gridina, die bereits auf die tägliche Nutzung von Medien bei Kindern aufmerksam machte und einen täglichen Medienkonsum von 4 Stunden verifizierte. Signifikant sind die in den Medien transportierten Inhalte, die Wass in mehreren Beiträgen insbesondere auf ihren Einfluss auf das Todesbewusstsein von Kindern hin analysierte.

Gewalt, Sterben und Tod lassen sich in den meisten Spielfilmen als Spannungsmoment feststellen. Bei Zeichentrickfilmen lassen sich im Hinblick auf das Todesbewusstsein bei Kindern zwei kontextuelle Merkmale konstatieren. Die Hauptdarsteller werden in gefährliche Situationen gebracht, wobei sie unverletzt überleben und somit das unreife Verständnis des Todesbewusstseins von Kindern bekräftigen und den Tod als reversiblen Zustand versinnbildlichen. Als weiteres Merkmal ist der daraus resultierende Wirkungseffekt zu nennen, der nicht die reale Wirklichkeit abbildet, sondern den Tod dämonisiert, glorifiziert und für diese Altersgruppe trivialisiert. Der Tod wird stark verzerrt und entemotionalisiert dargestellt. Er lässt sich in der Kategorie der Fantasywelt verorten (Wass, 2003, S. 94).

4.3.1.3 Persönliche Erlebnisse mit dem Tod

Die zunehmend anzutreffenden Betreuungs- und Unterstützungsangebote für trauernde Kinder haben zahlreiche Fortschritte erzielt. Dies heißt im Konkreten, dass Erlebnisse mit Sterben und Tod in der Kindheit als entwicklungspsychologisch bedeutsam angesehen werden und der Unterstützung bedürfen, damit keine bleibenden Spuren in der Entwicklung und Ausprägung des Todesbewusstseins zurückbleiben. Im Folgenden werden Studienergebnisse zitiert, die insbesondere der Fragestellung nachgehen, inwieweit persönliche Begegnungen mit Sterben und Tod durch eigene akute oder chronische Krankheitsbilder oder durch Verlust bestimmter Bezugspersonen das Bewusstsein von Kindern beeinflussen.

In den Studienergebnissen von Waechter konnte bereits in den 70er Jahren bei Kindern mit infauster Diagnose festgestellt werden, dass diese durchaus in der Lage sind, ihren eigenen Tod wahrzunehmen und zu akzeptieren. Insbesondere bei Kindern mittleren Alters (12 Jahre) zeigen die Studienergebnisse, dass sie in der Lage waren, ihren eigenen Krankheitszustand zu bewerten und besondere Kenntnisse über pharmakologische Implikationen sowie über Nebenwirkungen zu äußern (1971, S. 1169). Wass interpretiert diese besondere Fähigkeit damit, dass Kinder ihre persönlichen Erfahrungen und Erlebnisse in ihrer Realwelt aufnehmen und dies als Bewältigungsstrategie nutzen, um gewisse Ängste vor dem Tod abzubauen. Wass verweist in ihrem Beitrag im Kontext der Begegnung mit hospitalisierten Kindern auf die zahlreichen unterschiedlichen Gefühlsausprägungen und Reaktionen, die nicht nur mit der Form der Erkrankung, sondern auch mit dem entsprechenden Entwicklungsalter und Entwicklungsniveau einhergehen. Dabei schützt das unreife Verständnis über den Tod Kinder davor, destruktive Gefühle, negative Gedanken und belastende Emotionen zu erleben. Im Alter von 7 bis 12 Jahren ist das Denkvermögen nicht in der Weise ausgereift, dass die betroffenen Kinder eine Korrelation zwischen ihrer Erkrankung und der Hospitalisierung oder gar zwischen Krankheit und ihrer palliativen Behandlung herstellen können. Diese Sichtweise lässt sich mit dem von Piaget beschriebenen präoperationalen Denkvermögen begründen, das sich darin zeigt, dass die Kinder in dieser Altersgruppe noch nicht in der Lage sind, einen kausalen Zusammenhang herzustellen und daraus verschiedene Wirkungsmechanismen abzuleiten. Das Todesbewusstsein entsteht demzufolge nicht aus der Situation einer unheilbaren Erkrankung, sondern vielmehr aus einer psychologischen Ursachenforschung heraus, die erkrankte Kinder in Bezug auf die Angst einer mit dem Tod verbundenen Verlusterfahrung einer Bezugsperson unternehmen (ebd., 2003, S. 101). Die kognitive Funktionsfähigkeit muss bei der Entwicklung des Todesbewusstseins bei Kindern eine zentrale Rolle spielen. Dies ist nicht nur bei der direkten Begegnung mit dem Tod durch Krankheit zu berücksichtigen, sondern auch im Kontext der Trauerbegleitung. Kenntnisse über das Todesbewusstsein von Kindern bestimmen auch die Gesprächsinhalte und Handlungsoptionen. Diese Form der Bewältigungsstrategien zeichnen sich durch eine ablehnende Haltung bzw. Negation oder gar Regression aus. Waas verweist dennoch im Kontext des Umgangs neben tröstenden Worten auch auf Erklärungsversuche in Form von Symbolen und Bildern. Bei der Zunahme kognitiver Fähigkeiten und der damit verbundenen Ausdrucksfähigkeit tauschen sich ältere Kinder mit ihrer Umgebung aus (ebd., 2003, S. 104).

4.3.2 Todesbewusstsein von Beschäftigten im medizinisch-pflegerischen Bereich

Feldmann verweist in seinen sozialwissenschaftlichen Beiträgen auf Untersuchungen von Coombs und Powers (1976), die über qualitative Zugänge das Verhalten und die Einstellung von bestimmten Personengruppen evaluieren, um das Todesbewusstsein anhand ihrer Berufserfahrung darzustellen (2004, S. 100).

Im Vordergrund stehen bei dieser Untersuchung insbesondere die Sichtweisen von Medizinern und Medizinerinnen auf den Tod, wobei sich diese Sichtweisen auch bei Pflegefachkräften annehmen lassen. Dabei gleicht laut Coombs und Powers das Todesbewusstsein von Ärzten einem Phasenmodell, das sich über berufspraktische Erfahrungen und die reflexive Auseinandersetzung mit eigenen Todesvorstellungen herauskristallisieren lässt. Die erste Phase zeichnet sich durch eine idealisierte Form aus, die den Tod als überwindbar bzw. besiegbar versteht. Diese Sichtweise wird u. a. durch die Haltung von Pflegenehmenden verstärkt, die den Tod tabuisieren und von Ärzten eine medizinische Heilung einfordern. Feldmann vergleicht dieses Todesbewusstsein mit der Reversibilität des Todes bei Kindern (2004, S. 100). Durch berufspraktische Erfahrungen im Klinikalltag, verbunden mit medizinischen Seminarveranstaltungen im Rahmen des Studiums, erfolgt nach Coombs und Powers die Phase der Desensibilisierung, die sich mit einer distanzierten wissenschaftlichen Einstellung zur Todesthematik beschreiben lässt (Feldmann, 2004, S. 100). Streckeisen sieht die intensive Auseinandersetzung, auch durch die Legalinspektion, als eine Art Initiationsritus, der das Todesbewusstsein von Ärzten insofern beeinflusst, als emotionale Reaktionen und das Besiegen des Todes als primäres Ziel ärztlichen Handelns in den Hintergrund treten. Feldmann umschreibt die Einstellung zum Tod als eine Art „aktive Dehumanisierung" (2001, S. 210), die sich u. a. auch darin konkretisiert, dass Ärzte die Suche nach der Ätiologie des Todes erforschen und ihr eigenes Handeln im Sinne einer Fehlanalyse bzw. eines Fehlverhaltens reflektieren. Als Bewältigungsstrategie wird eine nicht zu klärende Todesursache angenommen. In der weiteren Phasenfolge lässt sich das Todesbewusstsein von Ärzten darin konkretisieren, dass das generelle medizinische bzw. ärztliche Handeln in Frage gestellt wird. Dabei verlangt diese Phase eine selbstkritische Positionierung, die durch Ökonomisierung und Effizienz im klinischen Alltag oftmals außen vorbleibt, sodass nach Feldmann diese Form des Todesbewusstseins nur von wenigen Ärzten erreicht werden kann. Ärztliches Handeln wird hier im Vergleich zur seelsorgerischen Pflege als zweitrangig bewertet und dem Tod seine natürliche Existenz (wieder) zugesprochen. Die abschließende Phase lässt sich als eine hypothetische Phase beschreiben, die als „ethisches Postulat der Autoren" (2004, S. 101) zu verstehen ist. Diese Phase zeichnet sich dadurch aus, dass Ärzte sich mit ihrer eigenen Gefühlslage im Hinblick auf ihre eigene Endlichkeit auseinandersetzen und nicht nur ihr eigenes Todesbewusstsein hinterfragen, sondern ihre Erkenntnisse auch auf die Gefühlslage ihrer Patienten projizieren und daraus ihr professionelles Handeln im Kontext der medizinischen Betreuung am Lebensende ableiten.

Teil II
Berufs- und ausbildungstheoretischer Hintergrund: Die generalistische Pflegeausbildung

Gegenwärtige Situation der Pflegeausbildung 5

Schwerpunkt des folgenden Kapitels ist die Beschreibung der gegenwärtigen Situation der neuen generalistischen Pflegeausbildung, die an beruflichen Schulen seit dem Schuljahr 2019/20 anstelle der originären Pflegeausbildung umgesetzt wird. Die Neuausrichtung der Ausbildung lässt sich als Reformschritt in der Pflegelandschaft beschreiben, der nach einem langjährigen Gesetzgebungsverfahren ein neues bundeseinheitliches Pflegeberufereformgesetz (PflBRefG) hervorgebracht hat. Die bestehenden drei Berufsqualifikationen im Kinder-, Kranken- und Altenpflegebereich wurden in eine gemeinsame, generalistische Pflegeausbildung überführt. Das bedeutet, dass dem Auszubildenden die Entscheidung für die entsprechende Berufsqualifikation nach dem zweiten Ausbildungsjahr obliegt und neben dem generalistischen Berufsabschluss zur Pflegefachfrau bzw. zum Pflegefachmann auch andere Schwerpunkte wie u.a. die Berufsabschlüsse zum:zur Gesundheits- und Kinderkrankenpfleger:in bzw. zum:zur Altenpflegerin gewählt werden können.

Nachfolgend wird zunächst in 5.1 ein kursorischer Rückblick auf die Pflegeausbildung gegeben; dabei werden die zentralen Motive als Hinführung zur neuen generalistischen Pflegeausbildung aufgezeigt. Diese Darstellung bekräftigt auch die Notwendigkeit und Legitimation der Reformanstrengung im Bereich der Pflegeausbildung. In einem weiteren Schritt werden in 5.2 Überlegungen und Themenkreise um die zukünftige Pflegeausbildung erläutert, die mit der Verabschiedung der neuen Pflegeausbildung als Herausforderungen bzw. Wirkungskreise entstanden sind. Damit werden auch kritische Aspekte über die Frage der vorbezeichneten Motive im Zusammenhang mit der gegenwärtigen Ausbildungssituation beleuchtet.

5.1 Kursorischer Rückblick auf die Pflegeausbildung

Die drei klassischen, voneinander getrennten Pflegeausbildungen in den Bereichen Kinder-, Kranken- und Altenpflege weisen in ihrer Historie unterschiedliche Entstehungs- und Entwicklungsverläufe auf. Allen gemeinsam sind allerdings festgelegte berufstheoretische und berufspraktische Ausbildungsinhalte, die an staatlichen und privaten Berufsfachschulen und Ausbildungsbetrieben vermittelt wurden und zu einem spezifischen Berufsabschluss führten, der vor Beginn der Ausbildung festzulegen war. Unabhängig von den verschiedenen Fachrichtungen haben sich in den vergangenen Jahren bestimmte demographische, gesellschaftliche und wirtschaftliche Tendenzen abgezeichnet, die in besonderem Maße dazu beigetragen haben, die berufstheoretischen Inhalte an den Ausbildungsschulen den berufspraktischen Gegebenheiten anzupassen. Die demographischen Veränderungen lassen sich mit der zunehmenden Lebenserwartung beider Geschlechter begründen. Die durchschnittliche Lebenserwartung liegt in der Bundesrepublik Deutschland zurzeit bei Frauen bei 83,4 Jahren und bei Männern bei 78,6 Jahren mit steigender Tendenz (Statistisches Bundesamt (Destatis), 2022). Dies lässt sich vor allem mit den medizinischen, präventiven, aber auch mit den rehabilitativen Entwicklungen begründen. Hinzu kommt, dass abgesehen vom Durchschnittsalter beider Geschlechter viele Menschen ein hohes bis höchstes Lebensalter erreichen, was sich im Besonderen in der qualitativen und quantitativen Versorgungssituation widerspiegelt. Während im Jahr 1999 ca. 2 Mio. Menschen als pflegebedürftig eingestuft wurden, waren es im Jahr 2019 bereits um die 4 Mio. Diese demographische Veränderung zeigt sich auch im Kontext der pflegerischen Versorgung und Betreuung älterer Menschen, die sich mit dem Ausbau und der Entstehung neuer stationärer Pflegeeinrichtungen deutlich verstärkt hat. So erweist sich im Erhebungszeitraum von 1999 bis 2019 ein fortlaufender Anstieg pflegebedürftiger Personen. Für das Jahr 1999 waren für die ca. 2 Mio. pflegebedürftigen Menschen ca. 9.000 stationäre Einrichtungen und 11.000 ambulante Träger in Deutschland zuständig. Im Jahr 2019 lag die Anzahl an Pflegebedürftigen bei ca. 4 Mio. Menschen, deren Betreuung und Versorgung rund 15.000 stationäre Einrichtungen und etwa 14.000 ambulante Träger verantworteten (Radtke, 2022).

Diese sichtbaren institutionellen Erweiterungen und Angebote lassen sich auch aus wirtschaftlicher Sicht im Hinblick auf den Bedarf an ausgebildeten Pflegefachkräften verdeutlichen. Im Jahr 2009 waren im stationären Bereich rund 600.000, im ambulanten Bereich ca. 71.000 Pflegekräfte beschäftigt – im Jahr 2019 hat sich diese Anzahl um einen deutlich sichtbaren Anteil erhöht, wobei der Anteil an Pflegefachkräften längst nicht dem notwendigen Bedarf an Fachkräften entspricht. Im Jahr 2019 waren im stationären Bereich ca. 800.000 und im ambulanten Bereich 117.000 Pflegekräfte beschäftigt (Statistisches Bundesamt (Destatis), 2022). Diese Situation und der Fachkräftemangel lassen sich folgerichtig mit den demographischen Entwicklungstendenzen erklären, aber auch mit der wirtschaftlichen Arbeitsmarktsituation in der Pflegebranche. Nach Weiß et al. ist die Pflegebranche einer der größten Arbeitgeber in Deutschland (2018, S. 86). Eine Zunahme an Beschäftigten lässt sich sowohl in der Kranken- als auch in der Altenpflege konstatieren. Neben der Situation des wachsenden Personalbedarfs in allen Betreuungs- und Versorgungsbereichen lässt sich eine weitere wirtschaftliche Entwicklung in den vergangenen Jahren beobachten: Die Ökonomisierung des Gesundheitswesens wirkt sich zusätzlich auf die Arbeitsmarktsituation des Pflegeberufs aus. Arbeitsverdichtung, erhöhter Leistungs- und Zeitdruck sowie die neuen und erweiterten Aufgabenfelder im Pflegebereich sind Kennzeichen des Arbeitsalltags von Pflegefachkräften (Dunkel, 2005, S. 228–235).

Der Fachkräftemangel im Pflegebereich hat in der Vergangenheit eine Versorgungslücke entstehen lassen, die nach Klie auch in naher Zukunft nicht ohne einschneidende Maßnahmen zu schließen ist (2019, S. 48). Entsprechend der prognostizierten gesellschaftlichen Entwicklung werden hinsichtlich der Pflegebedürftigkeit bis zum Jahr 2035 im stationären Sektor ca. 300.000 Pflegefachkräfte in Deutschland fehlen. In anderen Versorgungsbereichen, wie beispielsweise in Krankenhäuser, lässt sich ebenfalls ein Versorgungsbedarf attestieren (Radtke, 2022).

Weiter lassen sich auch die Bestrebungen über die Neuausrichtung von Studien- und Ausbildungsinhalten im Zuge der Bologna-Reformen nennen, die dazu geführt haben, dass ab sofort deutsche Bildungsabschlüsse auch außerhalb Deutschlands anerkannt werden. Sie bieten eine Reihe von Anschlussmöglichkeiten, die das Qualifikationsprofil und den beruflichen Aktionsradius erweitert haben.

Zusammenfassend stellen die beschriebenen Aspekte zentrale Motive und Hintergründe dar, die im Entscheidungsprozess der gegenwärtigen Neuausrichtung der schulischen und akademischen Pflegeausbildung berücksichtigt wurden und im Ergebnis dazu geführt haben, die bestehenden Pflegeberufe zukunftsgerecht auf die qualitative und quantitative Versorgungs- und Betreuungssituation anzupassen. Die Ausbildung im Kontext der pflegerischen und akademischen Pflege soll als ein „modernes, gestuftes und durchlässiges Pflegebildungssystem" (Weiß et al., 2018, S. 100) verstanden werden, das den Auszubildenden an beruflichen Schulen und Fachhochschulen mit einem polyvalenten Berufsabschluss zur Pflegefachfrau bzw. zum Pflegefachmann einen Einsatz in allen Versorgungs-

und Betreuungssituationen in der Pflege ermöglicht. Neben der Verabschiedung des Pflegeberufereformgesetzes über die Neuausrichtung der schulischen Pflegeausbildung ist fortan auch ein primärqualifizierendes Pflegestudium möglich, das den Absolvent:innen nicht nur einen Hochschulgrad, sondern auch eine berufspraktische Berufszulassung gewährt. Gerade die politischen Debatten um den Pflegenotstand Ende der 80er Jahren sehen Pundt und Kälbe als entscheidenden Faktor bzw. Auslöser des Akademisierungsprozesses an Pflegeschulen. Auch den Fortschritt der Pflege in anderen Ländern und den Emanzipationsprozess der Frauen betrachten die Autoren als Auslöser dieser Entwicklung (2014, S. 44). Gegenwärtig sind mehr als 90 Studiengänge im Bereich der Pflege an überwiegend ausgewiesenen (Fach-)Hochschulen möglich.

5.2 Herausforderungen bzw. Wirkungskreise der Pflegeausbildung

Die Frage, inwieweit der Reformschritt die genannten Herausforderungen im Pflegebereich überwinden wird, lässt sich aufgrund der kurzen Implementierungsphase noch nicht abschließend beantworten, obwohl schon jetzt Themenbereiche sichtbar werden, die als Herausforderungen bzw. Wirkungskreise im Kontext der neuen generalistischen Pflegeausbildung aufbrechen. Nachfolgend werden diese Bereiche aufgeführt, die auch bei der empirischen Erhebung und bei den didaktischen und pädagogischen Empfehlungen berücksichtigt werden. Sie betreffen die Sichtweise der Auszubildenden bzw. der Schülerschaft an beruflichen Berufsfachschulen in Bezug auf die Todesthematik.

Aus Sicht der Schülerschaft an den staatlichen Berufsfachschulen lassen sich die neue Organisation der Pflegeausbildung und die inhaltliche Ausrichtung der pflegerischen Berufsqualifikation als eine positive Entwicklung bewerten. Der polyvalente Berufsabschluss zur Pflegefachfrau bzw. zum Pflegefachmann verbessert nicht nur die Einsatzmöglichkeiten in den verschiedenen Versorgungs- und Betreuungseinrichtungen, sondern ermöglicht auch an verschiedenen Arbeits- und Einsatzorten zu arbeiten. Die inhaltliche Ausrichtung vermittelt einen Einblick in die verschiedenen fachtheoretischen und fachpraktischen Bereiche rund um die Pflege. Weiter ermöglichen die neuen Berufsbezeichnungen einen Einsatz- bzw. Tätigkeitswechsel innerhalb verschiedener Arbeitsfelder und Fachrichtungen.

Diese Einsatzflexibilität birgt jedoch in zweierlei Hinsicht auch Spannungsfelder. Es muss nämlich geprüft werden, ob die Flexibilität den personellen Herausforderungen im Pflegebereich entgegenwirkt und damit den erforderlichen Bedarf an Fachkräften deckt. Gleichzeitig muss berücksichtigt werden, dass die

5.2 Herausforderungen bzw. Wirkungskreise der Pflegeausbildung

verschiedenen Versorgungs- und Betreuungsbereiche unterschiedliche Rahmenbedingungen aufweisen. Dies lässt die Annahme zu, dass sich der bestehende Fachkräftemangel, insbesondere in der stationären Altenhilfe, mit der Einführung der generalistischen Pflegeausbildung weiterhin verschärfen wird.

Des Weiteren ergeben sich Fragen hinsichtlich der inhaltlichen Tiefe, wenn Auszubildende im Rahmen ihrer generalistischen Pflegeausbildung einen Einblick in alle Versorgungs- und Betreuungsbereiche erhalten. Ob die neue generalistische Pflegeausbildung mit einer Reduzierung spezieller Fähigkeiten und Kenntnisse verbunden ist, die in der Berufsausübung von Pflegefachkräften in der Qualität ihrer Tätigkeit sichtbar wird, lässt sich zum jetzigen Zeitpunkt nicht verifizieren. Diese Veränderung muss aber in Bezug auf die Vermittlung fachtheoretischer und fachpraktischer Kompetenzen der verschiedenen Lebensbereiche berücksichtigt werden. Dies bedeutet im Besonderen, dass die ersten zwei Ausbildungsdrittel, die in generalistischer Form stattfinden, neben fachlichen Herausforderungen gleichzeitig auch mit Besonderheiten verbunden sind, die im Allgemeinen typisch für berufliche Schulen sind. Diese Merkmale zeigen sich vor allem im Alter, Geschlecht, in der Herkunft und den Bildungsvoraussetzungen der Auszubildenden, die sich auf das Lehr-Lern- Arrangement auswirken.

Das Altersspektrum der Auszubildenden reicht in der Pflegeausbildung vom 16. bis zum 45. Lebensjahr. Das heißt, dass sich die Auszubildenden in vielen Bereichen, wie beispielsweise in ihrer berufspraktischen Erfahrungs- und Lebenswelt, aber auch in ihren Einstellungen, Vorstellungen und Haltungen und in Bezug auf den Bildungsstand bzw. die Bildungsvoraussetzungen unterscheiden. Ein weiteres wichtiges Charakteristikum betrifft die Herkunft bzw. den Anteil von Schüler: innen mit Migrationshintergrund an beruflichen Schulen im Allgemeinen und im Besonderen in der Pflegeausbildung. Letzterer ist höher als an allgemeinbildenden Schulen. Gronover begründet diese Situation mit den vielfältigen Bildungs- und Schulabschlüssen an beruflichen Schulen, die von Jugendlichen bevorzugt werden, die einen Migrationshintergrund haben und ihren beabsichtigten Abschluss häufiger über den zweiten Bildungsweg erlangen, der den Jugendlichen ermöglicht, einen Schulabschluss nachzuholen oder zu verbessern (2022, S. 24). Dabei können die erworbenen Schulabschlüsse allgemein- oder berufsqualifizierend sein.

Insbesondere der Anteil von Auszubildenden mit Migrationshintergrund lässt in der Pflegeausbildung weitere kulturelle und religiöse Unterschiede erkennen.

Rechtsbestimmungen in der Pflegeausbildung 6

Die ausbildungsrechtlichen und institutionellen Rahmenbedingungen sowie die berufstheoretische und -praktische Ausrichtung der gegenwärtigen Pflegeausbildung verlangen einen Katalog an Rechtsverordnungen und Rechtsvorschriften. Diese lassen sich als Rechtsbestimmungen im Kontext der Legitimation für die neue Pflegeausbildung verstehen und werden nachfolgend genannt und konkretisiert. In einem ersten Schritt wird das Pflegeberufereformgesetz (PflBRefG) in seiner Außenwirkung in 6.1 beschrieben. Im zweiten Schritt werden in 6.2 die Bedeutung der Rahmenpläne und die damit verbundenen Inhalte erläutert. Die Rahmenpläne wurden von einer für die neue Pflegeausbildung bestellten Fachkommission erstellt. Sie dienen als Orientierung für die Inhalte der berufstheoretischen und berufspraktischen Ausrichtung der Länder. Im dritten Schritt werden in 6.3 wichtige Aspekte der Pflegeberufe-Ausbildungs- und Prüfungsverordnung (PflAPrV) im Rahmen der Ausbildungsstruktur dargestellt.

6.1 Pflegeberufereformgesetz

Im Sommer 2017 wurde das neue Pflegeberufereformgesetz (PflBRefG) im Bundestag verabschiedet. Es handelt sich um ein bundeseinheitliches Artikelgesetz, das die Zusammenführung der bestehenden Gesetze für die Alten- und Krankenpflege beinhaltet. Zudem erwähnt das Pflegeberufereformgesetz weitere Rechtsverordnungen, die im Rahmen dieses Kapitels in Kürze benannt und sodann in den jeweils ausgewiesenen Abschnitten präzisiert werden.

In Art. 1 des Gesetzes wird die grundlegende Neuausrichtung der Pflegeausbildung mit dem Pflegeberufegesetz (PflBG) erläutert. In den folgenden Artikeln werden die bestehenden Gesetze mit entsprechenden Veränderungen aufgeführt wie u.a. das Krankenpflege- und Altenpflegegesetz, die Approbationsordnung für Ärzte und Ärztinnen, das Sozialgesetzbuch, das Krankenhausfinanzierungs- und Krankenhausentgeltgesetz und die Bundespflegesatzverordnung (Weiß et al., 2018, S. 104). Zur Vorbereitung und Umsetzung des Gesetzes wurde laut § 53 Abs. 1 PflBRefG eine Fachkommission[1] zur Erarbeitung eines Rahmenlehrplans und eines Rahmenausbildungsplans gegründet. Sie trägt Sorge für die qualitativ einheitliche berufliche Pflegeausbildung, indem sie standardisierte Module erarbeitet, die als Orientierungshilfen zur Umsetzung des Pflegeberufsgesetzes und der Ausbildungs und Prüfungsverordnung dienen. Sie haben eine empfehlende Wirkung, um den Ländern entsprechende Gestaltungsmöglichkeiten einzuräumen. Die Fachkommission besteht aus Expert:innen verschiedener pflegerischer Disziplinen, deren zugewiesene Aufgaben laut § 53 Abs. 1 bis 3 PflBRefG den dafür vorgesehenen Ministerien – Bundesministerium für Familie, Senioren, Frauen und Jugend sowie Bundesministerium für Gesundheit – zur Prüfung vorgelegt werden müssen. Die Ausbildungs- und Prüfungsverordnung für Pflegeberufe setzt die Bestimmungen des Pflegeberufereformgesetzes um. Auf der Grundlage von § 56 Abs. 1 PflBRefG werden das Bundesministerium für Gesundheit sowie das Bundesministerium für Familie, Senioren, Frauen und Jugend ermächtigt, eine für die generalisierte Pflegeausbildung verbindliche Pflegeberufe-Ausbildungs- und Prüfungsverordnung (PflAPrV) zu erlassen. Darin werden die Ausbildung zur Pflegefachfrau oder zum Pflegefachmann in Teil 1, besondere Vorschriften zur beruflichen Pflegeausbildung des Pflegeberufegesetzes in Teil 2, die hochschulische Pflegeausbildung in Teil 3 sowie weitere für die Pflegeausbildung notwendigen Vorschriften in Teil 4 erläutert. Im Rahmen der vier Teile werden jeweils weitere Abschnitte aufgeführt, die dies konkretisieren.

Für die Pflegeausbildung sind die ersten drei Teile der Ausbildungs- und Prüfungsverordnung hinsichtlich der Mindestanforderungen an die Pflegeausbildung, die Zwischenprüfung nach dem zweiten Ausbildungsjahr, die Durchführung der staatlichen Abschlussprüfung sowie die Urkunde für die Erlaubnis zur Führung der Berufsbezeichnung relevant.

Der erste Teil beinhaltet zwei Abschnitte. Der erste Abschnitt bestimmt zunächst gem. § 1–24 PflAPrV Näheres zur beruflichen Pflegeausbildung mit der Berufsqualifikation zur Pflegefachfrau bzw. zum Pflegefachmann. Konkret umfasst die berufliche Pflegeausbildung gem. § 1 Abs. 2 S. 1 und 2 PflAPrV

---

[1] Entsprechend dem Pflegeberufereformgesetz zählen hierzu: Personengruppen aus den pflegefachlichen, pflegepädagogischen und pflegewissenschaftlichen Bereichen (§ 53 Abs. 3 PflBRefG; Weiß et al., 2018, S. 268). Bei der Berufung der Expert:innen werden die Bundesländer beim Berufungsverfahren miteinbezogen. Konkrete Ausführungen sind in der Ausbildungs- und Prüfungsverordnung enthalten (Weiß et al., 2018, S. 269).

einen theoretischen und praktischen Unterricht von 2.100 Stunden, die an der Ausbildungsschule abgegolten werden. Für die praktische Ausbildung sind 2.500 Stunden vorgesehen, die im Ausbildungsbetrieb zu leisten sind. Die zu erlernenden Kompetenzen im theoretischen und praktischen Unterricht orientieren sich an gültigen Standards. Ziel ist es, die Auszubildenden im Rahmen ihrer Pflegeausbildung dazu zu befähigen, ihre „beruflichen Aufgaben zielorientiert, sachgerecht, methodengeleitet und selbstständig zu lösen sowie das Ergebnis zu beurteilen" (§ 2 Abs. 1 PflAPrV).

Neben der Vermittlung fachtheoretischer und -praktischer Kompetenzen werden für die Ausübung des Pflegeberufs gem. § 2 Abs. 1 PflAPrV auch die personalen und sozialen Kompetenzen erwähnt, die auf der Grundlage von § 5 PflBRefG entsprechend in § 3 Abs. 1 PflAPrV nicht nur zu fördern, sondern auch mit den fachlichen Kompetenzen zu verbinden sind. Das für die Pflegeausbildung konzipierte schulinterne Curriculum konkretisiert die Vorgaben und Bestimmungen und macht sie für die an der Ausbildung Beteiligten verifizierbar. Weiter werden in der Prüfungs- und Ausbildungsverordnung die Notwendigkeit, die zeitliche Durchführung der verschiedenen Pflichteinsätze sowie der Umfang der praktischen Ausbildung in den entsprechenden Versorgungssystemen konkretisiert. So besagt § 3 Abs. 3 S. 3: „Der Pflichteinsatz in der allgemein-, geronto-, kinder- oder jugendpsychiatrischen Versorgung, der Vertiefungseinsatz sowie die weiteren Einsätze sind im letzten Ausbildungsdrittel durchzuführen. Die genaue zeitliche Reihenfolge wird im Ausbildungsplan festgelegt." Um die kooperative Zusammenarbeit zwischen der Pflegeschule, dem Träger und weiteren Einrichtungen sicherzustellen, werden nach § 6 Abs. 4 PflBRefG Kooperationsverträge geschlossen, deren inhaltliche Gestaltung gem. § 8 Abs. 1 S. 2 PflAPrV den einzelnen Bundesländern obliegt.

Der zweite Abschnitt regelt gem. §§ 9–24 PflAPrV die Bestimmungen für die staatliche Prüfung, die drei Prüfungsleistungen umfasst. Die schriftliche und mündliche Prüfungsleistung unterliegt dem Zuständigkeitsbereich der Pflegeschule, die praktische Prüfungsleistung gem. § 9 Abs. 4 PflAPrV dem Zuständigkeitsbereich der Einrichtung. Im Rahmen der schriftlichen Prüfung sind zu verschiedenen Kompetenzbereichen[2] drei Prüfungsaufgaben in einer festgelegten Bearbeitungszeit an drei aufeinanderfolgenden Werktagen zu lösen. Die Auszubildenden müssen fallorientierte Handlungssituationen lösen, indem „die Fallsituationen für die drei Aufsichtsarbeiten […] insgesamt variiert werden in Bezug auf die Altersstufe […], das soziale und kulturelle Umfeld […], die Versorgungsbereiche" (siehe § 14 Abs. 2 PflAPrV). Die mündliche Prüfung wird in §

---

[2] Die Kompetenzbereiche werden an anderer Stelle näher erläutert (Siehe A 7.1).

15 Abs. 1–8 PflAPrV abschließend geregelt und ergibt sich aus den vorgegebenen drei Kompetenzbereichen, die „anhand einer komplexen Aufgabenstellung" (siehe § 15 Abs. 2 PflAPrV) zu überprüfen sind. Die Durchführung der praktischen Prüfungsleistung wird in § 16 Abs. 1–9 PflAPrV geregelt, wo auf Bestimmungen über den Umfang und die Ausrichtung der Prüfungsleistung verwiesen wird. Konkret wird eine Prüfungsleistung verlangt, die „eine Aufgabe der selbständigen, umfassenden und prozessorientierten Pflege" voraussetzt und „die erworbenen Kompetenzen im Bereich einer umfassenden personenbezogenen Erhebung des Pflegebedarfs, der Planung der Pflege, der Durchführung der erforderlichen Pflege und der Evaluation des Pflegeprozesses sowie im kommunikativen Handeln und in der Qualitätssicherung" (§ 16 Abs. 2 S. 1 PflAPrV) überprüfbar macht.

Der zweite Teil der Ausbildungs- und Prüfungsverordnung betrifft in den §§ 25–29 PflAPrV besondere Vorschriften auf der Grundlage des Pflegeberufereformgesetzes über die berufliche Ausbildung zur Gesundheits- und Kinderkrankenpflegerin oder zum Gesundheits- und Kinderkrankenpfleger bzw. zur beruflichen Ausbildung zur Altenpflegerin oder zum Altenpfleger. Abweichungen lassen sich in der inhaltlichen Ausrichtung der schriftlichen, mündlichen und praktischen Prüfungsleistung feststellen. Auf der Grundlage von § 5 in Verbindung mit § 60 PflBRefG konkretisiert § 27 Abs. 1–3 PflAPrV bzw. § 29 Abs. 1–3 PflAPrV den Gegenstand der schriftlichen Prüfung, indem Kompetenzschwerpunkte für die Pflege und Versorgung in der Altersstufe von Kindern und Jugendlichen bzw. in der Altersstufe von älteren Menschen definiert sind.

6.2 Rahmenpläne und Rahmenlehrpläne

Auf Grundlage des Pflegeberufegesetzes wurde nach § 53 PflBG eine Fachkommission einberufen, die Rahmenpläne gemäß dem Pflegeberufegesetz zu erstellen hatte. Die Rahmenpläne lassen sich als eine hinreichende Bedingung für die einzelnen Bundesländer verstehen und sind bei der Erstellung der schulinternen Curricula als Orientierungsrahmen zu berücksichtigen. Die schulischen Curricula werden als zentraler Bestandteil beim Gelingen der innovativen Pflegeausbildung betrachtet und verstehen sich als Leitfaden für die Planung, Durchführung und Evaluation der neuen Pflegeausbildung. Sie beinhalten mitunter die Ausbildungsziele und berücksichtigen auch die aktuellen Anforderungen in den aktuellen Anforderungen in den verschiedenen Pflegebereichen, indem von handlungs- und problemorientierten Lernsituationen ausgegangen wird, die sich wiederum in den verschiedenen Kompetenzbereichen widerspiegeln (Löwenstein, 2022, S. 7). Beachtet werden die erforderlichen Kompetenzbereiche, die zur

6.2 Rahmenpläne und Rahmenlehrpläne

Befähigung der pflegerischen Berufsqualifikation notwendig sind. Dabei berücksichtigen die Kompetenzbereiche die unterschiedlichen Ausbildungsjahre sowie die Pflege, Betreuung und Versorgung verschiedener Lebensalter in unterschiedlichen pflegerischen Situationen. Ebenso gehen aus den Rahmenlehrplänen auch die unterschiedlichen beruflichen Fachrichtungen hervor, die nach dem zweiten Ausbildungsjahr von den Auszubildenden festgelegt werden können (Vgl. Bundesinstitut für Berufsbildung, 2020).

In den Schriften der Fachkommission wird neben der Begründung didaktisch-pädagogischer Grundsätze auch die Konstruktionsausrichtung der Rahmenpläne dargestellt, die sich im Wesentlichen an den rechtlichen Bestimmungen des Pflegeberufegesetzes und der Pflegeberufe-Ausbildungs- und Prüfungsverordnung orientieren. Als zentraler didaktisch-pädagogischer Grundsatz wird in den Schriften insbesondere die Kompetenzorientierung vorangestellt. Diese kompetenzorientierte Ausrichtung legt den Blick auf die Lernenden und versucht sich an den gegenwärtigen Leitbildern berufspädagogischer Konzepte zu orientieren (Vgl. Schriften der Fachkommission, 2019, S. 7–10). Weiter lässt sich eine enge Verzahnung mit dem Prinzip der Handlungsorientierung feststellen, das im Kern verschiedene Fähigkeiten und Fertigkeiten zum professionellen Handeln in unterschiedlichen Anforderungssituationen der Auszubildenden berücksichtigt. Vor diesem didaktisch-pädagogischen Grundsatz der Kompetenzorientierung weist die Fachkommission ein gesondertes Verständnis von Kompetenzen aus, das auf Grundlage eines subjektorientierten Bildungsbegriffs hervorgeht (Vgl. Bundesinstitut für Berufsbildung, 2020, S. 10). Der subjektorientierte Bildungsbegriff konkretisiert sich in den einzelnen curricularen Einheiten, die in ihrem Gesamtgefüge die Kompetenzorientierung berücksichtigen und einer entwicklungslogischen Struktur folgen (ebd., S. 11). Dieses Konstruktionsprinzip der Rahmenlehrpläne hat folglich neben der Orientierung an den Kompetenzen der Pflegeausbildungs- und Prüfungsverordnung (PflAPrV) gleichzeitig auch die unterschiedlichen Anforderungssituationen in den verschiedenen Versorgung- und Betreuungseinrichtungen zu garantieren. Diese Garantie erfolgt konkret durch die Angaben von elf curricularen Einheiten (CE), die von der Fachkommission mit Formulierungsansätzen bestimmter Handlungssituationen und zentralen Situationsmerkmalen ergänzt wurden. Dabei lassen sich die Situationsmerkmale im Sinne von ausgewählten Pflege- und Lernsituationen verstehen. Die inhaltliche Ausrichtung der Rahmenlehrpläne weist eine einheitliche Struktur über die drei Ausbildungsdrittel auf. Die curricularen Einheiten beziehen sich auf die pflegerischen Handlungsfelder und Problemsituationen, die spiralförmig ausgerichtet sind und das pflegerische Handeln berücksichtigen. Dabei lassen sich die curriculare Einheiten als Lernfelder verstehen, die als solche konzipiert sind und einen strukturierten Rahmen vorgeben, der inhaltlich komplexe berufliche Handlungs- und Problemsituationen didaktisch über alle drei Ausbildungsdrittel unter Berücksichtigung der spezifischen Qualifikationen erfasst. Sie stellen im Kern einen Leitfaden für eine kohärente Gestaltung der beruflichen Ausbildung dar, indem die Kompetenzziele innerhalb dieser curricularen Einheiten konkretisiert werden (Löwenstein,2022, S.121). Bestimmte Handlungs- und Situationsbereiche wie beispielsweise die Gesundheitsförderung, Prävention, Kuration, Rehabilitation und auch die Palliation sowie die Sozialpflege nehmen in der inhaltlichen Ausrichtung eine hervorgehobene Bedeutung ein. Eine exemplarische Darstellung wird in 7.1 vorgenommen.

6.3 Pflegeberufe-Ausbildungs- und Prüfungsverordnung

Die Pflegeberufe-Ausbildungs- und Prüfungsverordnung (PflAPrV) weist in ihren Ausführungen für die Pflegeberufe vier Abschnitte auf. Im ersten Abschnitt werden Bestimmungen zur Leistungsbewertung und Bestimmungen für die staatliche Abschlussprüfung zur beruflichen Pflegeausbildung zur Pflegefachfrau bzw. zum Pflegefachmann angeführt. Im zweiten Teil werden besondere Vorschriften zur beruflichen Pflegeausbildung auf Grundlage des Pflegeberufegesetzes gegeben, die sich auf die im dritten Ausbildungsjahr bezogenen Schwerpunktbereiche beziehen. Dies meint im Besonderen den Berufsabschluss zur Gesundheits- und Kinderkrankenpflegerin bzw. zum Gesundheits- und Kinderkrankenpfleger sowie die berufliche Ausbildung zur Altenpflegerin bzw. zum Altenpfleger. Der letzte und dritte Abschnitt bezieht sich in der Ausbildungs- und Prüfungsverordnung für die Pflegeberufe auf die hochschulische Pflegeausbildung, der vierte Abschnitt sodann auf besondere Vorschriften wie beispielsweise die Anerkennung von ausländischen Berufsabschlüssen und die dafür notwendigen Voraussetzungen.

Die berufliche Pflegeausbildung zur Pflegefachfrau bzw. zum Pflegefachmann sieht unterschiedliche Leistungsbewertungen im Rahmen der dreijährigen Ausbildung vor. Der erste Abschnitt bezieht sich zunächst auf die ersten Ausbildungsjahre und zeigt die erforderlichen Prüfungsleistungen im theoretischen und praktischen Unterricht auf. Auch die erforderliche Zwischenprüfung am Ende des zweiten Ausbildungsabschnittes wird in § 7 PflAPrV konkretisiert. Die Zwischenprüfung ist eine Überprüfung des Ausbildungsstandes und dient im Besonderen der Überprüfung der in den beiden ersten Ausbildungsjahren vermittelten Kompetenzbereiche (siehe § 7 PflAPrV). Bei Nichtbestehen der

Zwischenprüfung müssen bestimmte Sondermaßnahmen durch den Ausbildungsträger und die Ausbildungsstätte getroffen werden. Der zweite Abschnitt bezieht sich auf die im dritten Ausbildungsdrittel zu absolvierende staatliche Abschlussprüfung. Neben den Besonderheiten der staatlichen Prüfung werden auch die erforderlichen Voraussetzungen für die Zulassung zur Prüfung in § 11 PflAPrV und die entsprechenden Vornoten zur Prüfungszulassung in § 13 PflAPrV bestimmt. Die Abschlussprüfung zur Pflegefachfrau bzw. zum Pflegefachmann setzt sich aus drei Prüfungskomponenten zusammen. Diese sind zum einen die schriftliche Prüfung nach § 14 PflAPrV, der mündliche Teil nach § 15 PflAPrV und der praktische Teil nach § 16 PflAPrV. Die Zusammensetzung der drei Prüfungskomponenten berechnet sich aus einer vorgeschriebenen Bewertungstabelle nach § 17 PflAPrV.

Weitere zur Prüfung gehörende Regelungen wie u. a. das Wiederholen der Prüfungen werden in § 19 PflAPrV konkretisiert. Die schriftliche Abschlussprüfung im dritten Ausbildungsdrittel bezieht sich auf drei Schwerpunkte, die im Kern alle fünf Kompetenzbereiche abdecken. Der erste Schwerpunkt prüft Kenntnisse der „Interaktion und Beziehungsgestaltung in akuten und dauerhaften Pflegesituationen unter Einbeziehung von lebensweltlichen Aspekten und pflegerischen Aufgaben im Zusammenhang mit der Lebensgestaltung sowie unter Berücksichtigung von Autonomieerhalt und Entwicklungsförderung der zu pflegenden Menschen" (siehe § 14 Abs. 1 PflAPrV). Der zweite Schwerpunkt der schriftlichen Prüfung konkretisiert sich in der „Pflegeprozessgestaltung bei Menschen mit gesundheitlichen Problemlagen unter besonderer Berücksichtigung von Gesundheitsförderung und Prävention in Verbindung mit verschiedenen Schwerpunkten und Gesichtspunkten von Beratung" (siehe § 14 Abs. 2 PflAPrV). Der letzte schriftliche Prüfungsteil beinhaltet vor allem „kritische und krisenhafte Pflegesituationen in Verbindung mit der eigenständigen Durchführung ärztlicher Anordnungen und ethischen Entscheidungsprozessen" (siehe § 14 Abs. 3 PflAPrV). Weiter heißt es in der Prüfungs- und Ausbildungsverordnung, dass sich diese zu prüfenden Schwerpunkte jeweils auf unterschiedliche Kontexte beziehen müssen. Mit dem Begriff Kontexte werden unterschiedliche Altersstufen, verschiedene kulturelle und soziale Aspekte und bestimmte Versorgungsbereiche verstanden (siehe § 14 Abs. 2 PflAPrV). Die mündliche Prüfung als zweites Prüfungselement orientiert sich ebenfalls an den fünf Kompetenzbereichen. Abgefragt werden Inhalte, die ein „intra- und interprofessionelles Handeln in unterschiedlichen systemischen Kontexten" (siehe § 15 Abs. 1 PflAPrV) erkennen lassen. Auch das „eigene Handeln auf Grundlage von Gesetzen, Verordnungen und ethischen Leitlinien" (siehe § 15 Abs. 1 PflAPrV) unterliegt einer Überprüfung. Zuletzt wird auch das „eigene Handeln auf Grundlage von wissenschaftlichen Erkenntnissen und berufsethischen Werthaltungen und Einstellungen" (siehe § 15 Abs. 1 PflAPrV) überprüft. All diese Schwerpunkte werden in Form von konkreten und ausgewählten Fallsituationen abgefragt. Der praktische Teil der Prüfung berücksichtigt ebenfalls die Kompetenzbereiche, findet aber in den konkreten Praxiseinrichtungen statt, um die Prüfungsinhalte in realen und komplexen Pflegesituationen zu überprüfen. Dabei geht es nach § 16 Abs. 2 PflAPrV um die Überprüfung „der selbständigen, umfassenden und prozessorientierten Pflege". Bei der praktischen Prüfung wird der von den Auszubildenden gewählte Vertiefungseinsatz geprüft.

Der zweite Teil bezieht sich auf die prüfungsrelevanten Bedingungen hinsichtlich der beruflichen Ausbildung zur Gesundheits- und Kinderkrankenpflegerin oder zum Gesundheits- und Kinderkrankenpfleger. Bei den drei Prüfungskomponenten liegen die thematischen Schwerpunkte auf der Versorgung, Betreuung und Pflege von Kindern und Jugendlichen und werden bei den entsprechenden zu prüfenden Kompetenzbereichen berücksichtigt (siehe § 14 Abs. 1 PflAPrV). In ähnlicher Form verhält es sich mit der mündlichen und der praktischen Abschlussprüfung. Hier werden die Schwerpunkte der mündlichen und praktischen Abschlussprüfung auf den erstrebten Berufsabschluss gesetzt. Der dritte Abschnitt konkretisiert die schriftliche, mündliche und praktische Abschlussprüfung entsprechend der Berufsqualifikation zur Altenpflegerin bzw. zum Altenpfleger. Der thematische Schwerpunkt liegt hier vor allem auf der Versorgung, Betreuung und Versorgung alter Menschen und wird in § 29 Abs. 1 PflAPrV bestimmt.

Der dritte zu erläuternde Teil wird in § 30 PflAPrV mit der Darstellung der hochschulspezifischen Darstellung der Pflegeausbildung beschrieben. Die Studierende absolvieren im Rahmen ihrer hochschulischen Pflegeausbildung Lehrveranstaltungen und Praxiseinsätze in verschiedenen Versorgungs- und Betreuungsinstitutionen. Analog zur staatlichen Abschlussprüfung an Berufsfachschulen sind bei der hochschulischen Pflegeausbildung drei Prüfungskomponenten zu erfüllen, bestehend aus einem schriftlichen, mündlichen und praktischen Teil (siehe § 32 Abs. 1 PflAPrV). Der schriftliche Teil besteht aus drei Aufsichtsarbeiten, die sich an den vorgeschriebenen Kompetenzbereichen orientieren. Der mündliche Prüfungsteil umfasst weitere zu überprüfende Kompetenzbereiche, die in § 36 Abs. 1–3 PflAPrV aufgeführt sind. Der praktische Prüfungsteil beinhaltet die Überprüfung der Inhalte in realen Pflegesituationen. Auch hier muss der Auszubildende seine beruflichen Kompetenzen im Schwerpunktbereich seines gewählten Vertiefungsbereichs unter Beweis stellen (siehe §37 Abs. 1 PflAPrV).

Ausbildungsstruktur der Pflegeausbildung

Die Ausbildungsstruktur der Pflegeausbildung setzt sich im Folgenden aus den berufstheoretischen und berufspraktischen Inhalten zusammen und wird in Form einer Darstellung wichtiger Ausbildungsinhalte im Rahmen der dreijährigen Pflegeausbildung in 7.1 konkretisiert. An dieser Stelle wird auf den Kompetenzbegriff und die Curriculumsentwicklung im Rahmen der Neuorientierung der Pflegeausbildung eingegangen, die in den verschiedenen pflegeberuflichen Handlungsfeldern der drei Ausbildungsjahre eine hervorgehobene Bedeutung einnehmen. Im Fokus steht dabei die Darstellung der verschiedenen Kompetenzbereiche mit Berücksichtigung der Berufsabschlüsse. In Kapitel 7.2 wird der Tod als Unterrichtsthema in der Ausbildungsstruktur der Pflegeausbildung verortet und aufgezeigt, in welchen Ausbildungsdritteln das Thema konkretisiert wird. Dabei werden auch die Curricularen Einheiten berücksichtigt, die als weiterer Orientierungsrahmen und Präzisierung der Kompetenzbereiche herangezogen werden können.

7.1 Berufliche Ausbildung in der Pflege

Die Struktur der beruflichen Ausbildung in der gegenwärtigen Pflege ersetzt die genuinen Ausbildungsstrukturen der Alten-, Kranken- und Kinderkrankenpflege an staatlichen und privaten Berufsfachschulen durch eine einheitliche generalisierte dreijährige Pflegeausbildung, die für alle Alters- und Versorgungsbereiche entsprechende berufliche Kompetenzen vermittelt (Weiß et al., 2018, S. 88). Dabei zeigt sich, dass in den gegenwärtigen Bildungsdiskursen um die Pflegeausbildung sich zwar der Kompetenzbegriff als fester Bezugspunkt etabliert hat, gleichwohl aber eine Vielfalt in der Verwendung der Begriffe Kompetenz,

Qualifikation und Wissen sowohl in der Bildungspraxis als auch in wissenschaftlichen Fachdiskussionen erkennbar ist. Mit Blick auf die nachfolgend genannten Kompetenzbereiche in der generalistischen Pflegeausbildung erscheint die Definition des Kompetenzbegriffs nach Erpenbeck und Heyse (2007) zielführend zu sein. Die Autoren orientieren sich an der Kompetenzstruktur des „Deutschen Qualifikationsrahmen für lebenslanges Lernen" (DQR) das sowohl im Ausbildungsziel der generalistischen Pflegeausbildung (PflBG § 5) als auch in den Rahmenplänen der Fachkommission nach PflBG & 53 (2020a) abgebildet wurde (Löwenstein, 2022, S. 29). Nach Erpenbeck und Heyse werden Kompetenzen „von Wissen fundiert, durch Werte konstituiert, als Fähigkeiten disponiert, durch Erfahrungen konsolidiert, auf Grund von Willen realisiert" (2007, S. 163). Beide verstehen den Kompetenzbegriff als ein mehrdimensionales Konstrukt, das sich aus verschiedenen Schlüsselelementen zusammensetzt. Zu diesen Elementen zählen sowohl das theoretische als auch das praktische Wissen, kognitive, soziale und praktische Fähigkeiten der Auszubildenden sowie berufspraktische Erfahrungen. Auch der Wille und die zugrundeliegenden Werte der Auszubildenden wie beispielsweise die Vorstellungen und Überzeugungen ethischer Grundsätze spielen eine entscheidende Rolle bei der Entwicklung und Ausprägung des Kompetenzbegriffs.

Die Berufsausbildung wird an den Pflegeschulen in Vollzeit und Teilzeit angeboten. Charakteristisch für die dreijährige neue Ausbildungsstruktur in Vollzeit ist die Möglichkeit eines von den Auszubildenden nach dem zweiten Ausbildungsjahr festgelegten spezifischen Vertiefungsbereichs, der durch spezifische Ausbildungsinhalte im dritten Ausbildungsjahr zu dem entsprechenden Berufsabschluss führt. Eine Zwischenprüfung wird gem. § 6 Abs. 5 PflBRefG dem dritten Ausbildungsjahr vorangestellt. Laut § 7 PflAPrV sind die Kompetenzen im ersten und zweiten Ausbildungsdrittel Gegenstand der Zwischenprüfung, wobei sie auch im dritten Ausbildungsjahr den äußeren Rahmen bilden.

Über die gesamte dreijährige berufliche Ausbildung lassen sich die fünf Kompetenzbereiche als strukturgebend mit inhaltlicher Schwerpunktsetzung verstehen. Diese werden wie folgt formuliert:

- „Pflegeprozess und Pflegediagnostik in akuten und dauerhaften Pflegesituationen verantwortlich planen, organisieren, gestalten, durchführen, steuern und evaluieren.
- Kommunikation und Beratung personen- und situationsorientiert gestalten.
- Intra- und interprofessionelles Handeln in unterschiedlichen systemischen Kontexen verantwortlich gestalten und mitgestalten.

- Das eigene Handeln auf der Grundlage von Gesetzen, Verordnungen und ethischen Leitlinien reflektieren und begründen.
- Das eigene Handeln auf der Grundlage von wissenschaftlichen Erkenntnissen und berufsethischen Werthaltungen und Einstellungen reflektieren und begründen" (zit. nach § 9 PflAPrV Anlage 1).

Diese fünf Kompetenzbereiche werden durch weitere Kompetenzen spezifiziert, deren Formulierung mit bestimmten Handlungssituationen einhergeht. Tabelle 7.1 stellt exemplarisch die Kompetenzbereiche mit Spezifizierung der Handlungssituationen dar:

Tabelle 7.1 Überblick über die Kompetenzbereiche I bis V im ersten und zweiten Ausbildungsdrittel

I. Pflegeprozess und Pflegediagnostik in akuten und dauerhaften Pflegesituationen verantwortlich planen, organisieren, gestalten, durchführen, steuern und evaluieren	
I.1	*Die Pflege von Menschen aller Altersstufen verantwortlich planen, organisieren, gestalten, durchführen, steuern und evaluieren*
I.2	*Pflegeprozess und Pflegediagnostik bei Menschen aller Altersstufen mit gesundheitlichen Problemlagen planen, organisieren, gestalten, durchführen, steuern und evaluieren unter dem besonderen Fokus von Gesundheitsförderung und Prävention*
I.3	*Pflegeprozesse und Pflegediagnostik von Menschen aller Altersstufen in hoch belastetsten kritischen Lebenssituationen verantwortlich planen, organisieren, gestalten, durchführen, steuern und evaluieren*
I.4	*In lebensbedrohlichen sowie in Krisen- oder Katastrophensituationen zielgerichtet handeln*
I.5	*Menschen aller Altersstufen bei der Lebensgestaltung unterstützen, begleiten und beraten*
I.6	*Entwicklung und Autonomie in der Lebensspanne fördern*
II. Kommunikation und Beratung personen- und situationsorientiert gestalten	
II.1	*Kommunikation und Interaktion mit Menschen aller Altersstufen und ihren Bezugspersonen personen-und situationsbezogen gestalten und eine angemessene Information sicherstellen*
II.2	*Information, Schulung und Beratung bei Menschen aller Altersstufen verantwortlich organisieren, steuern und evaluieren*
II.3	*Ethisch reflektiert handeln*
III. Intra- und interprofessionelles Handeln in unterschiedlichen systemischen Kontexten verantwortlich gestalten und mitgestalten	

(Fortsetzung)

Tabelle 7.1 (Fortsetzung)

III.1	*Verantwortung in der Organisation des qualifikationsheterogenen Pflegeteams übernehmen und Situationen sicherstellen*
III.2	*Ärztliche Anordnungen im Pflegekontext eigenständig durchführen*
III.3	*In interdisziplinären Teams an der Versorgung und Behandlung von Menschen aller Altersstufen mitwirken und Kontinuität an Schnittstellen sichern*
IV. Das eigene Handeln auf der Grundlage von Gesetzen, Verordnungen und ethischen Leitlinien reflektieren und begründen	
IV.1	*Die Qualität der pflegerischen Leistungen und der Versorgung in den verschiedenen Institutionen sicherstellen*
IV.2	*Versorgungskontexte und Systemzusammenhänge im Pflegehandeln berücksichtigen und dabei ökonomische und ökologische Prinzipien beachten*
V. Das eigene Handeln auf der Grundlage von wissenschaftlichen Erkenntnissen und berufsethischen Werthaltungen und Einstellungen reflektieren und begründen	
V.1	*Pflegehandeln an aktuellen wissenschaftlichen Erkenntnissen, insbesondere an pflegewissenschaftlichen Forschungsergebnissen, Theorien und Modellen ausrichten*
V.2	*Verantwortung für die Entwicklung (lebenslanges Lernen) der eigenen Persönlichkeit sowie das berufliche Selbstverständnis übernehmen*

In Anlehnung an Anlage 1 zu § 7 Abs. 2 (Kompetenzen für die Zwischenprüfung) aus Bundesgesetzblatt Jahrgang 2018 Teil I Nr. 34, S. 1592–1595.

Für das dritte Ausbildungsjahr sind die fünf Kompetenzbereiche zur Darstellung der inhaltlichen Ausrichtung und beruflichen Spezifizierung ebenfalls bedeutsam. Die Handlungssituationen orientieren sich an den Möglichkeiten des Berufsabschlusses. In Tabelle 7.2 werden alle fünf Kompetenzbereiche für das dritte Ausbildungsjahr für alle drei Berufsabschlüsse angegeben.

Tabelle 7.2 Überblick über die Kompetenzbereiche I bis IV im dritten Ausbildungsdrittel

I. Pflegeprozess und Pflegediagnostik in akuten und dauerhaften Pflegesituationen verantwortlich planen, organisieren, gestalten, durchführen, steuern und evaluieren	
Pflegefachfrau bzw. Pflegefachmann	
I.1	*Die Pflege von Menschen aller Altersstufen verantwortlich planen, organisieren, gestalten, durchführen, steuern und evaluieren*
I.2	*Pflegeprozess und Pflegediagnostik bei Menschen aller Altersstufen mit gesundheitlichen Problemlagen planen, organisieren, gestalten, durchführen, steuern und evaluieren unter dem besonderen Fokus von Gesundheitsförderung und Prävention*

(Fortsetzung)

Tabelle 7.2 (Fortsetzung)

I.3	*Pflegeprozesse und Pflegediagnostik von Menschen aller Altersstufen in hoch belasteten und kritischen Lebenssituationen verantwortlich planen, organisieren, gestalten, durchführen, steuern und evaluieren*
I.4	*In lebensbedrohlichen sowie in Krisen- oder Katastrophensituationen zielgerichtet handeln*
I.5	*Menschen aller Altersstufen bei der Lebensgestaltung unterstützen, begleiten und beraten*
I.6	*Entwicklung und Autonomie in der Lebensspanne fördern*
I. Pflegeprozess und Pflegediagnostik in akuten und dauerhaften Pflegesituationen verantwortlich planen, organisieren, gestalten, durchführen, steuern und evaluieren	
Altenpflegerin bzw. Altenpfleger	
I.1	*Die Pflege von alten Menschen verantwortlich planen, organisieren, durchführen, steuern und bewerten*
I.2	*Pflege bei alten Menschen mit gesundheitlichen Problemlagen planen, organisieren, gestalten, durchführen, steuern und bewerten und dem besonderen Fokus von Gesundheitsförderung und Prävention*
I.3	*Pflegebedarfe von alten Menschen erkennen und Pflege von alten Menschen in hoch belasteten und kritischen Lebenssituationen verantwortlich planen, organisieren, gestalten, durchführen, steuern und bewerten*
I.4	*In lebensbedrohlichen sowie in Krisen-oder Katastrophensituationen zielgerichtet handeln*
I.5	*Alte Menschen bei der Lebensgestaltung unterstützen, begleiten und beraten*
I.6	*Entwicklung und Autonomie in der Lebensspanne fördern*
I. Pflegeprozess und Pflegediagnostik in akuten und dauerhaften Pflegesituationen verantwortlich planen, organisieren, gestalten, durchführen, steuern und evaluieren	
Gesundheits- und Kinderkrankenpflegerin bzw. Kinderkrankenpfleger	
I.1	*Die Pflege von Kindern und Jugendlichen verantwortlich planen, organisieren, gestalten, durchführen, steuern und evaluieren*
I.2	*Pflegeprozess und Pflegediagnostik bei Kindern und Jugendlichen mit Problemlagen planen, organisieren, gestalten, durchführen, steuern und evaluieren im Fokus von Gesundheitsförderung und Prävention*
I.3	*Pflegeprozesse und Pflegediagnostik von Kindern und Jugendlichen in hoch belasteten und kritischen Lebenssituationen verantwortlich planen, organisieren, gestalten, durchführen, steuern und evaluieren*
I.4	*In lebensbedrohlichen sowie in Krisen oder Katastrophensituationen zielgerichtet handeln*

(Fortsetzung)

Tabelle 7.2 (Fortsetzung)

I.5	Kinder und Jugendliche bei der Lebensgestaltung unterstützen, begleiten und beraten
I.6	Entwicklung und Autonomie in der Lebensspanne fördern

II. Kommunikation und Beratung personen-und situationsorientiert gestalten

Pflegefachfrau bzw. Pflegefachmann

II.1	Kommunikation und Interaktion von Menschen aller Altersstufen und ihren Bezugspersonen personen- und situationsbezogen gestalten und eine angemessene Information sicherstellen.
I.2	Information, Schulung und Beratung bei Menschen aller Altersstufen verantwortlich organisieren, gestalten, steuern und evaluieren.
I.3	Ethisch reflektiert handeln

Altenpflegerin bzw. Altenpfleger

II.1	Kommunikation und Interaktion von Menschen aller Altersstufen und ihren Bezugspersonen personen- und situationsbezogen gestalten und eine angemessene Information sicherstellen.
I.2	Information, Schulung und Beratung bei Menschen aller Altersstufen verantwortlich organisieren, gestalten, steuern und evaluieren.
I.3	Ethisch reflektiert handeln

Gesundheits- und Kinderkrankenpflegerin bzw. Kinderkrankenpfleger

II.1	Kommunikation und Interaktion von Menschen aller Altersstufen und ihren Bezugspersonen personen- und situationsbezogen gestalten und eine angemessene Information sicherstellen.
II.2	Information, Schulung und Beratung bei Menschen aller Altersstufen verantwortlich organisieren, gestalten, steuern und evaluieren.
II.3	Ethisch reflektiert handeln

III. Intra- und interpersonelles Handeln in unterschiedlichen systemischen Kontexten verantwortlich gestalten und mitgestalten

Pflegefachfrau bzw. Pflegefachmann

III.1	Kommunikation und Interaktion von Menschen aller Altersstufen und ihren Bezugspersonen personen- und situationsbezogen gestalten und eine angemessene Information sicherstellen
III.2	Information, Schulung und Beratung bei Menschen aller Altersstufen verantwortlich organisieren, gestalten, steuern und evaluieren
III.3	Ethisch reflektiert handeln

Altenpflegerin bzw. Altenpfleger

(Fortsetzung)

Tabelle 7.2 (Fortsetzung)

III.1	*Kommunikation und Interaktion von Menschen aller Altersstufen und ihren Bezugspersonen personen- und situationsbezogen gestalten und eine angemessene Information sicherstellen*
III.2	*Information, Schulung und Beratung bei Menschen aller Altersstufen verantwortlich organisieren, gestalten, steuern und evaluieren*
III.3	*Ethisch reflektiert handeln*
Gesundheits- und Kinderkrankenpflegerin bzw. Kinderkrankenpfleger	
III.1	*Kommunikation und Interaktion von Menschen aller Altersstufen und ihren Bezugspersonen personen- und situationsbezogen gestalten und eine angemessene Information sicherstellen*
III.2	*Information, Schulung und Beratung bei Menschen aller Altersstufen verantwortlich organisieren, gestalten, steuern und evaluieren*
III.3	*Ethisch reflektiert handeln*
IV. Das eigene Handeln auf der Grundlage von Gesetzen, Verordnungen und ethischen Leitlinien reflektieren und begründen	
Pflegefachfrau bzw. Pflegefachmann	
IV.1	*Die Qualität der pflegerischen Leistungen und der Versorgung in den verschiedenen Institutionen sicherstellen.*
IV.2	*Die Qualität der pflegerischen Leistungen und der Versorgung in den verschiedenen Institutionen sicherstellen.*
IV.3	*In interdisziplinären Teams an der Versorgung und Behandlung von Menschen aller Altersstufen mitwirken und Kontinuität an Schnittstellen sichern*
Altenpflegerin bzw. Altenpfleger	
IV.1	*Verantwortung in der Organisation des qualifikationsheterogenen Pflegeteams übernehmen*
IV.2	*Ärztliche Anordnungen im Pflegekontext eigenständig durchführen.*
IV.3	*In interdisziplinären Teams an der Versorgung und Behandlung von alten Menschen mitwirken und Kontinuität an Schnittstellen sichern*
Gesundheits- und Kinderkrankenpflegerin bzw. Kinderkrankenpfleger	
IV.1	*Verantwortung in der Organisation des qualifikationsheterogenen Pflegeteams übernehmen*
IV.2	*Ärztliche Anordnungen im Pflegekontext eigenständig durchführen*
IV.3	*In interdisziplinären Teams an der Versorgung und Behandlung von Kindern und Jugendlichen mitwirken und Kontinuität an Schnittstellen sichern*

(Fortsetzung)

Tabelle 7.2 (Fortsetzung)

V. Das eigene Handeln auf der Grundlage von wissenschaftlichen Erkenntnissen und berufsethischen Werthaltungen und Einstellungen reflektieren und begründen	
Pflegefachfrau bzw. Pflegefachmann	
V.1	Die Qualität der pflegerischen Leistungen und der Versorgung in den verschiedenen Institutionen sicherstellen.
V.2	Versorgungskontexte und Systemzusammenhänge im Pflegehandeln berücksichtigen und dabei ökonomische und ökologische Prinzipien beachten.
Altenpflegerin bzw. Altenpfleger	
V.1	Auf der Grundlage von pflege- und bezugswissenschaftlichen Erkenntnissen, ethischen Grundsätzen und beruflichen Aufgaben handeln
V.2	Verantwortung für die Entwicklung (lebenslanges Lernen) der eigenen Persönlichkeit sowie das berufliche Selbstverständnis übernehmen
Gesundheits- und Kinderkrankenpflegerin bzw. Kinderkrankenpfleger	
V.1	Pflegehandeln an aktuellen wissenschaftlichen Erkenntnissen, insbesondere an pflegewissenschaftlichen Forschungsergebnissen, Theorien und Modellen ausrichten
V.2	Verantwortung für die Entwicklung (lebenslanges Lernen) der eigenen Persönlichkeit sowie das berufliche Selbstverständnis übernehmen

In Anlehnung aus Anlage 1 nach § 7 der Pflegeberufe-Ausbildungs- und -Prüfungsverordnung (PflAprV)

Die Entscheidung über den Vertiefungsbereich liegt in den Händen der Auszubildenden. Eine generalistische Pflegeausbildung ist laut § 6 Abs. 1 PflBRefG auch in Teilzeitform möglich. Die Ausbildungsdauer wird dann um zwei weitere Jahre verlängert. Im Ausbildungsvertrag muss gem. § 16 Abs. 2 S. 1 PflBRefG der Vertiefungsschwerpunkt zwischen dem Träger der praktischen Ausbildung und dem Auszubildenden festgelegt sein. Dieser ist bei Ausbildungsbeginn nicht verbindlich, sondern kann im Laufe der Ausbildung noch geändert werden. Im Rahmen der schulischen Pflegeausbildung wird der fachtheoretische und -praktische Unterricht an staatlichen bzw. staatlich genehmigten oder staatlich anerkannten Pflegeschulen erteilt, die festgelegte Mindestanforderungen gem. § 9 Abs. 1 PflBRefG zu erfüllen haben und auf der Grundlage der Rahmenlehrpläne und Vorgaben zur Ausbildungs- und Prüfungsverordnung[1] die Ausbildungsinhalte nach einem festgelegten schulinternen Curriculum vermitteln.

---

[1] Die Fachkommission legt nach Art. 1 § 53 Abs. 1 und 2 die Vorgaben der Lehrpläne sowie nach Art. 1 § 56 Abs. 1 und 2 der PflAPrV die Ausbildungs- und Prüfungsverordnung fest. Das PflBRefG ermächtigt in Art. 1 § 6 die Bundesländer, verbindliche Lehrpläne als

Die praktische Pflegeausbildung wird in den Ausbildungsbetrieben auf Grundlage eines Ausbildungsplans durchgeführt. Die praktischen Pflicht- und Vertiefungseinsätze werden gem. § 7 Abs. 1 S. 1 bis 6 PflBRefG erwähnt und in § 56 Abs. 1 PflAPrV konkretisiert. Ein Überblick über die Pflichteinsätze und den gewählten Vertiefungseinsatz wird in Tabelle 7.3 aufgezeigt.

Tabelle 7.3 Ausbildungsstruktur über die praktischen Einsätze der generalistischen Pflegeausbildung

Beschreibung	Beinhaltet Einsätze „in der allgemeinen Akutpflege in stationären Einrichtungen, der allgemeinen Langzeitpflege in stationären Einrichtungen und der allgemeinen ambulanten Akut- und Langzeitpflege" (Art. 1 § 7 PflBRefG).	Beinhaltet Einsätze, „die beim Träger der praktischen Ausbildung in einem der Bereiche, in denen bereits ein Pflichteinsatz stattgefunden hat, durchgeführt" werden (Art. 1 § 7 PflBRefG).
Einsatzorte	Krankenhäuser Stationäre Pflegeeinrichtungen Ambulante Pflegeeinrichtungen	Krankenhäuser Stationäre oder ambulante Pflegeeinrichtungen

In Anlehnung an Weiß et al., 2018, S. 59

Für die Koordination der praktischen Einsätze und die Durchführung des fachtheoretischen und -praktischen Unterrichts ist die entsprechende berufliche Schule gem. § 10 Abs. 1 und 2 PflBG zuständig. Es liegt im Aufgaben- und Verantwortungsbereich der Ausbildungsschulen, den Struktur- bzw. Ausbildungsplan der Ausbildungsträger mit dem schulinternen Curriculum abzugleichen (Weiß et al, 2018, S. 14).

Die Anrechnung gleichwertiger Ausbildungen wird in § 12 Abs. 1 und 2 PflBRefG abschließend geregelt. Die Entscheidungshoheit liegt bei den zuständigen Behörden. Insbesondere Auszubildende, die bereits über eine einjährige berufsqualifizierende Pflegeausbildung verfügen, können unter bestimmten Voraussetzungen ihre berufsfachlichen und -praktischen Kenntnisse und Kompetenzen auf die reguläre Ausbildungszeit anrechnen lassen, um diese entsprechend zu verkürzen.

Eine bundeseinheitliche Evaluation wird im Jahr 2026 angestrebt. Sie wird von den beiden Bundesministerien für Familie, Senioren, Frauen und Jugend

---

Grundlage des Schulcurriculums der Pflegeschulen bei Bedarf zu erlassen (Weiß et. al, 2018, S. 11).

sowie für Gesundheit durchgeführt, um darüber zu entscheiden, ob die festgelegte Ausbildungsstruktur für die dreijährige berufliche Pflegeausbildung weiter ihre Gültigkeit besitzt oder Anpassungen bzw. Veränderungen vorgenommen werden müssen. Die Erläuterung der berufs- und ausbildungstheoretischen Bezüge verdeutlicht, dass die kompetenzorientierte Ausrichtung sich an typischen pflegerischen Wissens- und Handlungsaufgaben orientiert und durch eine vertiefte Bearbeitung von pflegerischen Situations- und Handlungssituationen erschlossen wird. Dabei sollen nicht die Lerninhalte der drei originären Pflegeausbildungen der Alten-, Gesundheits- und Krankenpflege sowie der Gesundheits- und Kinderkrankenpflege zusammengeführt werden, sondern ein neues pflegerisches Berufsprofil konzeptualisiert werden, das die zentralen Qualitätsstrukturen wie u.a. die curricularen Vorgaben durch Abstimmung des schulinternen Curriculums mit dem Ausbildungsplan aller kooperierenden praktischen Einsatzorten berücksichtigt (Löwenstein, 2022, S. 5). Inhaltich sichtbar werden die verschiedenen Stufen der Kompetenzentwicklung, die entwicklungslogisch aufeinander aufbauen und das Prinzip der spiralförmigen Curriculumsentwicklung unterstreichen. Vor diesem Hintergrund werden unterschiedliche Handlungs- und Anforderungssituationen möglich, aus denen verschiedene Aufgabentypen abgeleitet werden können. Diese sind u.a. Orientierungs- und Überblickswissen, Zusammenhangswissen, Detail- und Funktionswissen als auch erfahrungsbasiertes und fachsystematisches Vertiefungswissen (Rauner et. al.,2007, S. 6)

7.2 Die Todesthematik im Religionsunterricht der Pflegeausbildung

Die Todesthematik wird auf Grundlage des Bildungsplans für die Berufsfachschule für Pflege in allen Lernbereichen thematisiert. Das bedeutet, dass nicht nur ein Unterrichtsfach wie beispielsweise der Religionsunterricht sich des Themas im Besonderen annimmt, sondern sich auch andere Fachrichtungen in ihrer jeweiligen fachbezogenen Ausrichtung der Todesthematik zuwenden. Vor dem Hintergrund der vorliegenden Arbeit und der genannten Forschungsfragen, die sich nicht nur auf die persönliche Sichtweise auf den Tod und religiöse Vorstellungen konzentrieren, sondern sich auch auf die Umgangsweisen mit sterbenden Personen beziehen, werden im Folgenden der Stellenwert und die inhaltliche Ausrichtung des Religionsunterrichts erläutert. Beantwortet werden soll vordergründig die Frage, inwieweit der Religionsunterricht einen Beitrag für die persönlichen Sichtweisen der Auszubildenden und ihren religiösen Vorstellungen leisten kann.

7.2 Die Todesthematik im Religionsunterricht der Pflegeausbildung

Im Gesamtbildungsplan der generalistischen Pflegeausbildung wird der Religionsunterricht mit der Fachbezeichnung „Evangelische Religionslehre bzw. religiös-ethische Kompetenzen entwickeln" (Abkürzung ERL/ REK) ausgewiesen. In Übereinstimmung mit den christlichen Glaubens- und Grundsätzen der Landeskirchen Baden und Württemberg wird der Religionsunterricht in den staatlichen Berufsfachschulen ausbildungsintegriert und als einstündiges Fach unterrichtet (Ministerium für Soziales und Integration & Ministerium für Kultus, 2022, S. 2). Im Vergleich zu anderen Bundesländern nimmt der Religionsunterricht in Baden-Württemberg eine Sonderstellung ein. Diese Sonderstellung oder vielmehr der Sonderweg zeigt sich in vielerlei Hinsicht: Der Religionsunterricht weist an staatlichen Berufsfachschulen in Baden-Württemberg einen verfassungsrechtlichen Status auf, der ihm seine Legitimation im Rahmen der Berufsqualifikation garantiert. Das bedeutet, dass Staat und Kirche den Religionsunterricht an den staatlichen Berufsfachschulen gleichermaßen verantworten. Dieser verfassungsrechtliche Status wird in Art. 7 Abs. 3 GG und Art. 18 LV Baden-Württemberg geschützt. In Bayern beispielsweise existiert kein ausgewiesener Lehrplan für den Religionsunterricht in der generalistischen Pflegeausbildung. Der Religionsunterricht orientiert sich an Schwerpunktthemen für alle Berufsfachschulen. Im Bundesland Nordrhein-Westfalen fällt die berufsqualifizierte Pflegeausbildung nicht unter das Schulgesetz (SchulG NRW). Auch sind die allgemeinbildenden Unterrichtsfächer wie beispielsweise Deutsch und Religion nicht im Fächerkanon der generalistischen Pflegeausbildung enthalten und werden folglich nicht im Rahmen der beruflichen Pflegeausbildung gelehrt bzw. angeboten.[2]

Der Landeslehrplan für den Religionsunterricht in der generalistischen Pflegeausbildung orientiert sich an den zentralen didaktisch-pädagogischen Grundsätzen[3] der neuen Pflegeausbildung und lässt sich im Rahmen der inhaltlichen Ausrichtung auch als ausbildungsintegriert verstehen. Ausbildungsintegriert meint in diesem Sinne ein über alle Ausbildungsjahre hinweg existierendes schulinternes Curriculum, das sich als ein handlungsleitendes und fächerübergreifendes Gerüst versteht, das für alle am Lernprozess Beteiligten verbindlich ist (Dubronner & Wagensommer, 2023, S. 172). Die Teilnahme am Religionsunterricht ist konfessionsübergreifend und kann auch von Auszubildenden besucht werden, die

---

[2] Eine ausführliche Darstellung über länderspezifische Besonderheiten haben Surya und Jürgensen vorgenommen. Sie zeigen jeweils die Zuständigkeitsbereiche der Bundesländer auf (2021, S 106–115).

[3] Als zentrale didaktisch-pädagogische Grundsätze lassen sich die Schwerpunkte der Kompetenz- und Situationsorientierung sowie die Pflegeprozessverantwortung nennen. Sie finden sich in den bundeseinheitlichen Rahmenlehrplänen wieder und korrespondieren mit den entsprechenden Landeslehrplänen (Dubronner & Wagensommer, 2023, S. 172).

keiner oder einer anderen Religionsgemeinschaft zugehören. Diese Offenheit lässt sich auch mit der erweiterten Bezeichnung des Unterrichtsfachs sowie den vorgeschriebenen Kompetenzbereichen in Abschn. 7.1 sowie Tabelle 7.2 begründen. Der Fokus liegt auf einer religiös-ethischen Orientierung und schließt Fragestellungen aller Lebens- und Entwicklungsphasen mit ein, die für alle Versorgungs- und Betreuungsinstitutionen relevant sind. In Bezug auf die Todesthematik geht es in erster Linie nicht nur um allgemeinethische und religiöse Fragestellungen, sondern auch um interreligiöse und interkulturelle Kompetenzen, die dann zum Tragen kommen, wenn Auszubildende sterbenskranke Personengruppen zu pflegen und deren Angehörigen zu begleiten haben. Die Vermittlung und Förderung dieser Kompetenzen muss als zentraler Beitrag des Religionsunterrichts im Rahmen der Todesthematik verstanden werden, denn Krankheit und Pflegebedürftigkeit lassen „nicht selten auch religiöse Bedürfnisse und Gefühle von Pflegenehmenden bedeutsam werden" (Merkt, 2014, S. 25). Auch das Verständnis für andere religiöse Vorstellungen und Bedürfnisse verlangt von Auszubildenden Kenntnisse, weil nach Merkt gerade „religiös geprägte Verhaltensweisen zu Missverständnissen und Konflikten führen, die professionell Pflegende, Pflegenehmende und ihre Angehörigen gleichermaßen belasten" (ebd.). Kompetenzen im interkulturellen Bereich sieht Lüsebrink als eine Schlüsselqualifikation im Rahmen der beruflichen Ausbildung, die nicht nur im sozialen und pflegerischen Arbeitsmarkt, sondern auch in anderen Berufszweigen an Bedeutung gewinnt (2012, S. 8).

Um diesem Anspruch der Förderung und Ausbildung professioneller Fähigkeiten und Kompetenzen in Bezug auf die Todesthematik gerecht zu werden, lässt sich die im Landeslehrplan genannte religiöse Dimension heranziehen, die mitunter existenzielle Fragestellungen im Allgemeinen und Fragestellungen um das Thema Tod im Besonderen in den Blick nimmt. Dabei wird die religiöse Kompetenz als eine Kompetenz verstanden, die sich mitunter in der Begleitung schwerstkranker und sterbender Menschen im Sinne einer respektierenden und individuell ausgerichteten spezifischen und religiösen Begleitung konkretisiert (vgl. Handreichung für die Unterstützung der Lehrkräfte vom ZSL, 2021, S. 58). Des Weiteren impliziert die religiöse Dimension eine an den religiösen, kulturellen und ethnischen Gewohnheiten orientierte Pflege aller zu pflegenden Personen (ebd., S. 63). Diese ausgewiesenen religiösen Kompetenzen werden mitunter als Verweise im Gesamtbildungsplan der generalistischen Pflegeausbildung angegeben, was zugleich auch ersichtlich macht, dass der Religionsunterricht mit der Vermittlung ethischer und religiöser Kompetenzen für das professionelle Handeln von Pflegefachkräften unerlässlich ist.

7.2 Die Todesthematik im Religionsunterricht der Pflegeausbildung

Zusammenfassend bilden die religiöse Kompetenz und auch die ethische Kompetenz eine für den Religionsunterricht geltende übergeordnete Kompetenz. An beruflichen Schulen lassen sich diese Kompetenzen als Teil der zu vermittelnden Kompetenzen im Rahmen der allgemeinbildenden Fächer deuten, die für die Förderung und Orientierung der persönlichen Bildung unerlässlich sind (Kirchenamt der EKD , 2018, S. 6).

Um die Todesthematik mit Blick auf die demographische und gesellschaftliche Situation in seiner Darstellungsform zu verstehen, muss der Religionsunterricht auch die bestehenden vielfältigen kulturellen und religiösen Zugehörigkeiten und Prägungen im Pflegealltag thematisieren, um die Auszubildenden nicht nur in ihrer Persönlichkeits- und Identitätsbildung zu fördern und zu stärken, sondern sie auch auf einen gelingenden Dialog verschiedener Kulturen und Nationen im Pflegealltag und explizit in der Begleitung schwerstkranker und sterbender Personen vorzubereiten (ebd, S. 13–14).

Teil III
Empirische Forschung bei Auszubildenden in der generalistischen Pflegeausbildung

Eigene Studie über Vorstellungen, Sichtweisen und Einstellungen von Auszubildenden zum Thema Tod

Die empirische Erhebung bildet den dritten Schwerpunkt der vorliegenden Arbeit. Ausgehend vom Forschungsgegenstand wird zunächst die methodologische Schrittabfolge der empirischen Erhebung dargestellt. In einem weiteren Schritt werden die Aussagen der Auszubildenden im ersten Ausbildungsjahr, gefolgt von den Aussagen der Auszubildenden im dritten Ausbildungsjahr nach deren Sichtweisen, Einstellungen und Umgangsweisen zum Thema Tod exploriert.

Abschnitt 8.1 nimmt eine Skizze des Forschungsgegenstands vor und stellt die sich daraus ergebenden Forschungsfragen vor. Das ausgewählte Messinstrument wird in diesem Kapitel erörtert. Das Studiendesign sowie die Durchführungsschritte der qualitativen Erhebung werden in 8.2 konkretisiert. Die Auswahl der Stichprobe und das Auswertungsverfahren werden in 8.3 vorgestellt. Die deskriptive Darstellung der zentralen Befunde erfolgen in 8.4. Differenziert wird zwischen dem ersten und dritten Ausbildungsjahr. Eine Bewertung der zentralen Befunde wird in 8.5 vorgenommen. Hierbei werden die Befunde mit Hilfe der Kategorien Interesse, Wissen und Perspektivenübernahme bewertet. Abschnitt 8.6 nimmt eine diskursive Betrachtung der Befunde auf Grundlage der disziplinären Perspektiven unter dem Blickwinkel des theoretischen Hintergrunds der vorliegenden Arbeit vor. In 8.7 erfolgt ein abschließendes Fazit der qualitativen Erhebung.

Ergänzende Information Die elektronische Version dieses Kapitels enthält Zusatzmaterial, auf das über folgenden Link zugegriffen werden kann https://doi.org/10.1007/978-3-658-45628-3_3.

© Der/die Autor(en), exklusiv lizenziert an Springer Fachmedien Wiesbaden GmbH, ein Teil von Springer Nature 2024
E. Dubronner, *Umgang mit dem Thema Tod bei Auszubildenden der generalistischen Pflegeausbildung*, https://doi.org/10.1007/978-3-658-45628-3_8

8.1 Hintergrund des Forschungsgegenstandes und Forschungsfragen

Der Tod ist in der Lebenswelt Jugendlicher gegenwärtig. Jugendliche werden – auch bedingt durch die fortschreitende Digitalisierung – pausenlos über Medien und verschiedene Nachrichtenportale mit dem Tod konfrontiert. Dies spiegelt sich über die Mitteilung globaler Katastrophen, kriegerischer Auseinandersetzungen und terroristischer Ereignisse mit dem Tod wider. Eine tragende Bedeutung und prominente Stellung kommen auch medialen Repräsentationen zu, in denen im Besonderen der Tod, aber auch Themen wie Leid, Krankheit und Sterben als Spannungsinstrument und Spannungsbogen dienen (Schreiter, 2019, S. 13).

Auch wenn der Tod für Jugendliche in abstrakter Form vermittelt und keine persönliche Betroffenheit ausgelöst wird, treten zweifellos Fragen und Vorstellungen über die eigene Vergänglichkeit und Fragen des Umgangs mit Sterbenden in das Bewusstsein, die Jugendliche – unabhängig von ihrer kulturellen Sozialisation und Konfessionalität – beantwortet wissen wollen. Es ist anzunehmen, dass gerade Auszubildende in pflegerischen Versorgungs- und Betreuungskontexten andere Umgangsweisen mit dem Tod pflegen als Auszubildende in gewerblichen oder handwerklichen Ausbildungsberufen. Auch ist zu vermuten, dass Auszubildende in bislang nicht gekannter Weise in ihren ersten berufspraktischen Ausbildungsmonaten mit herausfordernden Situationen wie dem Tod in Berührung kommen. Der Ausbildungsbetrieb, aber vor allem die Schule als Ausbildungsstätte nimmt hier eine hervorgehobene Schlüsselrolle bei der Ausbildung von Kompetenzen und der Vermittlung von Kenntnissen sowie Wissensinhalten im Umgang mit dem Tod ein. Die Bereitschaft der Auszubildenden, sich in Form eines zentrierten (Interview-)Gesprächs zu dem Thema Tod gegenüber einer fremden Person zu äußern, unterstreicht die Offenheit und Bereitschaft sowie das Interesse und den Bedarf, über den Tod zu sprechen. Vor dem Hintergrund der vielfältigen Vorstellungen und Erfahrungen mit dem Thema kommt der Berufsfachschule als Bildungs- und Ausbildungsort eine zentrale Bedeutung bei der Vermittlung von Werten und Wissensinhalten im Rahmen der dreijährigen Berufsqualifikation zu. Fest steht, dass es derzeit noch keine empirischen Erhebungen gibt, die sich mit dem Thema Tod in der neuen generalistischen Pflegeausbildung im Besonderen beschäftigen. Es lassen sich folglich keine Belege anführen, die Umgangsweisen und Ansichten Auszubildender in Bezug auf das Thema Tod in der neuen (generalistischen) Pflegeausbildung sichtbar werden lassen. Diese qualitative Erhebung setzt genau an dieser Stelle an und versteht sich als einer der ersten wissenschaftlichen Beiträge zur Erhebung des Todesbewusstseins bei Auszubildenden der neuen generalistischen Pflegeausbildung. Das Forschungsprojekt stellt sich als vordergründliches Ziel, Aussagen von Auszubildenden zu diesem Thema zu erfassen und zu bewerten und daraus bestimmte Vorstellungen, Einstellungen und Umgangsweisen mit dieser Thematik zu erforschen. Daraus lassen sich vier Fragen zur Operationalisierung ableiten:

- Wird der Tod bei Auszubildenden im ersten und dritten Ausbildungsjahr als eine besondere pflegerische Herausforderung genannt?
- Welche Sichtweisen und Einstellungswerte lassen sich bei Auszubildenden im ersten und dritten Ausbildungsjahr hinsichtlich des Themas erkennen?
- Sind signifikante Unterschiede bei Auszubildenden im ersten und dritten Ausbildungsjahr im Umgang mit dem Thema Tod zu erkennen?
- Inwieweit spielen personenbezogene Merkmale wie Alter, Geschlecht und berufliche Erfahrungswerte bei der Auseinandersetzung mit dem Thema Tod eine Rolle?

Im Rahmen des qualitativen Erhebungsverfahrens werden die berufs- und lebensweltbezogenen Vorstellungen zum genannten Thema mittels eines leitfadengestützten Interviews als Messinstrument erfasst und interpretativ erschlossen. Dabei steht neben der Eruierung von prä- und postinstruktionalen Einstellungen und Vorstellungen auch die Subjektbezogenheit der Auszubildenden im Fokus. Dies meint, dass im Gesprächsverlauf neben der Interessenlage auch die Frage des grundsätzlichen Umgangs mit dem Thema im Austausch mit Familienmitgliedern oder Freunden und Bekannten im Raum steht. Dieser erweiterte Frageradius soll dazu dienen, zu prüfen, inwieweit sich Aussagen darüber treffen lassen, ob berufliche Erfahrungswerte zu einer tiefgründigen thematischen Auseinandersetzung mit dem Tod führen und sich daraus professionelle Umgangsweisen oder Erklärungsansätze im Verlauf der dreijährigen Pflegeausbildung erkennen lassen. Für die Erfassung und Bewertung der Datensätze kommt als Erhebungsverfahren vor allem das Interview als eines der geeignetsten Messinstrumente in Frage. Dabei eignet sich unter den verschiedenen qualitativen Interviewtechniken das nach Witzel entwickelte problemzentrierte Interview. Hier stellen die offenen und halbstrukturierten Fragestellungen einen Gesprächsrahmen dar, der den Auszubildenden einen freien und offenen Austausch ermöglicht und gleichzeitig „eine bestimmte Problemstellung, die der Interviewer einführt" (Mayring, 2016, S. 67) berücksichtigt. Für das problemzentrierte Interview lassen sich drei Leitprinzipien formulieren, die sich nach Witzel in den Schlagworten der Problemzentrierung, der Gegenstandsorientierung und der Prozessorientierung konkretisieren. Mit dem Ausdruck der Problemzentrierung wird in der Vorbereitungs- und

Ausarbeitungsphase des leitfadengestützten Interviews das gesellschaftliche Problem zu dem Thema identifiziert. Dies bezieht sich demnach auf die Vielfalten an unterschiedlichen Umgangsweisen und Bewertungs- und Deutungsphasen Jugendlicher im Allgemeinen und bei Auszubildenden in der Pflegeausbildung im Konkreten. Gerade die vielfältigen Deutungsmuster bei Auszubildenden in der generalistischen Pflegeausbildung lassen sich als Korrelation mit den unterschiedlichen kulturellen und religiösen Sozialisierungs- und Transitionsphasen Jugendlicher sowie mit den aus den verschiedenen Versorgungs- und Betreuungsbereichen resultierenden Erfahrungswerten verstehen. Diese Abweichungen der Interpretamente lassen sich auch mit den unterschiedlichen Kontexten pflegerischen Handelns erklären. Als weiteres Prinzip umschreibt Witzel mit der Gegenstandsorientierung die Ausarbeitung des Fragebogens auf Grundlage des Forschungsgegenstandes. Diese Orientierung bezieht sich dabei nicht nur auf die Forschungsfrage(n), sondern schließt auch das sprachliche und kognitive Niveau der Interviewten mit ein und macht vorgefertigte Frageleitfäden obsolet. Die Pro zessorientierung als drittes Prinzip bezieht sich auf den Forschungsgegenstand und die zu erforschenden Erkenntnisse sowie die Analyse der Datenbestände als fortlaufenden Prozess, der sich nicht durch die einzuhaltende Schrittabfolge des Frageleitfadens, sondern durch „den Zusammenhang und [die] Beschaffenheit der einzelnen Elemente sich erst langsam und in ständigem reflexivem Bezug auf die dabei verwandten Methoden herausschält" (Witzel, 1982, S. 72). Witzel betont in seiner Begründung qualitativer Interviews neben den drei genannten Prinzipien auch deren Offenheit und das herzustellende Vertrauensverhältnis bei der Durchführung des Interviews. Dabei muss dem Interviewten vor Beginn des Interviews die Problemstellung verständlich gemacht werden, damit sich daraus ein authentisches Gespräch entwickeln kann. Pretests in Form eines Probeinterviews dienen dazu, den Fragebogen bei auftretenden Verständnisschwierigkeiten entsprechend zu modifizieren sowie eigenes Verhalten während des Interviews zu bewerten (Mayring, 2016, S. 67–69).

8.2 Studiendesign und Durchführungsschritte

Ausgehend von den vier Leitfragen sollen im Rahmen dieses Kapitels das qualitative Studiendesign und die Durchführungsschritte der Studie vorgestellt und begründet werden. Für die Planungsphase im Hinblick auf die Erstellung des Fragebogens wurden neben dem anzunehmenden Interesse der Auszubildenden, über den Tod zu sprechen, auch die inhomogene Ausprägung von Merkmalen wie u. a. Bildungsstand, Alter, kulturelle und religiöse Prägungen sowie auch

8.2 Studiendesign und Durchführungsschritte

pflegerische Erfahrungswerte berücksichtigt. Diese Merkmalsausprägungen spiegeln sich mutmaßlich in den Gesprächsreaktionen der Auszubildenden wider. Diese Annahme lässt sich erst bei der Auswertung der Datensätze bewerten. Weiter ist davon aus- zugehen, dass Auszubildende im ersten Ausbildungsjahr ihre Sichtweisen und Umgangsweisen mit dem Thema ohne schulisches Wissen, sondern aus rein subjektiven und erfahrungsbezogenen Erkenntnissen beschreiben. Die Einschätzungen bzw. Aussagen der Auszubildenden des dritten Ausbildungsjahres werden sich hingegen durch einen erweiterten Erfahrungs- und Wissenshorizont durch berufspraktische Erfahrungen und Kenntnissen aus dem Unterricht unterscheiden. Diese Überlegungen werden bei der Konzeption des Interviews berücksichtigt. Die zentralen Forschungsfragen werden mithilfe des leitfadengestützten Fragebogens über drei Themenbereiche ermittelt, so dass die Interviewten ihre persönliche Sichtweise und Umgangsweisen mit dem Thema zum Ausdruck bringen können. Die erhobenen Datensätze werden transkribiert und nach verschiedenen Kategorien systematisiert und analysiert. Dabei soll nicht nur die subjektive Haltung und Einstellung zum Tod bei Auszubildenden des entsprechenden Ausbildungsjahres aufgezeigt werden, sondern sollen vor allem auch personenbezogene Merkmalsausprägungen bei der Gegenüberstellung beider Ausbildungsjahre berücksichtigt werden. Während der leitfadengestützte Fragebogen Sichtweisen, Einstellungen sowie Vorstellungen und Positionierungen im und zum Umgang mit dem Thema Tod ermittelt, werden die personenbezogenen Daten und berufsbezogenen Erfahrungen über einen Kurzfragebogen abgefragt. Beide Informationsquellen unterliegen der Anonymität sowie den Vorgaben und Richtlinien des Datenschutzes und der Freiwilligkeit hinsichtlich der Teilnahme an der Erhebung. Im Vorfeld des Interviews werden die Auszubildenden über die Verwendung ihrer personenbezogenen Daten aufgeklärt und die Durchführungsschritte beschrieben. Das Erstgespräch dient dem formalen Aspekt der Transparenz und dem Erstkontakt zwischen Interviewten und Interviewerin.

Der vorangestellte Kurzfragebogen erfasst die personenbezogenen Daten. Berücksichtigung finden das Alter, die Geschlechterangabe und die Konfessionszugehörigkeit.[1] In Bezug auf die berufliche Einordnung spielen das Ausbildungsjahr, der angestrebte Berufsabschluss sowie die vorausgegangenen Berufsqualifikationen in der Pflege eine Rolle. Letztere weisen auf die pflegerische Erfahrung hin. Die pflegerischen Erfahrungswerte werden gesondert in Form von vorgegebenen zeitlichen Richtwerten erfragt. Auch der sozioökonomische

---

[1] Bei der Altersangabe stehen drei Altersspannen zur Auswahl: 16–20 Jahre, 21–30 Jahre und 31–45 Jahre. Hinsichtlich Konfessionszugehörigkeit können die Auszubildenden zwischen evangelisch, katholisch, muslimisch, keine und andere entscheiden.

Status wird bei der Stichprobe berücksichtigt. Die Datensätze des Kurzfragebogens sind für die Bewertung der Aussagen bedeutsam. Es ist anzunehmen, dass sich durch die Erhebung der personenbezogenen Daten mittels des Kurzfragebogens möglicherweise durch Korrelation mit den Datensätzen zu Einstellungen und Umgangsformen mit dem Thema pädagogisch-didaktische Impulse und Perspektiven im Rahmen der generalistischen Berufsqualifikation ableiten lassen.

Das problemzentrierte Interview ist eine Unterform des qualitativen Leitfaden interviews. Gemäß formalen Gesichtspunkten unterliegt die Interview- bzw. Gesprächsform einer strukturierten Vorgehensweise, die sich nach einem bestimmten Themenweg konkretisiert und darüber bestimmte Perspektiven, Einstellungen und Vorstellungen der Interviewten sichtbar macht (Kruse, 2014, S. 213). Berücksichtigung finden drei Themenwege bzw. -bereiche, die verschiedene Schwerpunkte aufweisen. Dies bedeutet konkret, dass sich die Themenwege an den formulierten Leitfragen orientieren, die über die offenen und standardisierten Items bzw. Fragen abgebildet werden. Dabei kann die Reihenfolge – entsprechend den Aussagen der Interviewten – innerhalb der Themenbereiche variieren, um einerseits dem Interviewten ein monologisches Rederecht einzuräumen und anderseits „Raum für die subjektive Relevanzsysteme zu lassen" (ebd., S. 216). Mit diesem Ansatz lässt sich auch die Kritik des Widerspruchs zwischen der Offenheit und der Strukturierung entkräften. Dabei verweist Kruse auf die semantische Bedeutung zwischen Offenheit und Strukturierung, die im Kontext des leitfadengestützten Interviews so zu verstehen ist, dass sich Strukturierung vor allem auf den Inhalt der Items und die Themenbereiche bezieht. Innerhalb der Themenbereiche ist die Offenheit zum einen durch die flexible Durchführung der Items garantiert und zum anderen durch die offene Fragepartikel bzw. Erzählstimuli, die dem Interviewten einen offenen Gestaltungsspielraum hinsichtlich seiner Antworten offerieren und dem Interviewten eine aktive Rolle des Erzählens einräumen (2014, S. 216–217).

Der Interviewleitfaden unterliegt einem dreigliedrigen Themenweg, der sich auch mit Themenblöcken oder thematischen Dimensionen umschreiben lässt. Alle drei Themenblöcke beinhalten neben inhaltlichen Aspekten auch Aufrechterhaltungsfragen sowie Fragen im Sinne des Nachfragens, die allesamt offen in den Themenweg einführen und den Auszubildenden die Möglichkeit geben, keine standardisierten Antworten zu geben, sondern sich vielmehr authentisch, interessiert und selbstkritisch zu äußern und dabei eigene Schwerpunkte zu setzen. Der erste Themenblock bildet die Einführungsphase und hat die Funktion, den Interviewten auf das Gespräch vorzubereiten bzw. einzustimmen und ihn mit einer leichten und unbefangenen Frage in einen Erzählmodus zu bringen. Diese Eingangsfrage weist aber auch einen inhaltlichen Aspekt auf und macht

8.2 Studiendesign und Durchführungsschritte

das Interesse für den ausgeübten Pflegeberuf sichtbar. Der Befragte kann auf unterschiedlichste pflegerische Bereiche eingehen, die nicht zwangsläufig mit palliativen Situationen oder Handlungsfeldern im Kontext des Todes einhergehen müssen. Die Fragen beziehen sich zuvorderst auf die Motive und Beweggründe für die pflegerische Berufsqualifikation. Sie weisen auf die Interessenlage der Auszubildenden hin. Der erste Themenblock wird mit einer Suggestivfrage beendet, um auf den zweiten Themenblock inhaltlich überzuleiten. Dieser Fragetypus zielt darauf ab, den Interviewten indirekt auf emotionale Situationen wie Sterben, Tod und Trauer anzusprechen. Der Übergang in den zweiten Themenblock bleibt demzufolge unbemerkt. Der zweite Themenblock beinhaltet Fragen, die sich auf die berufspraktischen Erfahrungen und Kenntnisse im Kontext von sterbenden Pflegenehmenden beziehen. Dabei werden neben direkten und indirekten Fragetypen auch präsuppositive und zirkuläre Fragen gestellt, um die entscheidende Entwicklungsschritte im Lebenslauf und Lernschritte in der berufspraktischen Ausbildungszeit für bestimmte Verhaltens- und Umgangsweisen bei diesem Thema zu erfahren. Auch sollen die Fragetypen bestimmte subjektive Einstellungen und Positionen sowie personenbezogene Rituale im Umgang mit dem Thema Tod aufzeigen. Besonders die emotionale Gefühlslage der Auszubildenden wird durch die offenen und direkten Fragen zum Ausdruck gebracht und zeigt, welche Erfahrungen die Auszubildenden mit besonderen Situationen haben und welche Rituale Auszubildende bei der Überwindung solcher Situationen anwenden.

Der dritte Themenblock fokussiert mit den ausgewählten Fragestilen die eigenen Vorstellungen und persönlichen Ansichten sowie Haltungen der Auszubildenden, die sich entsprechend dem Ausbildungsstand durch berufspraktische und fachtheoretische Inhalte ergeben haben und den Blick und die eigenen Vorstellungen über den Tod bei den Befragten weiten und schärfen. Die offenen, aber auch konfrontativen Fragen sollen erfassen, inwieweit diese berufspraktischen Erfahrungen das eigene Handeln hinterfragen bzw. inwieweit bestimmte religiöse und kulturelle Handlungsweisen den eigenen Blick beeinflussen.

Die konzeptionellen Fragen sollen das Interview insofern strukturieren, als die Themenblöcke in ihrer Gesamtheit betrachtet die Forschungsfragen im Blick behalten. Die Offenheit und die Strukturiertheit sind eng miteinander verwoben und bedingen sich gegenseitig durch die drei Themenwege und die variierenden Fragestile bzw. -techniken.

Die Konzeption des Leitfragebogens orientiert sich nach Kruse an den von Helfferich formulierten zentralen Grundsätzen. Er formuliert dabei vier Phasen bzw. Schritte[2], die bei der Konzeption eines fragengestützten Leitfadens Berücksichtigung finden und an dieser Stelle kurz dargestellt werden.

Diese Phasen werden nachfolgend – Helferich verwendet das Akronym SPSS – erläutert. Neben der Generierung des Fragebogens dienen diese Grundsätze auch der Spezifizierung und Reflexion der gestellten Forschungsfragen (2014, S. 234).

Die erste Phase ist eine Art Brainstorming verschiedener Informationen und Daten und für das Generieren von Leitfragen unerlässlich. Diese Phase setzt diskursive Phasen voraus, die sich in Form eines Austausches unter Kollegen und Kolleginnen oder auch durch das Sichten unterschiedlicher Befunde und Phänomen konkretisiert. Bei dieser Phase sind für Helfferich zentrale Fragestellungen für das Brainstormen bedeutsam. Diese lauten zum Beispiel: „Was sind die tatsächlichen erkenntnisleitenden Interessen? Was sind die Ziele? Die konkreten Fragestellungen?" (ebd.). Das Interesse der Auszubildenden wird nicht nur durch unterrichtspraktische Erfahrungswerte offenbar, sondern auch durch die jugendtheologischen Studien und Befunde des Evangelischen Instituts für Berufsorientierte Religionspädagogik in Tübingen, die das starke Interesse Jugendlicher und junger Erwachsener an berufsbildenden Schulen in Baden-Württemberg für diese Thematik verdeutlichen. Durch die Vielfalt an unterschiedlichen Quellen und Diskursen, die Helfferich der Brainstormingphase zuschreibt, werden eine kognitive Öffnung sowie eine assoziative Breite ermöglicht, die den eigenen Blick auf das Forschungsziel erweitern und andere Perspektiven auf das Forschungsthema zulassen (ebd., S. 235). Das Interesse Jugendlicher, sich im Schulalltag mit existenziellen Fragestellungen und mit dem eigenen Tod auseinanderzusetzen, ist in der pflegerischen Berufsausbildung naheliegend. Dabei lassen sich Fragen zum Umgang mit dem Thema und zur eigenen Positionierung unter Berücksichtigung der Interessenlage und der Erfahrungswerte stellen. In diesem Kontext sind die personenbezogenen und sozialen sowie kulturellen Daten zu berücksichtigen, die sich als Erklärungsansätze für die Ausdrucks- und Darstellungsformen zum Thema Tod heranziehen lassen. Die zweite Phase beinhaltet nach Helfferich die Prüfung der formulierten Fragen und somit eine Überprüfung und Konkretisierung der Brainstormingphase. Das bedeutet, dass alle Überlegungen bzw. Fragestellungen thematisch sortiert und kategorisiert werden. Fragestellungen, die über den Forschungsgegenstand hinausgestellt wurden, müssen in dieser zweiten

---

[2] Helfferich umschreibt die vier Schritte mit dem Akronym SPSS, die entsprechend ihrer Abkürzung für einen Arbeitsschritt stehen (Kruse, 2014, S. 231–240).

Phase gestrichen werden. Die übrig gebliebenen Fragestellungen werden in einem dritten Arbeitsschritt kategorisiert, welcher der dritten Phase zugeschrieben wird. Bei diesem Schritt werden die Fragestellungen nach bestimmten Themenblöcken sortiert und mit Überschriften versehen.[3]

Sowohl die Abfolge der verschiedenen Themenblöcke als auch die verwendeten Fragenpartikel bzw. Stimuli müssen stimmig sein, sodass in der sich anschließenden Phase Kürzungen und Streichungen vorgenommen werden können und auch müssen. Die Streichung möglicher Fragestellungen verfolgt nach Helfferich nicht nur inhaltliche und thematische Ziele, sondern dient auch quantitativen Zwecken dahingehend, dass die Themenblöcke nicht größere Abweichungen hinsichtlich ihres Umfangs aufweisen sollen. Die Überarbeitung der Fragen durch Streichen, Kürzen und Bündeln von Fragestellungen lässt einen ersten Pretest des leitfadengestützten Fragenkatalogs entstehen. Helfferich empfiehlt diese Phase des Prüfens nach einem bestimmten Regelwerk. Zwei Hinweise werden näher beleuchtet, die auch bei dem zugrundeliegenden Forschungsprojekt Anwendung finden. Als erster Hinweis verweist Helfferich auf das Vermeiden von Faktenfragen, die für den offenen Austausch mit dem Interviewten kontraproduktiv sind. Mit Blick auf die Wichtigkeit bestimmter sozioökonomischer Informationen der Auszubildenden werden diese Fakten in einem vorangestellten Kurzfragebogen gesammelt. Die recht kurzen Fragen werden nicht an einem anderen Interviewtermin erhoben, sondern unmittelbar vor dem eigentlichen Interviewtermin. Ein weiterer Hinweis bezieht sich auf die Formulierung der Fragen bzw. der Stimuli. Das bedeutet, dass die Antworten nicht nur bestimmte Annahmen bekräftigen sollen, sondern auch „neue substantielle Erkenntnisse diesbezüglich generiert werden" (Kruse, 2014, S. 233) sollten. Diese Wichtigkeit ist von verschiedenen Faktoren abhängig, nicht zuletzt auch von der Fragestellung und dem damit verbundenen Stimulus. Nicht allein das Primat der Offenheit sollte nach Helfferich berücksichtigt werden, sondern auch das damit verbundene Forschungsinteresse. Oftmals können die offenen Fragen auch dazu führen, dass die Antworten weit über dem eigentlichen Forschungsinteresse liegen und andere Perspektiven eröffnen. Das zeigt sich dann, wenn die anschließenden Fragestellungen nicht mehr mit der zuletzt genannten Antwort des Interviewten übereinstimmen. Der letzte Hinweis bezieht sich auf die Frage, welche Stimuli zu Antworten führen, die die Interviewten zu bestimmten Haltungen und Positionierungen führen. Dabei geht es bei der qualitativen Interviewforschung nicht in erster Linie um die

---

[3] Dieser Arbeitsschritt lässt sich nach Kruse, der auf die Ausführungen von Helfferich verweist, mit dem Begriff „Dimensionalisieren" umschreiben, der insbesondere innerhalb der Grounded Theory in Erscheinung tritt (Kruse, 2014, S. 238).

Überprüfung von Wissensinhalten und Konzepten bzw. Modellen, sondern um die Rekonstruktion von wissensorientierten Inhalten. Dies gelingt dadurch, dass von ergebnisoffenen Inhalten auszugehen ist, die erst bei der Datenanalyse bewertet und aus denen Positionen bzw. Ansichten und Einstellungen der Interviewten abgeleitet werden können (Kruse, 2014, S. 232–234).

8.3 Stichprobe und Auswertungsverfahren der Studie

Das folgende Kapitel geht im Besonderen zwei Schwerpunkten nach. Der erste Schwerpunkt bezieht sich auf die Beschreibung des Forschungsfeldes und der Charakterisierung der Stichprobe. Der zweite Schwerpunkt stellt das Analyseverfahren der Untersuchung vor.

Im Hinblick auf die gestellten Forschungsfragen und die Einführung der neuen Pflegeausbildung stehen Auszubildende des ersten und dritten Ausbildungsjahres im Fokus der Erhebung. Das Gesprächsinterview hat in Klassenräumen an einer beruflichen Schule in Stuttgart stattgefunden. Der Erhebungszeitraum war unmittelbar nach dem zweiten Schulhalbjahr. Die pandemischen Maßnahmen waren im

Erhebungszeitraum nicht mehr gegeben und demnach konnte das Gespräch ohne jegliche Vorschriften in Bezug auf Mundschutz und Mindestabstand durchgeführt werden. Der Kurzfragebogen zur Ermittlung personenbezogener Daten und des sozioökonomischen Status wurde von den Auszubildenden unmittelbar vor dem Interview händisch ausgefüllt. Von einer elektronischen Eingabe wurde aufgrund fehlender Einschätzung digitaler Grundkenntnisse bei den Auszubildenden und wegen der überschaubaren Datenmenge abgesehen.

Unabhängig davon konnten offene Fragen bzw. Rückfragen zu den personenbezogenen Daten vor Beginn des Interviews geklärt werden. Auch war es nach Prüfung auf Vollständigkeit möglich, einen ersten Eindruck über mögliche Gesprächsreaktionen zu gewinnen. Nachdem die Zustimmung des Schulleiters und des Klassenlehrers gegeben war, wurde ein Termin für die Durchführung der Interviews festgelegt. Der Klassenlehrer des ersten und dritten Ausbildungsjahres wurde vor dem Erstkontakt zwischen Interviewten und Interviewer bereits über das Forschungsvorhaben informiert. Sehr viele Auszubildende interessierten sich für das Forschungsvorhaben und zeigten dies auch durch die Bereitschaft ihrer Teilnahme. Für die Erhebung standen zwei Ausbildungsklassen im ersten Ausbildungsjahr und eine Klasse im dritten Ausbildungsjahr zur Verfügung. Insbesondere bei der Klassengröße lassen sich deutliche Unterschiede der Ausbildungsjahre feststellen. Während die Klassen des ersten Ausbildungsjahres eine

8.3 Stichprobe und Auswertungsverfahren der Studie

Klassengröße von 25 Auszubildenden aufwiesen, standen im dritten Ausbildungsjahr nur noch zehn Auszubildende für einen Austausch zur Verfügung. Diese Veränderung lässt sich nicht nur mit der schulischen Leistung, sondern auch mit den betrieblichen Herausforderungen und der Erwartungshaltung der Auszubildenden begründen. Für die qualitative Erhebung kamen jeweils vier Auszubildende pro Ausbildungsjahr für ein geplantes Zeitfenster von 45 Minuten in Betracht.

Die Interviews sind zunächst bei Auszubildenden aus dem ersten Ausbildungsjahr durchgeführt worden. Unabhängig von ihren beruflichen Erfahrungen haben sich bereits innerhalb der Interviewten Unterschiede und Gemeinsamkeiten herauskristallisiert, die kurz dargestellt werden. Insbesondere Auszubildende mit Migrationshintergrund und fehlender einjähriger Berufsqualifikation in der Pflege zeigten keine Verständnisschwierigkeiten hinsichtlich der Fragestellungen, sondern hatten aufgrund mangelnder Deutschkenntnisse und fehlender beruflicher Erfahrungen Schwierigkeiten, ihre Haltung und Position zu diesem Thema zu äußern. Auszubildende mit einschlägiger beruflicher Qualifikation in der Pflege konnten hingegen ihre Position und Haltung gegenüber dem Tod und der Betreuung Sterbender in erzählender Weise darstellen.

Die Gesprächszeit mit den Auszubildenden im dritten Ausbildungsjahr war im Vergleich zu Auszubildenden im ersten Ausbildungsjahr doppelt so lang. Dies lässt sich im Besonderen mit den wachsenden Erfahrungen und der Zunahme fachlicher Inhalte begründen. Die Qualität der Aussagen wird an anderer Stelle analysiert. Selbst Auszubildende, die vor ihrer Ausbildung keine pflegerische Berufsqualifikation hatten, unterschieden sich deutlich von Auszubildenden im ersten Ausbildungsjahr.

Alle Auszubildenden – unabhängig von ihrem Entwicklungs- und Bildungsstand – zeigten sich nach Ende des Gesprächs zufrieden. Auch stellte sich die Gewissheit ein, dass das Gespräch sie nicht nur zum Nachdenken über ihr berufliches Handeln im Umgang mit dem Tod und ihrer eigenen Haltung gebracht hat, sondern ihnen auch die Möglichkeit bot, außerhalb ihres pflegerischen Handelns über den Tod zu sprechen. Einige Auszubildende hatten sich auch dazu geäußert, dass sie nicht nur Freude verspürten, sondern das bewusste Nachdenken und Reflektieren über den Tod aus beruflicher und persönlicher Sicht dazu geführt hat, ihre eigene Handlung zu bewerten. Auch das bewusste Fragen und Nachfragen hat ihnen gezeigt, dass ihr berufliches Handeln sie in ihrer eigenen Haltung und Sichtweise bestärkt. Die Formulierung der Fragen hat zu einem Erzählmodus und einer aktiven monologischen Rolle des Interviewten geführt. Die Situation der inhomogenen Auszubildendenstruktur hat sich vor allem im Geschlecht, im Alter und auch im Entwicklungsstand bzw. Bildungsstand offenbart.

Die Auswertung der Interviews erfolgt über die Methode der qualitativen Inhaltsanalyse und mithilfe des Softwareprogramms MaxQDA. Die qualitative Inhaltsanalyse als Auswertungsverfahren eignet sich nach Wittkowski vor allem bei halbstrukturiert geführten Interviews, deren Daten sprachliche Informationen und verbale Daten aufweisen (1994, S. 15). Grundlagen für das gewählte Auswertungs verfahren sind die sich aus den genannten Forschungsfragen deduktiv ergebenden Kategorien, die im weiteren Verlauf modifiziert und in weitere Subkategorien ausdifferenziert wurden. Aus dieser Kategorienbildung haben sich verschiedene thematische Dimensionen ergeben, die für die deskriptive Darstellung der Befunde leitend waren und jeweils, bezogen auf das Ausbildungsjahr, beschrieben werden.

- Darstellung von besonderen pflegerischen Herausforderungen im Pflegealltag (siehe Abschn. 8.4.1.1 und Abschn. 8.4.2.1)
- Umgangsweisen mit dem Tod und Darstellung der Argumentationsansätze (siehe Abschn. 8.4.1.2 und Abschn. 8.4.2.2)
- Eigene Vorstellung und Sichtweisen über den Tod (siehe Abschn. 8.4.1.3 und Abschn. 8.4.2.3)
- Bewertung des theoretischen Unterrichts (siehe Abschn. 8.4.1.4 und Abschn. 8.4.2.4)

Es lassen sich auch Aussagen der Auszubildenden zitieren, die nicht einer eindeutigen thematischen Dimension zuzuordnen sind, aber für die Bewertung des Entwicklungs standes der Auszubildenden und ihrer gedanklichen Argumentationslinie relevant sind. Gerade das Interesse der Auszubildenden, das für die Entscheidung einer pflegerischen Berufsausbildung bedeutsam ist, wird bei der ersten Dimension, der Darstellung von besonderen pflegerischen Herausforderungen im Pflegealltag, miteinbezogen. Oftmals haben Auszubildende bestimmte existenzielle Situationen vor Ausbildungsbeginn erfahren, die das Interesse für den Pflegeberuf verstärkt haben. Die Begegnung mit solchen Situationen erfolgte teils im häuslichen und privaten Umfeld oder durch Erzählungen seitens Familienmitglieder, die im Pflegebereich tätig sind. Die Frage, welche Strategien Auszubildende bei der eigenen Reflexion oder im Umgang mit dem Tod aus beruflicher Hinsicht anwenden, lässt sich unter der zweiten Dimension, Umgangsweisen mit dem Tod, subsumieren. Für diese Dimension sind weitere Kategorien notwendig, die der Frage nachgehen, welche Erklärungsansätze sich bei Auszubildenden aufzeigen lassen. Dabei wird nach kognitiver, erfahrungs- bzw. emotionsorientierter Form unterschieden, die seitens der Auszubildenden geäußert wurden. Dabei zeigt sich – unabhängig vom Ausbildungsjahr –, dass sich die Aussagen nicht nur auf den Prozess und den Umgang mit Sterbenden, sondern auch auf den Umgang mit Angehörigen beziehen. Demzufolge lässt sich auch konstatieren, dass Auszubildende das Thema aus unterschiedlichen Perspektiven betrachten und ihr professionelles Handeln darin besteht, mit allen Beteiligten zu interagieren. Bei diesem Thema geht es nicht allein um die Betreuung und Pflege sterbender Personen, sondern auch um die Betreuung von Angehörigen, die in den Sterbeprozess involviert sind. Diese Sichtweise verdeutlichen die Aussagen, die der dritten Dimension, eigenen Vorstellungen und Sichtweisen über den Tod, zuzuordnen sind. Die letzte Dimension, Kenntnisse aus dem Unterricht, beinhaltet Aussagen der Auszubildenden, die als Impuls seitens der Auszubildenden aufgefasst und unter dem Aspekt von pädagogisch-didaktischen Maßnahmen bzw. als Entwicklungspotenziale im Sinne einer Optimierung hinsichtlich der neuen generalistischen Pflegeausbildung verstanden werden können. Eine Differenzierung der Aussagen nach dem entsprechenden Ausbildungsjahr ist für die Darstellung der Befunde notwendig.

8.4 Zentrale Befunde der empirischen Erhebung des ersten und dritten Ausbildungsjahres

Die zentralen Befunde werden nachfolgend den oben genannten vier thematischen Dimensionen bzw. Themenwegen zugeordnet. Diese Einordnung bzw. Klassifizierung hat sich aus den generierten Daten bzw. Aussagen der Auszubildenden ergeben, wobei auch die Themenwege des leitfadengestützten Interviews als Orientierung und Formulierung der Dimensionen hinzugezogen wurden. Die disziplinären Perspektiven werden in Abschnitt 8.5 berücksichtigt.

Die deskriptive Darstellung der zentralen Befunde – geknüpft an die vier thematischen Dimensionen – wird entsprechend dem ersten und dritten Ausbildungsjahr vorgenommen.

Zunächst erfolgt in 8.4.1 die Darstellung der Aussagen von Auszubildenden des ersten Ausbildungsjahres und in 8.4.2 für das dritte Ausbildungsjahr. Eine Zusammenfassung der Befunde erfolgt in 8.4.3.

8.4.1 Aussagen von Auszubildenden des ersten Ausbildungsjahres

Im Folgenden werden die zentralen Befunde nach der inhaltlichen Analyse den thematischen Dimensionen bzw. Themenwegen zugeordnet. Insbesondere bei Auszubildenden des ersten Ausbildungsjahres musste in einem stärken Maße eine Überarbeitung von Syntax und Semantik vorgenommen werden, um den Zugang zum Verständnis bestimmter Aussagen zu ermöglichen und die Aussagen der Auszubildenden des ersten Ausbildungsjahres verständlich abzubilden. Eine Umstellung oder gar Auslassungen bzw. Hinzufügungen von Wörtern wurden nur im seltenen Fall bei den Satzkonstruktionen vorgenommen. Sie werden im Folgenden durch das Verwenden eckiger Klammern kenntlich gemacht.

8.4.1.1 Darstellung von besonderen pflegerischen Herausforderungen im Pflegealltag

Was verstehen Auszubildende unter besonderen pflegerischen Herausforderungen in ihrem Pflegealltag? Sind besondere Situationen grundsätzlich mit existentiellen Fragestellungen verbunden oder verstehen Auszubildende unter „besonders" auch Situationen, die für sie mit positiven Inhalten belegt sind. Wie äußern sich Auszubildende des ersten Ausbildungsjahres über besondere Situationen, wenn ihnen fachtheoretische Inhalte und berufspraktische Erfahrungen fehlen? Werden für Auszubildende die Themenbereiche Sterben und Tod als besondere pflegerische Herausforderungen wahrgenommen oder sehen sie den Tod als eine in ihrem Beruf entwickelte berufliche Routine an, die ihnen keine Sorgen oder Ängste bereiten und sie beruflich abstumpfen lässt? In diesem Kapitel werden auch Aussagen von Auszubildenden abgebildet, die die Interessen- und Motivlage für die dreijährige Pflegeausbildung aufzeigen. In den Gesprächen hat sich herauskristallisiert, dass das Interesse bei Auszubildenden durch Erfahrungen mit pflegerischen Situationen im Allgemeinen und durch die Pflege bei Familienmitgliedern im Besonderen die Entscheidung einer pflegerischen Berufsqualifizierung verstärkt hat.

Das erste Themenfeld schafft einen persönlichen und erfahrungsbezogenen Gesprächszugang, der die Auszubildenden nicht unmittelbar in direkter und offensiver Form mit dem Thema Tod konfrontiert, sondern durch eigenes Nachdenken heranführt. Diese offene und themenspezifische Vorgehensweise trägt dazu bei, die Auszubildenden des ersten Ausbildungsjahres – unabhängig von beruflichen Erfahrungswerten – für das Thema zu sensibilisieren und auch unabhängig von Fachwissen für das (Gesprächs-)Interview zu gewinnen. Folgende Fragestellungen wurden den Auszubildenden gestellt:

8.4 Zentrale Befunde der empirischen Erhebung des ersten und dritten ...

- Sie arbeiten schon eine ganze Weile in der Pflege. Erzählen Sie doch mal, wie Sie zu diesem besonderen Beruf gekommen sind.
- Beschreiben Sie doch mal, was Sie an ihrem Beruf als angehende Pflegefachkraft schätzen.
- Wenn Sie an bestimmte und besondere Situationen denken. Welche Situationen fallen Ihnen hier vor allem ein? Beschreiben Sie.

Die Interessenbekundung der Auszubildenden für die Ausübung und Entscheidung über die Berufsqualifikation in der Pflege reicht vom persönlichen Interesse bis hin zu Empfehlungen von Familienmitgliedern, die im Bereich der Pflege tätig sind. Eine Auszubildende bekundet ihr Interesse für den Beruf durch die elterliche bzw. familiäre Empfehlungen, die beide in diesem Beruf arbeiten. Dabei lässt sich feststellen, dass das persönliche Interesse und der Wunsch, in der Pflege zu arbeiten, sich auch durch verschiedene Praktikumseinsätze bei den Auszubildenden verstärkt haben. Dies wird bei folgenden Aussagen deutlich:

„Eigentlich wollte ich schon immer in diesem Beruf arbeiten. Durch die Schule habe ich Praktika gemacht. Es kam für mich eigentlich nie etwas anderes in Frage. Es hat mich immer neugierig gemacht, wie es so in der Pflege ist. Mein erstes Praktikum habe ich dann im Helios gemacht. Das war mein Schulpraktikum. Daraufhin habe ich dann nochmals freiwillige Praktika gemacht und dann hat mich das mehr dazu gebracht, dass ich in der Pflege arbeiten wollte. Natürlich haben mich auch andere Berufe interessiert, aber die Pflege hat sich quasi so durchgesetzt." (Dlar, m., 1. Aj., 20–30)

„Meine Mama und meine große Schwester arbeiten beide in der Pflege. Sie haben mir beide zwar abgeraten, das zu machen (lacht), aber ich habe es doch gemacht, mit der Ausbildung zu beginnen. Ich habe neben meiner Schulzeit in einem Altenheim gejobbt und habe dadurch dann meine Erfahrungen gesammelt und so habe ich gemerkt, dass es mir gefällt." (Alena, w., 1. Aj., 20–30)

Auch andere Familienangehörige haben Auszubildende in ihrer Berufsfindung und -entscheidung beeinflusst:

„Also bei mir war es, dass meine Cousine ist fertig geworden mit der Ausbildung. Sie hat davon erzählt und es hat mir auch gefallen." (Lara, w., 1. Aj., 20–30)

Diese ausgewählten Aussagen zeigen, dass Erzählungen über berufliche Erfahrungen im privaten Umfeld durchaus zur eigenen Reflexion beitragen und Auszubildende in ihrer Berufsfindung beeinflusst haben. Die positive Berichterstattung von Pflegefachkräften hat für Jugendliche demzufolge eine wegweisende und entscheidende Funktion. Der familiäre Einfluss hat Auszubildende dazu bewogen, die schulischen Praktikumseinsätze im pflegerischen Bereich zu absolvieren.

Hinsichtlich der Frage, welche positiven Effekte sie im Rahmen ihrer Berufstätigkeit bestärken, äußern Auszubildende die positive und wertschätzende Rückmeldung der zu Pflegenden. Die spürbare Wertschätzung durch die Pflegenden und die sich daraus ergebende Zufriedenheit sind für die berufliche Überzeugung für den Pflegeberuf für Auszubildende im ersten Ausbildungsjahr notwendig. Dies bestätigen folgende Gesprächsausschnitte:

> *„Egal wie es steht, man kann die Patienten immer glücklich machen." (Lara, w., 1. Aj., 20–30)*

> *„In der Pflege kann man so sein, wie man ist. In der Lehre als Bankkauffrau musste ich mich verstellen. In der Pflege kann ich authentisch sein. Auch die Bewohner und Patienten sind authentisch. Hier sind sie so anders drauf. Die Menschen (= Patienten) sind ehrlich. Hier kann ich mich so verhalten, wie ich bin. Die Kollegen sind auch authentisch. Das macht mir Spaß. In der Pflege findet jeder seinen Platz." (Alena, w., 1. Aj., 20–30)*

> *„Ich mag den Kontakt mit den Menschen. Ich kanns mir auch nicht vorstellen, den ganzen Tag rumzusitzen und nicht so produktiv zu sein. Ich mag den Kontakt zu den Menschen und ihnen helfen, wenn sie nicht mehr können. Es ist ein gutes Gefühl, weil dann weiß ich, okay, ich habe heute jemandem geholfen, der nicht mehr zurechtkommt, und ich würde schon sagen, dass ich ein hilfsbereiter Mensch bin, und das erfüllt mich, dass ich Menschen helfen kann, die nicht mehr selbstständig sind. Das macht mir Freude." (Dlar, m., 1. Aj., 20–30)*

Unterschiedliche Aussagen haben sich bei der Frage zu besonderen pflegerischen Situationen ergeben. Mit dem Ausdruck „besonders" assoziieren Auszubildende verschiedene Situationen. Sie verbinden unterschiedliche Perspektiven. Eine Variante der Deutung kommt bei der Darstellung von emotionalen Herausforderungen für den Auszubildenden zum Vorschein. Andere hingegen verstehen unter „besonders" die ausweglose Situation einer pflegebedürftigen Person, die einer seelsorgerischen Unterstützung und Begleitung bedarf. Eine andere Auszubildende äußert sich zu der fehlenden seelsorgerischen Begleitung seitens der Familienangehörigen in bestimmten Situationen im Allgemeinen und in existenziellen Situationen im Besonderen. Folgende Gesprächsausschnitte zeigen die Vielfalt an Deutungen und Assoziationen bei der Bewertung des adverbialen Ausdrucks „besonders" im pflegerischen Kontext auf.

8.4 Zentrale Befunde der empirischen Erhebung des ersten und dritten ...

„Zum Beispiel war ich auf der Kinderstation. Das war eine besondere Situation. Das Kind habe ich schon mal versorgt und man hat auf der Station erzählt, dass das Kind bzw. Baby reanimiert wurde. Und das war mir und auch meinen Kollegen schon hart. Wir hatten da auch wirklich Angst. Da musste ich schon darüber nachdenken." (Lara, w., 1. Aj., 20–30)

„Ich würde schon sagen, dass ich ein Mensch bin, der Privates und Berufliches trennen kann. Natürlich mache ich mir Gedanken, aber ich bin kein Mensch, der sich dann den Kopf darüber zerbricht. Vieles gehört einfach zum Leben dazu. Zum Beispiel auch der Tod. Man baut schon eine gewisse Beziehung mit den Menschen auf. Dass man sich gut versteht. Beim Tod ist es schon so, dass man sich darüber sehr viel Gedanken macht. […] als besondere Situation verstehe ich dann auch Situationen, wenn die Bewohner in ihrem Zimmer sitzen und weinen. Hier mache ich mir Gedanken, wie ich diesen Menschen wieder glücklich machen kann. Wie kann ich ihm weiterhelfen, dass er das besser verarbeiten kann. Darüber mache ich mir manchmal schon nach Feierabend Gedanken." (Dlar, m., 1. Aj., 20–30)

„Kinder. Kinder sind gar nicht mein Ding. Ich war auf der Notfallstation für Kinder. Hier habe ich meinen Pflichteinsatz gemacht. Das hat mir gereicht. Das ist nicht meine Sache. Gerade wenn es einem Kind nicht gut geht. Und dann auch noch die Eltern. Hier war ich nach einigen Tagen wirklich richtig platt. […] Kinder verstehen nichts. Die Kinder waren oft so verzweifelt. Sie können mit ihrem Schmerz nicht umgehen. Viele Kinder haben das erste Mal solche Schmerzen in ihrem Leben. Sie ticken dann aus. Das kann ich dann verstehen. Da leide ich dann auch wirklich mit." (Alena, w., 1. Aj., 20–30)

Diese Aussagen verdeutlichen, dass Auszubildende die besonderen pflegerischen Situationen unterschiedlich wahrnehmen und bewerten. Es ist anzunehmen, dass ein Wissenszuwachs und die Zunahme an Erfahrungen durch besondere Erlebnisse mit dem Thema Tod sich in bestimmten Lernprozessen abbilden lassen, die sich in einer positiven Veränderung der professionellen Umgangsweise, aber auch in der Entstehung einer eigenen Haltung und Positionierung konkretisieren. Die unterschiedlichen Interpretamente konkretisieren die Annahme, dass das Interesse bei Auszubildenden des ersten Ausbildungsjahres durch besondere Erlebnisse mit pflegebedürftigen Personen geweckt wurde. Es ist anzunehmen, dass sich das Interesse bei Auszubildenden, sich mit der eigenen Endlichkeit auseinanderzusetzen, verstärken wird. Auch die Entscheidung über den späteren Einsatzort bzw. die Festlegung des Vertiefungseinsatzes in der Pflege lässt sich über die Erfahrungen mit besonderen Situationen verifizieren.

8.4.1.2 Umgangsweisen mit dem Tod und Darstellung der Argumentationsansätze

Dieser Themenweg beinhaltet Aussagen von Auszubildenden, die sich auf berufspraktische Erfahrungen und Kenntnisse im Umgang mit sterbenden und verstorbenen Menschen beziehen. Dabei werden Fragen formuliert, die die Auszubildenden in einen Erzählmodus bringen und bestimmte Erfahrungen und Erlebnisse erfahrbar machen sowie Argumentations- und Bewertungsansätze bei der Deutung des Todes aufzeigen. In den Aussagen soll weiter geprüft werden, welche Ausdrucksformen verstärkt zum Vorschein kommen und welche Erfahrungswerte und Kenntnisse Auszubildende im ersten Lehrjahr vorbringen, die ihre Haltung und Einstellung zu diesem Thema bekräftigen. Es ist nicht von der Hand zu weisen, dass Auszubildende im Verlauf ihres Lernprozesses durch direkte Konfrontation bzw. Begegnung mit sterbenden und verstorbenen Personen ihre eigene Vorstellung zum Tod, aber auch ihre berufliche Haltung gegenüber den sterbenden und verstorbenen Menschen entwickeln. Diese Aspekte werden über folgende Fragen erfasst:

- Wie oft haben Sie mit dem Tod in ihrem Berufsalltag zu tun?
- Beschreiben Sie mal, welche Gedanken in solchen Situationen (im Umgang mit dem Tod) zum Vorschein kommen. Gerne können Sie auch eine konkrete Situation aus ihrem Berufsalltag hinzuziehen.
- Berichten Sie mir mal, welche Umgangsformen oder auch Rituale Ihnen im Umgang mit dem Thema Tod hilfreich sind.

Die bestehende Heterogenität hinsichtlich Alter und Bildungsstand lassen unterschiedliche Erfahrungen und Handlungs- bzw. Umgangsweisen bei diesem Thema annehmen. Gerade ältere Auszubildende oder gar Auszubildende mit bereits abgeschlossener einjähriger Berufsqualifikation in der Pflege weisen andere Erfahrungen und Umgangsweisen auf als jüngere Auszubildende und Auszubildende ohne pflegerische Kenntnisse. Dies verlangt zunächst die Frage über die Anzahl bestimmter Begegnungen mit Sterbenden im beruflichen Umfeld. Die Häufigkeit lässt Rückschlüsse auf die Ausdrucks- und Darstellungsform und über besondere Sichtweisen und Einstellungen der Auszubildenden zu. Es ist anzunehmen, dass Auszubildende sich mit ihren Angehörigen über Sterben und Tod ausgetauscht oder bereits sogar erste pflegerische Erfahrungen vor Ausbildungsbeginn gemacht haben. Neben der Frage nach der Häufigkeit mit sterbenden Personen berücksichtigt diese Dimension auch Aussagen, die bestimmte Handlungs- und Umgangsformen oder gar bestimmte Rituale oder Regeln des Ablaufes bei den Auszubildenden im ersten Jahr erkennen lassen. Die folgenden

8.4 Zentrale Befunde der empirischen Erhebung des ersten und dritten ...

Aussagen zeigen, dass die Begegnung mit dem Tod entsprechend dem Einsatzort und der Verantwortung und Verpflichtung seitens des Arbeitgebers Unterschiede aufweist. Dies lässt sich insbesondere bei folgenden Zitaten erkennen:

> „Also in der Pflege würde ich sagen, ist es gang und gebe. Es [der Tod] ist ein großes Thema. Gerade in der Langzeitpflege. Auch im Krankenhaus. Aber in der Langzeitpflege mehr. Es kann jeder Zeit der Tod kommen." (Dlar, m., 1. Aj., 20–30)

> „Es kommt drauf an, in welchem Bereich ich arbeite. Auf der normalen Station [kommt der Tod] vielleicht jede Woche [vor]. Aber das ist schon zu viel. Eher alle zwei Wochen einmal." (Alena, w., 1. Aj., 20–30)

> „Ich habe noch nie einen Patienten tot gesehen. Ich habe da tatsächlich noch keine Erfahrung. Wenn, dann ist es passiert, als ich kam oder danach. Aber noch nie unmittelbar [während meines Dienstes]." (Lara, w., 1. Aj., 20–30)

> „Ich habe das noch nicht direkt erlebt [den Tod]. Ich bin ja noch im ersten Ausbildungsjahr. Ich habe hier noch nicht viel erleben können. Das kann ich nicht genau sagen. Aber ich denke alle drei Monate (stirbt eine Person). Es kommt aber auch darauf an. Es kommt auch auf das Pflegeheim an. Wie alt die Personen gewesen sind." (Asmeer, m., 1. Aj., 16–20)

Die zitierten Gesprächsausschnitte lassen Abweichungen auf unterschiedlichste Art unter den Auszubildenden erkennen. Geringe Abweichungen lassen sich im Hinblick auf Gefühlsausprägungen im Allgemeinen und negativer bzw. destruktiver Art im Besonderen feststellen. Deutliche Abweichungen beziehen sich auf die sprachliche Ausdrucksfähigkeit. Inhaltich im Sinne der Deutung bzw. Wahrnehmung des Todes besteht eine tendenzielle Übereinstimmung der Aussagen. Der Tod nimmt bei der Vorstellung der Auszubildenden vor allem das Bild eines zum Leben dazugehörigen Lebensabschnittes ein, das sich überwiegend in der Langzeitpflege und im Hospiz und weniger in anderen Versorgungsinstitutionen einstellt. Gerade Auszubildende im ersten Ausbildungsjahr äußern sich in relativ knappen Sätzen über das Thema. Einstellungen und Umgangsformen sowie die damit verbundenen Emotionen müssen über eine zusätzliche Frage erhoben werden. Interessant sind die Bewertungen und Deutungen der Auszubildenden im Zusammenhang mit Emotionen bei der Betreuung und Versorgung von Sterbenden. Folgende Auszubildende empfindet insbesondere die palliative Betreuung und Versorgung von Menschen als gewinnbringend und verspürt in diesen Situationen positive Momente. Sie äußert sich wie folgt:

> „Ich fand es schön. Das hört sich jetzt komisch an. Das war [ein] ganz ruhiges Arbeiten. Das hat mir gefallen. Wenn man hört, [dass] es präfinal [ist], dann benimmt man sich. Dann arbeitet man ruhig und nicht so gestresst. Dann nimmt man sich auch die Zeit.

In dem letzten Moment dabei zu sein, das fand ich irgendwie total gut. Irgendwie total schön." (Alena, w., 1. Aj., 20–30)

Diese Aussage verdeutlicht, dass der Tod im Pflegealltag nicht als unangenehm im Sinne von Vermeidung oder gar Verdrängung wahrgenommen wird. Diese Auszubildende vermittelt sogar den Eindruck, dass sie solche Situationen – im Vergleich zu anderen Situationen – als angenehm empfindet und es sie sogar mit Stolz erfüllt, diese Person in ihrer finalen Phase zu unterstützen und zu begleiten. Gerade die Begleitung von Sterbenden wird von dieser Auszubildenden als eine Phase der Ruhe und Entspannung gedeutet und stellt den Personalmangel und das effektive und ökonomische Arbeiten in der Pflege in den Hintergrund.

Insbesondere in stationären Einrichtungen werden nach Einschätzung der Auszubildenden die Menschen über einen längeren Zeitraum pflegerisch betreut und versorgt. Diese Form der kontinuierlichen Betreuung und Versorgung trägt nach den Aussagen der Auszubildenden dazu bei, dass die Pflegefachkraft eine akzeptierende Einstellung zum Tod einnimmt und den Tod als einen zum Leben dazugehörigen Abschnitt begreift. Diese Perspektive lässt sich nicht bei allen Auszubildenden feststellen. Nicht unbedeutend sind die mit dem Tod verbundenen Gefühle seitens der Auszubildenden.

Folgende Auszubildende begründet ihre Emotionen mit der vorausgegangenen intensiven Betreuungszeit und der sich daraus ergebenden emotionalen Bindung.

„Also natürlich denke ich hier, weil ich die Bewohner schon lange kenne, und [ich sehe], wie sich der Zustand verändert, mich nimmt das schon mit. Gerade wenn ich diesen Bewohner schon lange kenne und sich der Krankheitszustand verändert. Also ich denke, wenn die Bewohnerin sich nicht mehr vorne waschen kann, obwohl sie es [früher immer] gemacht hat. Ich mache mir hier schon Gedanken, [...] wie ich vorhin schon erwähnt habe. Ich kann gut arbeiten und kann zwischen Beruflichem und Privatem trennen. Ich mache mir schon gewisse Gedanken, aber nicht den ganzen Alltag. Ich nehme es so hin. Es ist das Normale im Leben." (Dlar, m., 1. Aj., 20–30)

Der Umgang mit dem Tod setzt berufliche Erfahrungen und Erlebnisse mit Sterbenden voraus. Gerade im ersten Ausbildungsjahr sind die Erfahrungen noch nicht stark ausgeprägt, dass Auszubildende verschiedene Umgangsformen wie beispielsweise erlernte palliative Umgangsformen kennen. Die folgenden Auszubildenden geben an, dass sie Umgangsformen nicht kennen oder ihre Kenntnisse im Umgang mit sterbenden und verstorbenen Menschen durch Übernahme bestimmter Haltungen von Kolleginnen und Kollegen entstehen. Die Auszubildenden geben an, dass sie sich im ersten Ausbildungsjahr eher in einer beobachtenden als in einer handelnden Rolle sehen. Orientierung erhalten die

8.4 Zentrale Befunde der empirischen Erhebung des ersten und dritten ...

Auszubildenden auch von Seiten der Einrichtungen, die bestimmte Abläufe im Umgang mit sterbenden und verstorbenen Menschen vorgeben. Dies wird in folgenden Gesprächsausschnitten sichtbar:

> *„Ich habe noch keine konkreten Umgangsweisen bei der Betreuung und Versorgung von Sterbenden gelernt. Ich weiß, dass ich Angehörige anrufen muss. So viel weiß ich leider nicht."* (Asmeer, m., 1. Aj., 16–20)

> *„Genaue Strategien oder Umgangsformen kenne ich noch nicht. Bewohner, die gestorben sind, sind nicht auf meiner Station gestorben, auch in dem Krankenhaus, in dem ich mein Praktikum gemacht habe. Deshalb kann ich hier keine Auskunft geben."* (Dlar, m., 1. Aj., 20–30)

> *„Genaue Umgangsformen kenne ich noch nicht, das glaube ich daran liegt, dass das Sterbeseminar, wo wir das lernen, erst im zweiten Ausbildungsjahr stattfindet."* (Lara, w., 1. Aj., 20–30)

> *„Eine ältere Pflegekraft hat mir mal erzählt, dass sie dann das Fenster öffnet, dass die Seele aufsteigen kann. Auch das mache ich. Ich finde das ein schöner Gedanke, auch wenn ich weiß, dass es keinen Sinn macht. Vielleicht mache ich das auch für mich und nicht für den Patienten bzw. für die verstorbene Person. Ein Ritual ist für mich auch das Vermitteln von Ruhe. Wenn wir präfinale Personen haben, dann beginnen wir mit ihnen auch als Erstes, dass wir viel Zeit für sie haben."* (Alena, w., 1. Aj., 20–30)

Dieses Zitat zeigt auf, wie wichtig der kollegiale Austausch bei den Auszubildenden mit erfahrenen und examinierten Pflegefachkräften ist. Sie vermitteln den Auszubildenden nicht nur Sicherheit im Umgang mit sterbenden Menschen, sondern unterstützen sie auch in ihrem Entwicklungs- und Lernprozess im Rahmen ihrer dreijährigen Pflegeausbildung. Eine weitere gestellte Frage im Hinblick auf Erklärungs- bzw. Argumentationsansätze in Bezug auf den Tod bezieht sich auf den Zusammenhang mit der Todesursache. Dabei sollen sichtbare Emotionen und Erklärungsansätze im Zusammenhang mit der Todesursache von sterbenden Menschen aufgezeigt werden.

> *„Die Todesursache spielt im Umgang mit dem sterbenden Menschen keine Rolle für mich. Ich glaube bei Kindern spielt es eine Rolle. Das Alter ist nicht das entscheidende für mich. Das kleine Kind hätte noch mehr erleben können als der ältere Mensch. Der ältere Mensch weiß, dass die Zeit kommt. Bei Kindern werde ich nervös."* (Asmeer, m., 1. Aj., 16–20)

> *„Es kommt drauf an. Es gibt Bewohner zum Beispiel, die sind mit 90 noch fit und dann bekommen sie eine Krankheit und sterben. Mir tut es dann leid, wenn die Bewohner oder Patienten noch Ressourcen gehabt hätten. Wenn sie lange eine Krankheit haben, dann versuche ich es zu akzeptieren. Wenn Bewohner von sich aus sterben möchten, ist es für mich eine Entlastung."* (Asmeer, m., 1. Aj., 16–20)

Die Todesursache bzw. die zum Tode führende Krankheit spielt bei der Betreuung und Versorgung von Menschen für diese Auszubildende keine entscheidende Rolle. Das Nachdenken und die Entstehung negativer Emotionen ergründen sich aus dem Lebensalter und kommen dann zum Tragen, wenn sich die palliative Versorgung und Betreuung auf Kinder und Jugendliche bezieht. In ähnlicher Weise äußern sich auch die nachfolgenden Auszubildenden:

> *„Es würde schon etwas bei mir auslösen, weil jüngere Menschen bzw. Kinder noch ein Leben vor sich haben. Klar, so ist das Leben. Aber bei einem jüngeren Menschen hat man eine andere Einstellung – also ich zumindest. Ich habe eine andere Denkweise. Es ist ein jüngerer Mensch. Der Tod ist zu früh eingetreten. Er hätte noch viel erreichen können. Bei einem alten Menschen ist es natürlich auch schade. Man nimmt es nicht so einfach hin. Aber man hat hier eine andere Denkweise. Weil der ältere Mensch oft auch mehr über den Tod spricht und eine andere Haltung bzw. Einstellung hat als ein jüngerer Mensch."* (Dlar, m., 1. Aj., 20–30)

Es zeigt sich, dass die palliative Betreuung und Versorgung bei älteren Menschen für Auszubildende im ersten Ausbildungsjahr als angenehmer empfunden werden als die Versorgung jüngerer Menschen wie beispielsweise Kleinkinder oder Jugendlicher. Diese Ansicht steht dem Argument der Lebenserfahrung der sterbenden Person und einer akzeptierenden Haltung bzw. Einstellung der eigenen Endlichkeit gegenüber. Auch wird der Tod während der pflegerischen Betreuung und Versorgung bei älteren Menschen eher akzeptiert und kommuniziert als bei jüngeren Menschen. Die Haltung und die offene sowie direkte Kommunikation älterer Menschen, über den Tod zu sprechen, erleichtert nach Einschätzung der Auszubildenden den pflegerischen Prozess im Allgemeinen und die Versorgung und individuelle Betreuung im Besonderen. Dies bestätigt auch die Tatsache, warum Auszubildende den Umgang mit sterbenden Menschen im stationären Pflegebereich als angenehmer wahrnehmen als die Versorgung und Betreuung sterbender Kinder bzw. Jugendlicher. Die akzeptierende Haltung einer sterbenden Person nimmt für Auszubildende eine tragende Rolle im Pflegeprozess ein.

8.4.1.3 Eigene Vorstellung und Sichtweisen über den Tod

Im Fokus dieser thematischen Dimension steht die Darstellung über die persönliche Haltung und Vorstellung der eigenen Endlichkeit bzw. der Sichtweise zum eigenen Sterben. Diese Dimension lässt sich im leitfadengestützten Interview dem dritten Themenweg zuordnen und schließt sich insofern an, dass die Auszubildenden, nachdem sie ihre Erfahrungen aus der Praxis und ihre (erlernten) Umgangsformen beschrieben haben, ihre eigene Sichtweise über den Tod darlegen und dabei auch ihren eigenen Sterbeprozess im Blick behalten.

Aus pädagogisch-didaktischer Sicht geht es bei dieser Dimension nicht darum, dass die Auszubildenden schulisches Wissen oder erlernte Wissensinhalte wiedergeben, sondern ihre Ansicht über den Tod äußern. Die Fragen über die Häufigkeit der direkten Begegnung mit sterbenden oder verstorbenen Menschen und die Bedeutung der Todesursache im Zusammenhang mit dem professionellen Umgang können als Einflussgrößen bei der eigenen Formulierung des Standpunktes dienlich sein. Der geschützte Raum und die überlegten Fragen sollen Raum geben, ehrlich und offen über ihre Vorstellungen zu sprechen. Dabei ist nicht auszuschließen, dass bei diesem Thema, auch mit Blick auf die generalistische Pflegeausbildung, die den Auszubildenden eine Berechtigung in allen pflegerischen Versorgungs- und Betreuungsbereichen erteilt, Sorgen, Ängste und Zweifel ausgelöst werden. Dieser Themenbereich soll durch Frageimpulse die eigene Vorstellung über den Tod und das sogenannte Todesbewusstsein abbilden. Ein weiterer Aspekt bezieht sich auf den Austausch über existenzielle Fragestellungen im privaten Umfeld und die eigene Bewertung der Auszubildenden, inwieweit eine berufliche Konfrontation mit dem Tod die eigene Haltung im Vergleich zu anderen Ausbildungsberufen prägt oder gar beeinflusst, die nicht mit existenziellen Fragen bzw. Situationen einhergehen. All diese Perspektiven verlangen folgende Fragestellungen an die Auszubildenden:

- Der Tod ist für Sie als angehende Pflegefachkraft gegenwärtig. Er kann plötzlich und unerwartet, aber auch als Folgeerscheinung eines langen Krankheitsprozesses wahrgenommen werden. Erzählen Sie mir, ob für Sie die Todesursache für den Umgang mit dem Tod eine zentrale Rolle spielt.
- Haben Sie das Gefühl, dass diese Häufigkeit dazu führt, sich selbst mit Ihrer Endlichkeit intensiver auseinanderzusetzen? Ergänzung: Haben Sie weniger Angst vor dem Tod?
- Kennen Sie bestimmte religiöse Vorstellungen und sind diese für Sie im pflegerischen Bereich und darüber hinaus von Relevanz? Kommen diese Vorstellungen bei Ihrer eigenen Vorstellung bzw. Haltung zum Tragen?

Die Ausführungen der Auszubildenden machen folgende Aspekte deutlich: Zunächst entwickeln Auszubildende ihre eigene Vorstellung und Ansicht über ihren Tod insbesondere durch den Austausch mit Kolleginnen bzw. Kollegen und auch im Gespräch mit älteren Menschen. Gerade deren Vorstellung und Äußerungen werden in den eigenen Denk- und Reflexionsprozess zur Bildung einer eigenen Position bzw. Haltung aufgenommen. Als weiterer Aspekt zeigt sich, dass Auszubildende Schwierigkeiten haben, ihre Sichtweise über ihren eigenen Tod zu artikulieren. Gefühle wie Angst werden zwar in ihren Ausführungen benannt, aber die Ursache und die Umgehung von negativen und destruktiven Gefühlen bleibt unbenannt. Diese Aspekte finden sich in folgenden Aussagen wieder:

> *„Wie man mit dem Tod umgeht, hängt von der Person selbst ab. Also ich habe vor kurzem meinen Bruder verloren. Das ist ein ganz anderes Gefühl, als wenn einer auf Station stirbt. Ich habe Angst vor dem Tod, weil ich mehr zu verlieren habe. Wenn ich meine Familie dadurch verlieren würde. Wenn ich Kinder zum Beispiel hätte und ich sie alleine zurücklassen müsste. Was nach dem Tod kommt, weiß ich nicht. Entweder man kommt in den Himmel oder in die Hölle. Ich hoffe, dass es etwas Schönes ist."* (Alena, w., 1. Aj., 20–30)

> *„Ich glaube, dass ich schon Angst habe. Ich bin nicht komplett abgehärtet durch meine berufliche Tätigkeit. Es ist für mich nicht völlig angstfrei. Das glaube ich nicht. In den seltensten Fällen ist dies so."* (Dlar, m., 1. Aj., 20–30)

> *„Ich kann eher damit umgehen, wenn andere sterben, aber vor meinem Tod habe ich Angst. Was nach dem Tod kommt, weiß ich leider nicht und darüber kann ich auch nicht darüber sprechen."* (Asmeer, m,, 1. Aj., 16–20)

> *„Ich denke, dass es für mich einfacher ist. Aber das ist eine gute Frage. Ich habe mich mit meinen Freunden noch nicht über den Tod ausgetauscht. Ich habe keine Angst. Was mir schwer fällt, darüber zu sprechen, was danach kommt."* (Asmeer, m., 1. Aj., 16–20)

Diese Aussagen zeigen auf, dass die Auszubildenden Schwierigkeiten haben, über ihren eigenen Tod zu sprechen. In den Äußerungen lassen sich u. a. auch negative und destruktive Gefühle, aber auch fehlende Kenntnisse über den Tod erkennen. Interessant ist des Weiteren, dass Auszubildende auf keine religiösen Vorstellungen zur Darstellung der eigenen Endlichkeit zurückgreifen, die als Unterstützung ihrer eigenen Vorstellung dienen. Dies ist insofern interessant, weil der größte Anteil der Auszubildenden in einer christlich orientierten Einrichtung arbeitet. Es ist anzunehmen, dass in der Lebenswelt der Auszubildenden keine religiösen Vorstellungen existieren oder gar als Beschreibung ihrer eigenen Vorstellung über den Tod her angezogen werden. Auch die folgenden Aussagen zeigen, dass die Auszubildenden durchaus negative Emotionen bzw. destruktive Gefühle bei der Reflexion über die eigene Endlichkeit äußern.

> *„Ich glaube, dass ich schon Angst habe. Ich bin nicht komplett abgehärtet. Es ist für mich nicht völlig angstfrei. Das glaube ich nicht. Selten ist das so."* (Asmeer, m., 1. Aj., 16–20)

Hier können die Ursachen für das ängstliche Verhalten nicht eindeutig erklärt werden. Eine Begründung seitens des Auszubildenden bleibt offen. Als mögliche Ursachen können sein Lebensalter, die fehlende religiöse Sozialisation und die fehlende einjährige Berufsqualifikation in der Pflege für sein Angstverhalten angenommen werden. Konkreter äußert sich eine andere Auszubildende, die als Grund die hinterbliebenen Personen angibt.

> *„Ich habe Angst vor dem Tod, wenn ich mehr zu verlieren habe. Wenn ich meine Familie dadurch verlieren würde. Wenn ich Kinder also habe und diese alleine zurücklassen muss." (Alena, w., 1. Aj., 20–30)*

Bei der Darstellung eigener Vorstellungen über den Tod bzw. der Beschreibung des eigenen Todesverständnisses zeigen die Gesprächsausschnitte auf, dass Kenntnisse aus dem Unterricht wie beispielsweise Vorstellungen oder Rituale aus anderen Kulturbereichen keine Rolle spielen. Die Aussagen bilden die lebensweltbezogene Aus- drucks- und Darstellungsform der Auszubildenden ab. Die direkten Begegnungen mit sterbenden oder verstorbenen Personen lassen sich als Sensibilisierungseffekte für das eigene Nachdenken verstehen.

8.4.1.4 Bewertung des theoretischen Unterrichts

Die vierte und letzte Dimension lässt sich dem dritten Themenweg des leitfadengestützten Fragenkatalogs zuordnen und beinhaltet Aussagen, die von Auszubildenden hinsichtlich möglicher Gestaltungsimpulse und Perspektiven getroffen wurden. Der letzte Themenweg schließt die Möglichkeit ein, sich kritisch über die generalistische Pflegeausbildung im Hinblick auf die theoretische Berufsausbildung zu äußern und dabei den Tod als Unterrichtsthema in den Blick zu nehmen. Die Aussagen der Auszubildenden im ersten Ausbildungsjahr können als eine Erwartungshaltung im Rahmen ihrer noch bevorstehenden Ausbildungszeit verstanden werden. Folgende Fragestellung wurde an die Auszubildenden adressiert:

- Möchten Sie mir noch etwas mitteilen, was Ihnen in unserem Gespräch zu kurz kam oder nicht besprochen wurde?

Diese abschließende Fragestellung soll den Auszubildenden das Gefühl geben, ihre Bedürfnisse, Wünsche und Forderungen an eine für sie angenehme Pflegeausbildung wahrzunehmen. Dabei kommt zum Vorschein, dass die Auszubildenden nur geringe Wissensinhalte um den Themenbereich Tod aufweisen, wobei Auszubildende ihre fehlenden Inhalte damit begründen, dass diese Themen schwerpunktmäßig im zweiten Ausbildungsjahr im Unterricht behandelt werden. Dies zeigt sich indirekt auch bei dieser Aussage:

"Bis jetzt hatten wir das Thema noch nicht im Unterricht. In keinem Unterricht. Das kommt aber im zweiten Ausbildungsjahr dran." (Lara, w., 1. Aj., 20–30)

Eine andere Auszubildende äußert, dass sie gerne mehr über ihre Erfahrungen im Unterricht thematisieren möchte, und stellt dabei auch fest, dass das Thema Tod im ersten Ausbildungsjahr nicht thematisiert wurde.

"Ja, hier würde ich mir wünschen, dass das Thema schon früher, also im ersten Ausbildungsjahr thematisiert werden würde. Ich weiß, dass wir noch konkreter über den Tod und den Sterbeprozess sprechen, aber hier würde ich es cooler finden, wenn das schon viel eher im Unterricht stattfinden könnte. Ich war eine Woche auf der Station und habe hier schon den ersten Toten gesehen. Und gerade dann wird oft vergessen, dass ich im ersten Lehrjahr bin und dann geht man von einer Selbstverständlichkeit im Umgang aus. Deshalb ist es wichtig, dass wir hier schon früher Inhalte bekommen oder über unsere Erfahrungen sprechen können." (Alena, w., 1. Aj., 20–30)

Auch diese Auszubildende merkt an, dass sie bereits im ersten Ausbildungsjahr in direkter Weise mit dem Tod bzw. mit sterbenden Personen in Berührung kam und sich hier mehr schulische Unterstützung im Hinblick auf den Umgang mit dieser Personengruppe gewünscht hätte. Ein anderer Auszubildender betont die Notwendigkeit der Unterstützung seitens des Praxisleiters und äußert sich wie folgt:

"Ja, in der Schule und auch in der Praxis wird das Thema behandelt. Von meiner Erfahrung heraus habe ich nicht das Gefühl, dass ich komplett alleine bin mit dem Thema. Also unser Praxisanleiter hilft uns hier. Es ist immer jemand da, mit dem man sprechen kann. Ich bin nicht alleine." (Asmeer, m., 1. Aj., 16–20)

Bei dieser Einschätzung des Auszubildenden wird deutlich, dass die Unterstützung seitens der Schule und der Einrichtung bzw. Institution stark divergiert und auch die Wahrnehmung von den Auszubildenden unterschiedlich erlebt wird. Die Form und die Intensität der Unterstützung scheint für Auszubildende im Umgang mit sterbenden Menschen für das erste Ausbildungsjahr wichtig zu sein, um nicht das Gefühl des Alleinseins entstehen zu lassen.

8.4.2 Aussagen von Auszubildenden des dritten Ausbildungsjahres

Die nachfolgenden Aussagen beziehen sich auf die geführten Interviews mit Auszubildenden des dritten Ausbildungsjahres. Die Durchführungsschritte entsprechen dem Ablauf des ersten Ausbildungsjahres, um Abweichungen und Gemeinsamkeiten hinsichtlich des Lernprozesses bei der Bewertungsanalyse im anschließenden Kapitel sichtbar zu machen. Zunächst werden die Auszubildenden nach ihren besonderen pflegerischen Herausforderungen im Pflegealltag gefragt. Aufgrund ihrer pflegerischen und persönlichen Erfahrungen ist davon auszugehen, dass die Antworten umfangreicher sein werden. Der zweite Themenweg bezieht sich auf Umgangsweisen im Kontext des Todes und die Darstellung bzw. Beschreibung des professionellen Handelns. Bei diesem Themenweg ist ebenfalls davon auszugehen, dass die Auszubildenden hier nicht nur auf Erfahrungswissen, sondern auch auf Wissensinhalte aus dem Unterricht zurückgreifen werden. Der sich anschließende Themenweg bezieht sich auf eigene Sichtweisen und Vorstellungen über den Tod. Es ist anzunehmen, dass das Spektrum der Antworten aufgrund der unterschiedlichen Interessenlage, der Erfahrungen und Kenntnisse der Auszubildenden nicht nur als Abbild von Meinungen über den Tod gedeutet werden kann, sondern auch Wünsche und Bedürfnisse sowie Forderungen und Erwartungen zum Ausdruck kommen werden. In diesem Kontext werden auch mögliche religiöse und nichtreligiöse Ausdrucksformen bei der Darstellung eigener Sichtweisen und Vorstellungen abgebildet. Zuletzt werden die Aussagen der Auszubildenden dargestellt, die sich auf ihre erlebte Ausbildungszeit beziehen. Hier wird den Auszubildenden die Möglichkeit eingeräumt, sich kritisch zu äußern oder bestimmte Themenkreise erneut aufzugreifen.

8.4.2.1 Darstellung von besonderen pflegerischen Herausforderungen im Pflegealltag

In dieser Dimension werden neben besonderen pflegerischen Herausforderungen im Pflegealltag auch das Interesse für das Arbeiten im Pflegebereich bzw. die Motive für eine pflegerische Berufsqualifikation erfragt und eingeordnet. Dem Interesse bzw. den Motiven für die Entscheidung zu einer Berufsausbildung im Pflegebereich gehen oftmals bestimmte emotionale Erfahrungen und Erlebnisse mit sterbenden Menschen bzw. Familienmitgliedern voraus. Konkret werden in diesem Zusammenhang folgende Fragen an die Auszubildenden adressiert:

- Erzählen Sie mir doch mal, wie Sie zu Ihrer Ausbildung gekommen sind bzw. auf welche Weise Sie sich für die Pflegeausbildung entschieden haben?

- Was schätzen Sie denn in bzw. an Ihrem Beruf?
- An welche besonderen pflegerischen Situationen bzw. Herausforderungen denken Sie noch zurück?

Das Interesse für den Pflegeberuf wird bei den Auszubildenden über persönliche Erfahrungen und familiäre Erlebnisse geweckt. Sie bilden die Entscheidungsgrundlage für die berufliche Pflegeausbildung. Die Auszubildenden äußern sich wie folgt zu ihrer Interessenlage für den Pflegeberuf:

> *„Ich bin bei meiner Oma aufgewachsen. Mein Opa war Neurologe und meine Oma war Krankenschwester. Meinen Opa habe ich aber nicht mehr kennengelernt. Von meiner Oma habe ich sehr viel gelernt. Ich trage sogar den Ring meiner Oma. Meine Oma war meine beste Freundin. Ich habe mich sehr für ältere Menschen interessiert. Für die Gerontologie. Ich wollte meine Oma unterstützen. Es war sehr schwer. Meine Oma war sehr aktiv und plötzlich war alles vorbei. Meine Oma hat mich katholisch erzogen."* (Melissa, w., 3. Aj., 20–30).

Diese Auszubildende hat direkt nach ihrem Schulabschluss mit einer Pflegeausbildung in Deutschland begonnen. Der Einfluss ihrer Großmutter hat ein starkes Interesse für die Pflegeausbildung geweckt und im Rahmen ihrer Ausbildung hat sich das Interesse weiter verstärkt. Auch bei nachfolgendem Auszubildenden hat das familiäre Umfeld – in diesem Fall der Onkel – dazu beigetragen, mit einer Pflegeausbildung zu beginnen:

> *„Also bei mir war das so. Ich wollte eigentlich nichts mit sozialen Berufen machen. Ich wollte eigentlich etwas mit Autos machen. Mein Onkel hat aber viel über den Pflegeberuf erzählt. Er ist selbst in der Pflege tätig. Über die Gespräche dachte ich dann, dass es eigentlich ganz gut ist, was er so erzählt. Da habe ich dann aufmerksam zugehört und dachte mir, dass es gut klingt. Bis ich 14 Jahre alt war, wusste ich nicht, was ich machen wollte. Ich habe dann über die Schule Praktika in der Pflege absolviert, das war eine gute Idee."* (Kevin, m., 3. Aj., 16–20).

Auch die folgenden Auszubildenden geben an, dass Familienangehörige positiven Einfluss auf ihre Berufsentscheidung hatten.

> *„Mein Vater arbeitet in der Pflege, der hat mir dann einen Praktikumsvertrag organisiert. Ich bin dann dort hingegangen und es hat mir total gefallen, obwohl der Ruf nicht gerade positiv ist. Ich habe mir zwar gedacht, dass ich das nicht machen kann, aber als ich vor Ort war, hat es mir sehr gut gefallen."* (Mario, m., 3. Aj., 20–30)

8.4 Zentrale Befunde der empirischen Erhebung des ersten und dritten ...

Die Möglichkeit über ein Schulpraktikum Einblicke in verschiedene Berufe zu erhalten, erweist sich als ertragreich und zielführend. Gerade Jugendliche, die sich noch nicht abschließend für eine Berufsrichtung entschieden haben, sind auf Empfehlungen und Einblicke in die Berufs- und Arbeitswelt angewiesen.

Neben den Einflussgrößen für die Entscheidung einer Pflegeausbildung lässt sich bei den Auszubildenden auch eine besonders ausführliche Darstellung hinsichtlich pflegerischer Herausforderungen erkennen. Die Beschreibungen pflegerischer Herausforderungen zeugen von Erfahrungen, Erlebnissen und Kenntnissen. Sie berichten über verschiedene Situationen, die nicht unmittelbar im Zusammenhang mit dem Sterbeprozess oder mit der Betreuung und Versorgung verstorbener Menschen stehen, sondern beziehen sind auch auf Aspekte des kollegialen Umgangs. Eine Auszubildende drückt ihre Empfindungen im Zusammenhang mit pflegerischen Herausforderungen wie folgt aus:

„Besondere und belastende Situationen sind für mich nicht die Patienten, sondern eher die Kollegen. Leider kann ich nicht verstehen, warum manche Kollegen untereinander so handeln. Wir gehen so gut mit Patienten um, aber dann gibt es Stress im Team. Das kann ich nicht ganz verstehen. Das Konkurrenzverhalten oder ein Streit. Das tut mir manchmal sehr leid. Die fehlende Kollegialität stresst mich. Wenn Kollegen nicht im Team arbeiten können." (Melissa, w., 3. Aj., 20–30)

Abgesehen von den schwierigen kollegialen Spannungen am Arbeitsort weist folgender Auszubildender auf die umfänglichen verantwortungsvollen Tätigkeitsfelder im Zusammenhang mit pflegerischen Herausforderungen hin:

„Normalerweise kenne ich das gar nicht, weil ich nach Feierabend sehr gut abschalten kann und nicht mehr gedanklich bei der Arbeit bin. Das ist gesund für mich. Letztens ging das aber nicht, weil ich so viel Verantwortung übernommen habe, und manchmal merkt man den Stress gar nicht, der dadurch entsteht. Man merkt nicht gleich, wie tief man im Stress ist. Ich musste die Schichtleitung übernehmen. Das war neu für mich. Ich habe am ganzen Körper gezittert. Das konnte ich selbst daheim nicht einfach so ablegen, das zittrige Gefühl. Ich habe mir immer wieder die Frage gestellt, ob ich alles richtig gemacht habe und ob ich nichts vergessen habe. Die Verantwortung war an diesem Tag einfach sehr groß. Personalmangel und dann noch das erste Mal die Schichtleitung zu übernehmen, hat mich überfordert. Wir haben zwar am Ende alles geschafft und das war gut. Aber irgendwie am Ende war ich noch zittrig. Ich konnte nicht gleich runterkommen." (Mario, m., 3. Aj., 20–30)

Die Übernahme von Verantwortung über viele Tätigkeitsbereiche erscheint für den Auszubildenden eine besondere Herausforderung zu sein. Interessant ist dabei, dass nicht die Themenbereiche Sterben, Tod und Trauer als besonders schwierig bzw. herausfordernd erscheinen, sondern es die Vielzahl an Aufgabenbereichen und die damit verbundene Verantwortung gegenüber verschiedenen Bereichen sind.

Auch bei diesem Auszubildenden werden nicht konkrete pflegerische Herausforderungen zwischen Patienten und Pflegekraft geäußert, sondern institutionelle Anforderungen und Herausforderungen, die als emotional belastend und unangenehm empfunden werden.

In abweichender Form äußert sich nachfolgender Auszubildender. Er erachtet die Berührung mit besonderen Krankheitsbildern im Allgemeinen und mit psychischen Krankheiten im Besonderen als belastend:

> *„Schwierig ist es, wenn pflegebedürftige Personen bestimmte Psychosen aufweisen. Wenn sie Wahnvorstellungen haben. Das sind für mich besondere Situationen." (Kevin, m., 3. Aj., 16–20)*

Diese genannten Äußerungen bilden eine Vielzahl an unterschiedlich belastenden Situationen im Pflegealltag ab, wobei sich nicht alle Situationen bzw. Herausforderungen auf die Übernahme pflegerischer Handlungen am Menschen beziehen, sondern überwiegend institutioneller Art sind. Es ist anzunehmen, dass Auszubildende vor allem Situationen dann als herausfordernd wahrnehmen, wenn sie auf kein Erfahrungswissen zurückgreifen können.

Dass Erfahrungswissen und das Erlernen bestimmter Handlungsweisen zur Überwindung herausfordernder Situationen notwendig sind, lässt sich in nachfolgender Aussage erkennen:

> *„Nein, eigentlich belasten mich Situationen wie Sterben und Tod nicht. Am Anfang war es vielleicht schwierig, weil man eine besondere Beziehung zu dieser Person aufgebaut hat. Ich habe gelernt, damit umzugehen. Weil es ist auch ungesund für mich. Jede Person, die zu uns kommt, für die ist es eigentlich die letzte Station. Das wissen wir natürlich und damit müssen wir auch umgehen. Ich sehe diesen Prozess als normal an. Ich lerne damit umzugehen." (Mario, m., 3. Aj., 20–30)*

Mit dieser Aussage wird deutlich, wie wichtig Erfahrungswissen und erlernte Handlungsweisen in emotional herausfordernden pflegerischen Situationen sind. Weiter empfindet der Auszubildende nicht die eigentliche Handlung als belastend, sondern die fehlende Zuwendung seitens der Familie und die damit verbundene Hilflosigkeit und entstehende Isolation seitens der sterbenden Person. Seine Gefühlslage bringt er wie folgt zum Ausdruck:

8.4 Zentrale Befunde der empirischen Erhebung des ersten und dritten …

„Ganz oft habe ich mich am Anfang schlecht gefühlt, als ich nach Hause kam. Ich dachte oft, Mensch, das Leben ist oft scheiße. Gerade wenn ich Bewohner oder Patienten sehe, die keine Personen um sich herumhaben, weil alle verstorben sind. Keine Angehörigen, keine Familie. Ich habe davor Angst bekommen. Wenn plötzlich alle weg sind … meine Freunde, meine Eltern, mein Partner … alle, die ich liebe. Ich versuche mit der Einstellung umzugehen, dass das Leben nicht einfach ist. Das habe ich auch in der Pflege erfahren. Das nimmt man mit. Das Leben ist hart. Wir haben verlernt, dass das Leben eigentlich schwer ist. Von Natur aus. Es passieren schwere Sachen. Ich habe selbst schlimme Sachen erfahren. Es ist wichtig, dass man die nicht verlernt, dass es auch schwierige Momente gibt. Diese muss man aushalten. Gefühle aushalten. Sich in Gefühle hineinzuversetzen. Dass ist etwas, was ich noch lernen muss. Aber ich bin auf einem guten Weg." (Mario, m., 3. Aj., 20–30)

Der Auszubildende verdeutlicht, wie wichtig es ist, nicht nur berufliche Erfahrungen, sondern auch Erlebnisse im privaten Umfeld zu hinterfragen und diese bei der Entwicklung einer beruflichen Professionalität zu berücksichtigen. Der Auszubildende erkennt, dass in besonderen schwierigen Situationen wie u. a. im Sterbeprozess ein vertrautes Umfeld wichtig ist. Seine empathische Haltung und das Mitgefühl gegenüber der pflege- und hilfsbedürftigen Person lösen in seiner Gefühlswelt Angst und Unsicherheit aus.

Auch in folgender Aussage wird deutlich, dass bestimmte pflegerische Situationen dann als emotional empfunden werden, wenn bestimmte Handlungsweisen von Pflegekräften eingefordert werden, die außerhalb ihres Arbeitsbereichs liegen und oftmals dann eingefordert werden, wenn die pflegebedürftigen Personen keine familiäre Unterstützung erhalten:

„Ich komme dann an meine Grenze, wenn Bewohner mit mir über bestimmte Dinge sprechen wollen und ich ihnen hier nicht weiterhelfen kann, weil es um familiäre Dinge oder Regelungen geht." (Melissa, w., 3. Aj., 20–30)

Es lässt sich folglich festhalten, dass die besonderen Situationen zwar als emotional belastend wahrgenommen werden, aber nicht in den Themenbereichen Sterben, Tod und Trauer liegen. Die Aussagen verdeutlichen, dass diese Themenbereiche bei den Auszubildenden als berufsüblich verstanden werden und keine Ängste, Sorgen oder Zweifel auslösen. Zuletzt lässt sich für diesen Themenweg noch eine Auszubildende zitieren, die die Betreuung sterbender Menschen als eine positive Situation umschreibt:

„Ja, pflegerische Situationen mit sterbenden Menschen sind besonders, aber nicht belastend. Es ist eine schöne Situation. Es ist eine Situation, wo ich mich verabschieden kann. Es ist nicht etwas Schlimmes für mich. Ich kann mich von dieser Person

verabschieden. Eine belastende Situation wäre es für mich dann, wenn von mir etwas Neues erwartet wird. Aber das Sterben und der Tod sind für mich nicht schwer. Mit Bewohnern habe ich eigentlich nicht meine Probleme." (Melissa, w., 3. Aj., 20–30)

8.4.2.2 Umgangsweisen mit dem Tod und Argumentationsansätze

Dieser Themenweg bzw. Dimension beinhalten Aussagen, die sich auf Fragen des Umgangs mit Sterbenden beziehen. Dabei geht es nicht allein um die Frage des Umgangs im Sinne von konkreten Handlungsweisen im Sterbeprozess, sondern auch um die Frage, welche Aspekte bestimmte Handlungen von Auszubildenden beeinflussen. Zuletzt sollen in dieser Dimension auch Aussagen erfasst werden, die bestimmte Argumentationslinien der Auszubildenden erkennen lassen. Die Aussagen der Auszubildenden resultieren aus impliziten Fragen über den Tod und bestimmte Handlungsweisen im Kontext sterbender Personen. Folgende Fragen sollen die Auszubildenden in einen Erzählmodus bringen:

- Beschreiben Sie mal, wie oft Sie mit dem Tod in ihrem Berufsalltag konfrontiert werden?
- Welche Gedanken erleben Sie in solchen Situationen?
- Kennen Sie bestimmte Umgangsformen oder Rituale, die in diesen Situationen zum Tragen kommen?
- Was hilft Ihnen in diesen Situationen im Umgang mit Sterbenden?

Die Bewertung der Aussagen hat bisher verdeutlicht, dass Länge und Inhalt der Antworten mit den Erfahrungen und Erlebnissen in Zusammenhang stehen. Es bietet sich demzufolge an, mit der Frage einzusteigen, in welchem Umfang Auszubildende mit dem Tod in Berührung kommen. Konkret sollen die Auszubildenden die Häufigkeit von Situationen mit Sterbenden nennen und auf den zeitlichen Umfang des Umgangs mit sterbenden Personen eingehen. Diese Einschätzung lässt sich auch als Anhaltspunkt bei der späteren Bewertungsanalyse hinzuziehen. Bei den folgenden Aussagen kommen zwei Aspekte zum Vorschein: Zum einen wird deutlich, dass Auszubildende insbesondere in stationären Einrichtungen der Altenhilfe mit dem Tod in regelmäßigeren zeitlichen Abständen konfrontiert werden als in anderen Versorgungs- und Betreuungseinrichtungen. Weiter zeigen die Aussagen auf, dass der Tod und das Sterben als berufliches Erscheinungsphänomen von den Auszubildenden dargestellt werden:

„Der Tod kommt bei uns sehr oft vor. Viel mehr als in anderen Berufen. Früher habe ich noch keinen toten Menschen gesehen. Das war vom Gefühl her komisch, wenn

8.4 Zentrale Befunde der empirischen Erhebung des ersten und dritten …

man eine Person versorgen muss, die verstorben ist. Aber das gehört zu unserem Beruf dazu. Mittlerweile sehe ich das als meinen Beruf an. Es macht mir auch nichts mehr aus, wenn wir in das Zimmer gehen, wo die Person gestorben ist." (Mario, m., 3. Aj., 20–30)

In ähnlicher Form äußert sich folgende Auszubildende, die ebenfalls in regelmäßigen zeitlichen Abständen mit sterbenden Menschen in Berührung kommt:

"Die Häufigkeit ist sehr unterschiedlich. Im Dezember sind neun Bewohner gestorben. Alle habe ich begleitet und konnte mich von ihnen verabschieden. Alle habe ich gesehen. Alle habe ich auch tot gesehen. Aber es gibt auch Monate, da sterben keine Bewohner. Aber im Durchschnitt würde ich sagen, einmal im Monat." (Melissa, w., 3. Aj., 20–30)

Dass der Tod und der Umgang mit sterbenden Personen zum beruflichen Pflegealltag der Auszubildenden gehören, wird auch in einer weiteren Aussage deutlich. Nachfolgender Pflegeschüler gibt an, dass die Häufigkeit des Umgangs mit sterben- den Menschen an den Einsatzort gebunden ist.

"Das ist unterschiedlich. Wir hatten schon Fälle, dass Bewohner am dritten Tag gestorben sind. Wir haben in der Generalistik Außeneinsätze. Dann bin ich zurückgekommen und habe es erfahren, dass die Person gestorben ist. Es hängt auch ganz oft davon ab, ob der Mensch noch leben möchte oder nicht. Im Krankenhaus ist es anders. Hier ist eine nach vier Wochen gestorben. Hier erinnere ich mich noch. Manche haben dann auch bestimmte Kennzeichen, die darauf hinweisen. Gerade, wenn Angehörige keine Zeit haben, müssen wir sehr viel machen oder wir übernehmen es." (Kevin, m., 3. Aj., 16–20)

Der Auszubildende weist in seinen Aussagen neben der Konfrontation mit sterbenden Personen auch auf die Bedeutung verschiedener Personengruppen hin, die unterschiedliche Funktionen im Sterbeprozess einnehmen. Diese beteiligten Personengruppen haben auch Einfluss auf die Umgangsweisen der Auszubildenden. Für die pflegerische Arbeit spielen familiäre Personengruppen eine unerlässliche Rolle im Sterbeprozess. Sie entscheiden über die Intensität an Betreuung und Versorgung seitens der Auszubildenden. Fehlende familiäre Bezugspersonen oder eingeschränkte familiäre Unterstützung verlangen eine intensive Betreuung seitens der Auszubildenden und wirken sich auf die Umgangsweisen der Auszubildenden aus. Neben den beruflichen Rollen der Pflegegebenden zeigen die folgenden Aussagen der Auszubildenden auch die Wichtigkeit der Pflegenehmenden im Allgemeinen und die der Sterbenden im Besonderen auf. Weiter bringen die Auszubildenden zum Ausdruck, dass auch der Sterbende selbst eine wesentliche Rolle im Sterbeprozess einnimmt, dessen Haltung und Einstellung auch die Umgangsweisen beeinflusst.

Die nachfolgenden Aussagen der Auszubildenden belegen, dass diese unterschiedlichen Erfahrungen mit Sterbenden aufweisen und sich daraus auch verschiedene Umgangsweisen ergeben. Die Aussagen bestätigen die Annahme, dass Handlungsweisen nicht allein aus den Kenntnissen des Unterrichts, sondern auch aus praktischen Erfahrungen resultieren. Weiter offenbaren die folgenden Aussagen auch eine Vielfalt an unterschiedlichen Gefühlslagen der Auszubildenden:

> *„Als ich die erste tote Person vor meiner Ausbildung gesehen habe, ging es mir überhaupt nicht gut. Das war ein Mann. Der Mann hatte sich erhängt. Das war auf der Straße. Das war überhaupt nicht schön. Da war ich noch nicht alt. Diese Erfahrung werde ich nicht so schnell vergessen. Wenn eine Person im Bett stirbt, dann ist das friedlicher. Das belastet mich nicht. Es ist ein würdevoller Tod. Wenn jemand aber erstickt oder verblutet, dann belastet mich das. Dann ist der Tod für diese Person auch nicht schön. Bei der palliativen Pflege ist alles würdevoller. Ich kann mich zwar nicht in einen toten Menschen hineinversetzen, aber damit kann ich besser umgehen, wenn es friedvoller und würdevoller ist. Es ist ein schöner Weg zu sterben."* (Mario, m., 3. Aj, 20–30)

Bestimmte Situationen werden von den Auszubildenden als emotional belastend wahrgenommen, wenn bestimmte pflegerische und medizinische Standards nicht erfüllt werden. Die Erwartungshaltung der Auszubildenden zeigt sich insbesondere in den Standards palliativer Maßnahmen, die ihren Sinn und Zweck in einer schmerzfreien Versorgung und würdevollen Begleitung erfüllen.

In ähnlicher Form äußern sich die nachfolgenden Auszubildenden. Für beide ist es ebenfalls wichtig, dass die Patienten würdevoll und schmerzfrei sterben. Die folgende Auszubildende konkretisiert in ihren Ausführungen das Zustandekommen ihrer Angst:

> *„Ich habe immer Angst, wenn Menschen sterben. Aber ich kann es nicht genau erklären, warum. Ich habe das mal in so einem Film gesehen. Wenn Menschen zwar sterben, aber dann doch nicht tot sind und plötzlich noch bestimmte menschliche Bewegungen aufweisen. Davor habe ich Angst. Bei mir kommen dann Zweifel auf. Manchmal überlege ich mir, ob diese Person noch da ist."* (Melissa, w., 3. Aj, 20–30)

Bei dieser Auszubildenden kommt das Phänomen der Angst mit dem Gefühl der Hilflosigkeit und Unsicherheit gegenüber ausweglosen Situationen zum Vorschein. Diese Angst ergründet sich mit der Tatsache, dass bei vermeintlich verstorbenen Menschen noch menschliche Züge wie u. a. Bewegungen auftreten, die Zweifel am Tod entstehen lassen. Der folgende Auszubildende drückt seine Gedanken im Umgang mit sterbenden Menschen in ähnlicher Form aus:

> *„Ich sehe das eigentlich ganz objektiv. Den ersten Tod, den ich mitbekommen habe, war im Pflegeheim. Das war eine Bewohnerin. Die hatte Schnappatmung. Die Bewohnerin wusste es selbst, dass sie sterben wird. Ich versuche das in solchen Momenten positiv zu sehen." (Kevin, m., 3. Aj., 16–20)*

Für diesen Auszubildenden sind die Einstellung und Haltung zum Tod aus Sicht der sterbenden Person wichtig und bestimmt letztendlich auch den Umgang mit dem Tod bei dem Auszubildenden selbst. Der Tod wird bei den Auszubildenden als erträglich und weniger emotional wahrgenommen, wenn die sterbenden Personen ihren eigenen Tod akzeptieren und die palliative Versorgung und Betreuung seitens der Pflegekraft zulassen.

Neben der Wahrnehmung und Bewertung der Auszubildenden im Umgang mit dem Tod wird auch nach ihren Umgangsweisen in diesen Situationen gefragt. Dabei zeigt sich, dass die Auszubildenden ihre Umgangsweisen aus Gesprächen mit erfahrenen Pflegefachkräften nehmen, wie u. a. folgende Aussage verdeutlicht:

> *„Ich hole mir immer einen Kollegen, der mir bei einem verstorbenen Menschen hilft. Ich gehe nicht alleine in das Zimmer. Ich bedanke mich zunächst bei dem verstorbenen Menschen. Ich denke dann immer daran, was ich bei diesem Menschen gelernt habe. Das ist immer positiv. Ich bedanke mich. Ich sage dem Verstorbenen Danke und wünsche ihm eine gute Reise. Ich sage das laut. Ich merke auch, dass ich dann ganz gut abschalten kann. Ich denke dann nicht mehr über die Person nach. Der Mensch ist dann nicht mehr in meinem Kopf. Das Verabschieden ist für mich wichtig, um damit auch abzuschließen." (Melissa, w., 3. Aj., 20–30)*

Für die Auszubildende ist es wichtig, sich von dieser Person zu verabschieden. Die Verabschiedung ist hier ein wiederkehrendes Ritual, das einerseits für die eigene Verarbeitung, andererseits für den Umgang mit der verstorbenen Person und deren Versorgung notwendig ist. Eine weitere Notwendigkeit im Umgang mit verstorbenen Menschen ist das Hinzuziehen von Kollegen, das bei dieser Auszubildenden im Sinne einer moralischen Unterstützung zu bewerten ist. Darüber hinaus unterstreicht die Auszubildende, dass ihre Handlungsweise ihr Sicherheit garantiert und sie im Rahmen ihrer beruflichen Pflegeausbildung gelernt hat, damit umzugehen. Diese Einsicht drückt sie folgendermaßen aus:

„Meine Oma ist vor 2 Jahren gestorben. Ich habe das sofort gemerkt, in welcher Sterbephase sie ist. Ich hatte schon viel über den Tod gelernt. Ich sehe das nicht mehr emotional wie früher. Früher wusste ich nicht, wie ich umzugehen habe. Heutzutage habe ich Sicherheit. Ich traue mir das zu. Ich beobachte sehr viel, das mir Sicherheit gibt." (Melissa, w., 3. Aj., 20–30)

Die Form und Anwendung bestimmter Rituale ist einrichtungsabhängig. Dies zeigt sich vor allem darin, dass die Auszubildenden oftmals Rituale von erfahrenen Kollegen übernehmen bzw. sich an bestimmten Verhaltensweisen orientieren, die von ihrer Einrichtung vorgegeben werden. Berücksichtigt werden auch Angaben über bestimmte Rituale und Vorlieben seitens der sterbenden Person, die im Rahmen der Biographiearbeit zum Vorschein kommen bzw. erfragt werden. Ein Auszubildender äußert sich zur Anwendung verschiedener Rituale wie folgt:

„Wir müssen vor allem darauf achten, dass der Bewohner friedvoll einschlafen kann und daliegt. Wir schließen ihm die Augen, wenn wir merken, dass er verstorben ist. Ich kenne es noch, dass man um das Kinn einen Verband macht. Das Zimmer wird bei uns abgeschlossen, dass er seine Ruhe hat. Auch wenn er in der finalen Phase ist, schauen wir, dass er zur Ruhe kommt." (Kevin, m., 3. Aj., 16–20)

Während sich der Auszubildende zu bestimmten pflegerischen Maßnahmen beim Eintritt des Todes äußert, beschreibt die nachfolgende Auszubildende die pflegerischen Maßnahmen vor dem Eintritt des Todes im Rahmen der finalen Phase:

„Ich arbeite in der Regel sehr gerne mit Körperölen. Ich habe gemerkt, dass ich mit Ölen sehr gut umgehen kann und das auch den Sterbenden hilft, zur Ruhe zu kommen. Auch Angehörige haben gemerkt, dass durch das Einsalben der Sterbende zur Ruhe kommt." (Melissa, w., 3. Aj., 20–30)

Eine weitere Person beschreibt ihre konkreten Gedanken im Rahmen ihres pflegerischen Handelns wie folgt:

„Im Rahmen des Sterbeprozesses interessiere ich mich schon sehr dafür, was diese Person in diesem Prozess denkt. Ich habe gelernt, dass das Gehirn eine Schutzfunktion hat. Bevor der Mensch stirbt, schüttet er ganze viele Hormone aus. Ich stelle mir dann die Frage, ob die Person mich noch hört oder wahrnehmen kann.

Manche reagieren, manche nicht. Ich frage mich dann manchmal, was die Person denkt und was sie benötigt. Weiß die Person, dass sie stirbt? Ich werde es zwar versuchen, der Person es so angenehm wie möglich zu machen. Mit Gerüchen, mit allem, was dazu gehört. Es tut mir auch leid. Ich merke zwar, dass das Bewusstsein noch da ist.

> *Sie schauen noch. Sie gucken noch. Sie reagieren noch. Aber sie können sich nicht äußern. Das ist sehr schwierig für mich. Manchmal kommen auch Angehörige und wollen, dass wir lebenserhaltende Maßnahmen machen. Da stelle ich mir dann die Frage, ob das überhaupt natürlich ist und ob das dem Wunsch der sterbenden Person entspricht. Wir machen es dann am Ende. Wenn das in der Verfügung steht, müssen wir das machen."* (Mario, m., 3. Aj., 20–30)

Gerade dieser Auszubildende erlebt die finalen Phasen als eine sehr gedankenreiche Phase, in der er sich in die Gedankenwelt des Sterbenden hineinversetzt, um dessen Bedürfnisse und Wünsche entsprechend nachzuempfinden und den Pflegeprozess individuell auszurichten.

Zusammenfassend zeigen die Aussagen der Auszubildenden, dass die Umgangsweisen mit Sterbenden aus Erfahrungs- und Fachwissen, aber auch aus eigenen Vorstellungen und Überzeugungen resultieren, die als angenehm empfunden werden. Es lässt sich also nicht eindeutig feststellen, ob die Argumentation ihrer Umgangs- bzw. Handlungsweisen aus Erlebnissen und Erfahrungen mit Sterbenden oder aus ihrem eigenen subjektiven Empfinden gegenüber Sterbenden resultiert.

8.4.2.3 Eigene Vorstellung und Sichtweisen über den Tod

Diese Dimension umfasst Aussagen der Auszubildenden, die inhaltlich die Vorstellungen und Sichtweisen über den eigenen Tod und auch Aussagen zur Antizipation des eigenen Sterbeprozesses beinhalten. Um die eigenen Vorstellungen und Sichtweisen der Auszubildenden zu erfahren, werden die Auszubildenden nach einer Erzählphase in eine reflexive Phase versetzt, um sich über ihren eigenen Tod zu äußern. Dabei spielen auch Fragen eine besondere Rolle, die sich auf die Todesursache beziehen und überprüfen sollen, ob diese im Hinblick auf die Empfindungen und Vorstellungen der Auszubildenden eine signifikante Rolle spielen oder ob dies für ihr Handeln und ihre eigene Sichtweise irrelevant ist. Wichtig sind in diesem Kontext auch Fragen zur Emotionslage der Auszubildenden im Kontext ihrer eigenen Endlichkeit. In diesem Zusammenhang spielt auch die Frage der eigenen Religion oder der Bedeutung religiöser Inhalte zur Auseinandersetzung oder gar Überwindung existenzieller Fragestellungen eine Rolle. Es soll zudem geprüft werden, ob Auffälligkeiten erkennbar sind, die darauf hinweisen, dass Auszubildende mit pflegerischem Hintergrund eine andere Vorstellung oder Sichtweise auf den Tod aufweisen als andere Auszubildende. In diesem Zusammenhang lässt sich der Stellenwert des Themas bezüglich der Lebenswelt Auszubildender darstellen. Diese thematischen Inhalte werden über folgende Fragestellungen geprüft:

- Erzählen Sie mir, ob für Sie die Todesursache für den Umgang mit dem Tod eine zentrale Rolle spielt.
- Haben Sie das Gefühl, dass die Häufigkeit (im Sinne ihrer beruflichen Erfahrung) dazu führt, sich selbst mit Ihrer Endlichkeit intensiver auseinanderzusetzen? (Ergänzung: Haben Sie weniger Angst vor dem Tod als andere Personen in ihrem Umfeld?)
- Kennen Sie bestimmte religiöse Vorstellungen und sind diese für Sie im pflegerischen Bereich wichtig?

Ob die ätiologische Bedeutung des Todes bei der Bewertung und Sichtweise des eigenen Todes eine zentrale Rolle spielt und ob dies auch das pflegerische Handeln beeinflusst, wird von den Auszubildenden unterschiedlich bewertet. Es wurde deutlich, dass nicht die Todesursache für die Auszubildenden entscheidend ist, sondern das mit dem Tod verbundene Lebensalter. Insbesondere die Betreuung und Versorgung sterbender Kinder erweist sich bei nachfolgendem Gesprächspartner als emotional belastend und erschwert bzw. beeinträchtigt auch die pflegerische Arbeit:

„Teilweise macht es für mich einen Unterschied, ob es sich um einen akuten Tod wie zum Beispiel Herzinfarkt oder eine chronische Krankheit handelt und somit ein langer oder kurzer Leidensweg vorausging. Für mich macht es schon einen Unterschied, ob es ein Kind oder ein älterer Mensch ist. Ich persönlich habe meine Schwierigkeiten mit Kindern. Da könnte ich nicht arbeiten. Bei älteren Menschen habe ich da nicht so meine Schwierigkeiten. Hier ist es für mich kein plötzlicher Tod." (Kevin, m., 3. Aj., 16–20)

Bei diesem Auszubildenden spielen die Dauer und die Art des Leidens eine zentrale Rolle bei der Bewertung und beim Umgang mit sterbenden Personen, wobei für ihn insbesondere das Lebensalter eine wichtigere Rolle einnimmt. Die Versorgung und Betreuung von Kindern beschreibt er als emotional belastend. Anders verhält es sich bei den beiden nachfolgenden Aussagen. Während die erste zeigt, dass sich der Auszubildende mit der Frage nach der Bedeutung der Todesursache im Zusammenhang mit der Bewertung des Todes noch nicht beschäftigt hat, ist sich die zweite Auszubildende sicher, dass sie es sich durchaus vorstellen könnte, in einem Kinderhospiz zu arbeiten.

„Ich habe mir da noch nie Gedanken darüber gemacht. Ich habe ehrlich gesagt auch noch nie eine jüngere Person sterben gesehen. Ich weiß, dass es viel schlimmer ist. Ich finde es unabhängig des Alters schlimm, zu sterben. Ein Kumpel von mir ist gestorben. Das ist schon eine Weile her. Er war 16 Jahre alt. Das ist außergewöhnlich. Ich kann

8.4 Zentrale Befunde der empirischen Erhebung des ersten und dritten ...

Ihnen hier gar nicht so viel sagen, weil ich keine Erfahrung habe. Diese Erfahrung muss ich erstmal machen. Es ist sicherlich außergewöhnlich, weil ich damit nicht gerechnet habe. Wenn ein junger Mensch eine Diagnose erhält, dann tut mir das sehr leid. Auch wenn er sich das Leben genommen hat, auch das tut mir leid." (Mario, m., 3. Aj., 20–30)

„Das kann ich gar nicht sagen. Ich denke bei mir spielt die Todesursache eher keine Rolle. Für mich war das immer eine längere Phase, da konnte ich mich dann von den Personen verabschieden. Die Rituale würde ich (unabhängig des Alters) beibehalten. Ich kenne mich eher bei älteren Menschen aus. Auch wegen meiner Oma. Gerne würde ich auch mal auf einer Krebsstation oder [im] Kinderhospiz arbeiten. Für mich ist es wichtig, dass der Mensch noch in der letzten Phase Freude hat. Meine Oma sagte mir auch, dass ich ruhig bleiben muss. Mit zu viel Energie kann man nicht mit Sterbenden umgehen. Hier muss man ruhig sein und bleiben. Wenn ich so darüber spreche, bekomme ich Gänsehaut. Es gibt auch Bewohner, die sind auch oft negativ. Das fällt mir dann auch schwer. Weil die Negativität auch hinderlich sein kann." (Melissa, w., 3. Aj., 20–30)

Bei dieser Auszubildenden spielen insbesondere die Haltung und Einstellung der sterbenden Person für das eigene pflegerische Handeln eine zentrale Rolle und weniger die Todesursache bzw. das damit verbundene Krankheitsbild. Die Zufriedenheit der Sterbenden und das daraus resultierende positive Gefühl betont die folgende Auszubildende. Dabei kommt auch bei ihr zum Ausdruck, dass die Todesursache keine entscheidende Rolle spielt, sondern eher die Versorgung und Betreuung des Sterbenden. Eine optimale pflegerische Sterbebegleitung spiegelt sich dabei auch in den eigenen Vorstellungen des Sterbens und des Todes wider:

„Gerade in der palliativen Pflege gibt es Dinge, die man macht. Jede Versorgung hat ein gutes Gefühl am Ende. Wenn ich nach Hause gehe, dann habe ich meistens ein gutes Gefühl, eher ein schönes Gefühl. Auch wenn die Situation traurig ist, habe ich trotzdem das Gefühl, dass ich etwas Gutes gemacht habe. Ich mache Dufttherapie. Die Pflegeversorgung gehört dazu. Die Extras, die man macht, sind genau das, was am Ende einen zufrieden stimmt. Die Pflege machen wir bei jedem. Aber die palliative Pflege ist genau das, was das Schöne ist. Hier nimmt man sich Zeit. Man spricht mehr. Man schaut mehr auf Berührung. Zuspruch ist auch wichtig. Diese Ruhe im Zimmer. Die Person braucht Zeit für sich. Die letzten Tage sind ganz wichtig. Die Person muss sich selbst spüren. Die Biographiearbeit ist wichtig. Wenn die Bewohner ein Album haben, kann man sich neben das Bett setzen und die Bilder zeigen. Erinnerungen hervorrufen. Das ist eine schöne Therapie. So wie ich das beschrieben habe, so stelle ich mir meinen eigenen Sterbeprozess auch vor." (Mario, m., 3. Aj., 20–30)

Dieser Auszubildende sieht seine eigene Vorstellung vom Sterben auch in seiner beruflichen Aufgabe, wobei die sterbende Person im Zentrum der pflegerischen

Versorgung steht. Diese Ansicht äußert der Auszubildende, indem er auf die Bedürfnisse der sterbenden Person verweist:

> *„Ich würde das machen, was der Sterbende von mir erwartet und letztendlich auch äußert. Wenn es natürlich nur Muslime machen dürfen [zum Beispiel den Koran vorlesen], dann würde ich das auch akzeptieren. Hier geht es dann um Respekt. Aber hier würde ich vorher fragen und dann auch machen. Es gibt zum Beispiel eine Bewohnerin, sie ist christlich. Sie hat einen Text am Bett liegen, den sie sich durchliest, wenn sie schlafen geht. Ich lese ihr das immer vor, wenn sie das möchte. Ich habe hier kein Problem, auch etwas aus dem Koran zu lesen. Ich würde hier das machen, was der Mensch benötigt. Das ist für mich kein Problem."* (Mario, m., 3. Aj., 20–30)

Weiter verdeutlicht der Auszubildende, dass das Sprechen mit dem Sterbenden und das Zuhören dazu führen, den Tod aus einer anderen Sicht zu betrachten. Für ihn ist die Zusammenarbeit mit dem Sterbenden insofern wichtig, als es ihn selbst auch von emotionalen und moralischen Belastungen befreit:

> *„Ich bekomme die Kraft, wenn ich rede, das tut mir sehr gut. Durch die Gespräche habe ich noch mehr Kraft. Das Menschliche ist mir sehr wichtig. Wenn es ein Familienmitglied wäre, würde ich dies in ähnlicher Form tun. Die Verantwortungsfrage ist die gleiche."* (Mario, m., 3. Aj, 20–30)

Die Todesursache und auch die Frage hinsichtlich der Beziehung zwischen der Pflegekraft und dem Sterbenden spielen für die pflegerische Arbeit keine sonderliche Rolle. Einige Auszubildende könnten zwar keineswegs sterbende Kinder versorgen, zeigen sich aber dennoch lernfähig hinsichtlich ihres Umgangs. Einige Auszubildende begründen ihre Angst mit ihrer fehlenden beruflichen Erfahrung. In den folgenden Aussagen wird deutlich, dass die Auszubildenden durch ihre berufliche Konfrontation mit Sterbenden und mit dem Tod auch ihre eigene Vorstellung über ihren Tod verändert haben:

> *„Ich merke schon, dass ich mit Sterbenden eine andere Beziehung habe als mit Patienten, die nicht sterben. Bei Sterbenden geht es um existenzielle Sachen. Man weiß zwar nicht, was in dem Gehirn passiert. Man probiert immer, das Beste zu machen. Auch wenn es so schwierig ist. Manche haben eine Diagnose, da weiß ich nicht, ob es besser ist, wenn sie leben oder sterben. Hier mache ich mir schon Gedanken. Wenn das Leben nur noch aus Schmerzen und Leid besteht und man hier auch nichts ändern kann, dann kann ich hier besser damit umgehen. Es gibt aber auch Menschen, die sind in dieser Phase trotzdem noch resilient. Das finde ich sehr schön. Von diesen Menschen kann man auch lernen. Auch wenn der Mensch seinen Willen verloren hat. Dann ist*

8.4 Zentrale Befunde der empirischen Erhebung des ersten und dritten ...

das auch schwer. Das hat man oft erlebt. Wenn Menschen sagen, sie wollen sterben. Das tut mir dann auch leid." (Melissa, w., 3. Aj., 20–30)

„Ich habe meinen Tod oder meine Form des Sterbens noch nicht in eine Art Verfügung verfasst, weil ich nicht weiß, was mich erwartet, aber ich habe mir schon Gedanken gemacht. Ich habe Berufserfahrungen und diese haben meine Vorstellungen vom Tod verändert. Ich bin gespannt, was in der Zukunft passiert. Es ist ein schwieriges Thema. Als Kind habe ich keine Angst gehabt. Als ich in die Schule gegangen bin, hatte ich eine andere Vorstellung. Hier dachte ich, dass nach dem Tod etwas kommt. Dann hat sich wieder meine Vorstellung verändert. Ich war eine Zeit lang atheistisch. Hier hatte ich die Einstellung, dass nach dem Tod nichts kommt. Das war noch mal eine andere Einstellung, aber eine Vorstellung, die nicht wirklich für mich gut war. Nach dem Tod kommt nichts. Das hat mir Angst gemacht. Das ist ein komisches Gefühl. Mich hat das belastet, dass nach dem Tod nichts mehr kommt. Die neue Einstellung, vielleicht auch durch meine berufliche Erfahrung in der Pflege, dass der Tod zum Leben dazugehört. Ein normaler Prozess eben." (Mario, m., 3. Aj., 20–30)

Bei diesem Auszubildenden wird ersichtlich, dass er sich mit dem Tod schon in vielen Lebensphasen beschäftigt hat und seine Vorstellungen sich entsprechend seiner Lebenserfahrung und Lebensreife verändert haben. Insbesondere die Vorstellung, dass nach dem Tod nichts kommt, hat destruktive und negative Gedanken entstehen lassen. Seine berufliche Konfrontation hat ihn zu einem regelmäßigen gedanklichen Austausch angeregt und letztendlich begreift er den Tod als zum Leben dazugehörige Komponente. Den Tod als ein natürliches und menschliches Lebensereignis zu verstehen, hilft ihm, seinen eigenen Tod zu akzeptieren. Mit seiner Vorstellung verweist er auf eine Geschichte, die er von einer älteren Frau erzählt bekam und die für ihn inzwischen eine zentrale Bedeutung hat:

„Ich habe eine Geschichte gehört, die beginnt mit einer Frau, die einen kleinen Sohn hat. Die Geschichte war von früher. Und sie kam in ein Dorf, wo es nur schlaue Menschen gab. Dort lebte der älteste und klügste Mann. Er hatte einige Heilkräfte anscheinend. Sie wusste das. Sie wollte, dass er ihren Sohn wiederbelebt. Das kann ich machen, sagte der Mann. Der Mann sagte aber zu der Frau, dass sie ihm ein Senfkorn bringen muss, das von einem Haus kommt, bei dem noch nie jemand gestorben ist. Das ist für die Magie wichtig. Sonst wirkt sie nicht. Es muss ein Haus sein, wo alle überlebt haben. Kein Mensch, keine Familie ist gestorben. Sie machte sich auf die Suche und hat kein Senfkorn bekommen, wo niemand gestorben ist. Sie kam zurück zu diesem Mann. Sie hat festgestellt, dass der Tod zum Leben dazugehört." (Mario, m., 3. Aj., 20–30)

Diese Geschichte lässt den Tod als Bestandteil des Lebens begreifen und auch diese Vorstellung scheint für den Auszubildenden im Rahmen seiner eigenen Vorstellung und Sichtweise auf den Tod bedeutsam zu sein. Sie erleichtert ihm seinen beruflichen Arbeitsalltag und lässt kritische Situationen womöglich erträglicher werden. Seine Lebenserfahrung und seine berufliche Erfahrung machen unterschiedliche Lebensentwürfe sichtbar. Er verweist nicht nur auf diese Einstellung und Haltung gegenüber seiner Endlichkeit, sondern auch auf die kritischen Momente, die im Leben zum Tragen kommen können und die der Mensch, unabhängig von seinen religiösen Vorlieben und Einstellungen, überwinden muss. Er spricht in seinem weiteren Gespräch von Fähigkeiten, die er mit dem Begriff der Resilienz umschreibt:

> *„Zum Leben gehören auch harte Sachen dazu. Aber das Leben ist nicht nur schön. Wir kennen zwar nette Menschen. Wir haben ein Zuhause. Dort geht es uns gut. Dort haben wir keine Angst. Aber so ist es eben nicht. Wir schützen uns von der Umwelt. Wir haben unsere Komfortzone. Wir haben unsere Freunde, Familie und unsere Gewohnheiten. Aber uns erwarten auch schlimme Sachen. Es ist so aber nicht nur. Ich will auch traurige Momente erleben. Wut kann auch kommen. Wenn man sich damit auseinandersetzt, dann kann man auch mit dem Leben besser umgehen. Jeden trifft es. Wir müssen versuchen, Resilienz zu entwickeln. Man sollte erstmal mit kleinen Sachen zurechtkommen, die großen kommen später. Schmerzen und auch Traurigkeit müssen ausgehalten werden im Leben. Auch der Tod muss akzeptiert werden und sich auch zugestehen, dass er zum Leben dazugehört. So wie die Geburt des Menschen auch."*
> *(Mario, m., 3. Aj, 20–30)*

Unsicherheit über das eigene Todesverständnis und das Leben nach dem Tod weist nachfolgende Auszubildende auf. Sie hat sich zwar Hilfe und Unterstützung bei ihrer Kollegin eingeholt, aber noch keine abschließende Haltung und Vorstellung über ihren eigenen Tod gefasst. Sie zeigt tendenziell eher Verhaltensweisen einer Verdrängung auf, als sich mit dem Thema genauer zu beschäftigen. Wichtig erscheint ihr vor allem zu sein, dass ihre Angehörigen keine Leiderfahrungen erleben müssen. Sie äußert ihre Gedanken gegenüber ihren eigenen Vorstellungen über den Tod wie folgt:

> *„Ich habe einen Arbeitskollegen, der hat sich immer die Frage gestellt, was dann kommt nach dem Tod. Ich persönlich lasse es auf mich zukommen. Ich mache mir nicht allzu viele Gedanken. Ich denke schon, dass es den Himmel und die Hölle gibt. Ich frage mich auch, was im Himmel oder in der Hölle mit einem Menschen passieren wird. Es gibt natürlich auch Personen, die von sich aus behaupten, dass sie schon mal tot waren, oder von solchen Erfahrungen mit dem Tod berichten. Ich weiß nicht, ob das wissenschaftlich belegt ist. Aber hier kann schon etwas dran sein. Ich möchte so lange wie möglich leben. Aber ich möchte nicht, dass andere leiden müssen. Das ist meine Haltung zum Thema Tod."* (Kevin, m., 3. Aj., 16–20)

8.4 Zentrale Befunde der empirischen Erhebung des ersten und dritten ...

Die Auszubildenden verbinden mit dem Tod keine Angstzustände oder Irritationen. Der Tod ist für sie gegenwärtig, wobei religiöse Vorstellungen bei den Auszubildenden keine tragende Rolle oder tiefgreifende Bedeutung einnehmen. Auch werden religiöse Vorstellungen nicht als Erklärungsansatz zur eigenen Vergänglichkeit herangezogen. Die folgende Auszubildende macht deutlich, dass religiöse Vorstellungen zwar existieren und sie mit solchen durch ihre berufliche Tätigkeit in Berührung kommt, aber selbst keine besonderen Ambitionen verspürt, sich bestimmten religiösen Vorstellungen als Unterstützung und Suche der eigenen Vorstellung und Haltung anzunähern:

> *„Also mein bester Freund ist muslimisch. Gott ist für ihn alles. Er sagt zum Beispiel, wenn Gott einen nicht heilt, dann ist der Tod gewollt. Sie vertrauen auf Gott. Gott wird die Krankheit heilen. So sagt das mein Freund. Ich merke in meinem Pflegealltag schon, ob eine Person religiös oder nicht religiös ist. Wir haben auch Gottesdienste, die die Bewohner besuchen können. Bei uns in der Einrichtung ist es verschieden. Manche haben auch eine Bibel und sind dann sehr religiös."* (Kevin, m., 3. Aj., 16–20)

Während dieser Auszubildende von religiösen Personen und Freunden umgeben ist, scheint der Eindruck zu sein, dass er sich auch in Zukunft mit keinen religiösen Inhalten auseinandersetzen wird. Eine andere Vorstellung und Sichtweise über den Tod zeigen sich bei nachfolgenden Aussagen. Auch diese beiden Auszubildenden verdeutlichen die Notwendigkeit des Austausches mit Sterbenden über religiöse Vorstellungen und Haltungen. Sie betrachten diesen Austausch im Sinne der seelsorgerischen Sterbebegleitung. Folgende Auszubildende gibt an, bei ihrer Vorstellung über den Tod noch auf der Suche nach Erklärungsansätzen zu sein:

> *„Ich habe momentan keine Religion. Ich bin aber auf der Suche. Ich suche in jeder Religion das Schöne. Ich kann sagen, dass ich in jeder Religion etwas Gutes empfinde. Ich kann dadurch den Tod akzeptieren. Ich kenne aber auch Personen, die bilanzieren ihr Leben. Meine Oma beispielsweise wollte noch mit ihrem Priester reden. Meine Mutter hatte zum Beispiel große Angst. Für mich ist ganz wichtig, welche Rolle Bewohner und Bewohnerinnen haben. Religiöse Rituale können meiner Meinung nach schon helfen. Sie können beruhigen. Ich denke, Religion spielt eine wichtige Rolle."* (Melissa, w., 3. Aj., 20–30)

Die Auseinandersetzung mit dem Tod verlangt nicht nur Wissen um bestimmte religiöse Inhalte und Erfahrungen, sondern auch eine gewisse Lebensreife. Es lässt sich keine bestimmte religiöse Richtung oder Tendenz bei den Auszubildenden ableiten. Eine eigene Auseinandersetzung mit dem Tod ist bei allen Gesprächsteilnehmern erkennbar. Dabei zeigt sich, dass Auszubildende mit pflegerischem Hintergrund eine durchaus gefestigtere Haltung und Sichtweise aufweisen als Auszubildende anderer Berufszweige bzw. ohne pflegerischen Hintergrund.

8.4.2.4 Bewertung des theoretischen Unterrichts

Diese Dimension beinhaltet Aussagen, die Auszubildende im dritten Ausbildungsjahr getroffen haben. Sie lassen sich als eine rückblickende Betrachtung über ihre dreijährige Ausbildungszeit verstehen. Den Auszubildenden obliegt es dabei, sich unabhängig von den vorausgegangenen Themenwegen zu äußern, wobei auch besprochene Themenfelder erneut aufgegriffen werden können. Es lassen sich dabei Unterschiede in Bezug auf die thematische Darstellung und Bewertung der Aussagen feststellen. Die offene und abschließende Fragestellung dient einer wertungsfreien und neutralen Betrachtung von Erfahrungen, Erlebnissen und Kenntnissen im Rahmen ihrer berufstheoretischen und berufspraktischen Qualifikation. Folgende Frage wurde an die Auszubildenden adressiert:

- Möchten Sie mir noch etwas mitteilen, was Ihnen in unserem Gespräch zu kurz kam oder nicht besprochen wurde?

Diese offene Fragestellung ermöglicht eine authentische Einschätzung der Auszubildenden. Neue Themenwege oder gar weitere Nachfragen sind diesbezüglich nicht auszuschließen. Insbesondere Auszubildende, die das vorausgegangene Gespräch als intensiv und umfangreich wahrgenommen haben, äußern sich kurz und knapp, wie beispielsweise folgende Aussage verdeutlicht.

> *„Vielen Dank, das hat mir gutgetan. In der Schule haben wir darüber gesprochen. Ist aber schon lange her. Wir haben auch schon lange thematisiert. Ich habe mich für Sie geöffnet. Das hat mir sehr gut gefallen. Ich habe über den Tod nachdenken müssen."*
> (Mario, m., 3. Aj., 20–30)

Dieser Auszubildende hat das Interview als angenehm und zielführend bewertet, um in vertrauter Atmosphäre über sensible und besondere Angelegenheiten zu sprechen. Dabei kommt auch zum Vorschein, dass bei diesem Thema dem Auszubildenden ein Gefühl des Nachdenkens und Nachfragens ermöglicht wurde. Offenbar hätte sich der Auszubildende insbesondere im Rahmen seiner Ausbildungszeit mehrere solche Gesprächsmöglichkeiten gewünscht.

In ähnlicher Weise hat sich auch nachstehende Auszubildende geäußert. Sie verweist neben der Wichtigkeit des Themas im Unterricht auch auf die Anknüpfung verschiedener inhaltlicher Ausrichtungsperspektiven. Sie spricht insbesondere von der Berücksichtigung verschiedener disziplinärer Perspektiven:

> *„Ich habe das Gefühl, dass der Tod aus verschiedenen Perspektiven thematisiert werden muss. Auch die Psychologie spielt eine Rolle. Die palliative Medizin spielt eine Rolle. Viele Bereiche spielen eine wichtige Rolle. Wie soll ich mit einem toten Menschen umgehen? Was muss ich bei christlichen Menschen beachten. Das hätte man viel mehr machen müssen."* (Melissa, w., 3. Aj., 20–30)

Die Aussagen der Auszubildenden werden mit Erwartungen an die disziplinären Perspektiven konkretisiert. Sie moniert in diesem Zusammenhang die ungenügende bzw. fehlende Vermittlung psychologischer Aspekte im Umgang mit sterbenden bzw. verstorbenen Menschen. Die fehlende Vermittlung stellt diese Auszubildende auch bei erfahrenen Pflegefachkräften fest:

> *„Es gibt viele Kollegen, die können nicht darüber reden oder umgehen. Es müsste sehr viel mehr solche Gespräche geben. Auch das Sterbeseminar für bereits erfahrene Pflegefachkräfte. Ich bin zwar bald mit meiner Ausbildung fertig, aber vielleicht für die Nächsten. Also für die Auszubildenden. Ich wünsche mir mehr Wissen für meine eigene Professionalität. Für mich ist das ein schönes Thema. Es ist kein negatives Thema. Auch für den Ersatz in vielen Einrichtungen. Ich sehe das Thema nicht negativ. Ich freue mich zwar nicht, wenn jemand stirbt, aber ich kann den Menschen auch besser begleiten, wenn ich mehr über religiöse Bedürfnisse und Vorstellungen weiß."* (Melissa, w., 3. Aj., 20–30)

Diese Auszubildende bringt in ihren Äußerungen eine kritische Betrachtung zum Ausdruck und fordert, dass das Thema eine gewichtigere Bedeutung in der generalistischen Pflegeausbildung einnehmen muss. Insbesondere eine Thematisierung im ersten Ausbildungsjahr hält sie für notwendig, um Auszubildende mit Fachwissen und Erklärungsansätzen für bestimmte Erlebnisse und Erfahrungen zu unterstützen. Für die Zukunft wünscht sich die Auszubildende konkrete Fortbildungs- und Weiterbildungsangebote. Auch die Vermittlung christlicher Inhalte sieht die Auszubildende als notwendig für ihr professionelles Handeln im Kontext der seelsorgerischen Begleitung an.

Abgesehen von den Impulsen und didaktischen Hinweisen der Auszubildenden hatte sich folgende Auszubildende auch eine Positionierung bzw. Haltung seitens des Interviewers gewünscht:

> *„Ich befürworte das geführte Gespräch. Für mich wäre es eher interessant zu wissen, warum Sie sich mit diesem Thema Ihrer Arbeit auseinandersetzen."* (Kevin, m., 3. Aj., 16–20)

Der Auszubildende offenbart mit seiner Aussage auch das Interesse an einer wechselseitigen und wissensorientierten Kommunikation, das sich insbesondere darin auszeichnet, auch die pointierte Haltung des Gegenübers zu erfahren.

Weiter zeigt sich, dass das geführte Interview als ein Gespräch empfunden wird, das keine weiteren Ergänzungen und Einschätzungen seitens der Auszubildenden benötigt. Die Antworten sind von den Auszubildenden recht kurz und prägnant und beziehen sich auf Verweise, die bereits an anderer Stelle ausführlich thematisiert worden sind. Das hat sich vor allem in der inhaltlichen Ausrichtung der Auszubildenden gezeigt.

8.4.3 Zusammenfassung der Befunde

Das folgende Kapitel liefert eine Zusammenfassung der oben beschriebenen Befunde. Vor dem Hintergrund der vielfältigen Erfahrungsbezüge, Meinungsbilder und Sichtweisen der Auszubildenden lässt sich die Zusammenfassung eher als ein Zwischenfazit mit Blick auf die folgende Bewertungsanalyse verstehen. Auf Zitationen wird in diesem Kapitel verzichtet, wobei der Versuch unternommen wird, die zentralen Befunde in Form von Graphiken abzubilden. Die Systematik der Zusammenfassung orientiert sich an den thematischen Dimensionen. Vorangestellt wird die Überblicksdarstellung der Befunde des Kurzfragebogens mit Angaben der sozialen und personenbezogenen Daten. Erwähnt wird an dieser Stelle auch die Gesprächsdauer der geführten Interviews. Die Bewertung der Befunde schließt sich diesem Abschnitt an (Tabelle 8.1).

Punkt 1 Besondere pflegerische Herausforderungen im Pflegealltag
Diese Dimension beinhaltet zwei Schwerpunkte. Den ersten Schwerpunkt stellen die Themenfelder dar, die von Auszubildenden im Rahmen ihres beruflichen Pflegealltags als herausfordernd kommuniziert wurden. Als weiterer Schwerpunkt werden die Personengruppen aufgezeigt, die nach Einschätzung der Auszubildenden für deren Entscheidung über die Pflegeausbildung mitverantwortlich waren.

Für die Interessenentwicklung und die Bereitschaft für die Ausübung des Pflegeberufs nehmen Eltern und Geschwister von Auszubildenden eine hervorgehobene Bedeutung ein.

In Abbildung 8.1 werden die Aussagen der Auszubildenden im ersten Ausbildungsjahr, in Abbildung 8.2 die Aussagen der Auszubildenden im dritten Ausbildungsjahr dargestellt. Dabei lassen sich besondere inhaltliche Schwerpunkte erkennen. Während Auszubildende im ersten Ausbildungsjahr vor allem

8.4 Zentrale Befunde der empirischen Erhebung des ersten und dritten …

Tabelle 8.1 Befunde des Kurzfragebogens

Ausbildungsjahr Soziale Daten	1. Ausbildungsjahr				3. Ausbildungsjahr: Generalistische Fachrichtung			
	A	B	C	D	E	F	G	H
Altersgruppe	20–30	20–30	20–30	30–45	20–30	20–30	20–30	16–20
Geschlecht	M	W	W	W	M	W	W	M
Konfession	keine	Ev.	Ev.	Ev.	keine	keine	keine	Ev.
Angestrebter Berufsabschluss	Pflegefachmann	Kinder-krankenpflegerin	Pflegefachfrau	Pflegefachfrau	Pflegefachmann	Pflegefachfrau	Pflegefachfrau	Pflegefachmann
Einjährige Berufsqualifikation der Pflege	Ja	Nein	Nein	Nein	Nein	Nein	Nein	Nein
Berufspraktische Erfahrungen	1–2 Jahre	Nein	Nein	Nein	Nein	Nein	mehr als 3 Jahre	Nein
Gesprächsdauer	20:06 min	7:54 min	12:53 min	19:01 min	42:21 min	22:21 min	32:35 min	22:42 min

die Versorgung, Betreuung und Begleitung von Personen am Lebensanfang sowie am Lebensende als pflegerisch bedeutsam einstufen, nehmen diese Themenfelder bei Auszubildenden im dritten Ausbildungsjahr keine hervorgehobene Bedeutung mehr ein. Vielmehr äußern Auszubildende Konflikte im kollegialen Austausch bzw. Spannungen im Team als herausfordernde Situationen in ihrem pflegerischen Alltag. Herausforderungen im Sinne der Bezugspflege bzw. die direkte Versorgung und Betreuung am pflegebedürftigen Menschen werden von Auszubildenden im dritten Ausbildungsjahr nicht explizit als besondere Situation im Pflegealltag genannt, wobei wenige Auszubildende besondere Krankheitsbilder psychischer Art mit besonderen Verhaltensauffälligkeiten zum Ausdruck bringen. Die folgenden Abbildungen verdeutlichen die Themenbereiche der Auszubildenden. Die Bedeutung der Themenfelder spiegelt sich in der Häufigkeit der Antworten wider. Mehrere Antworten waren hierbei auch möglich.

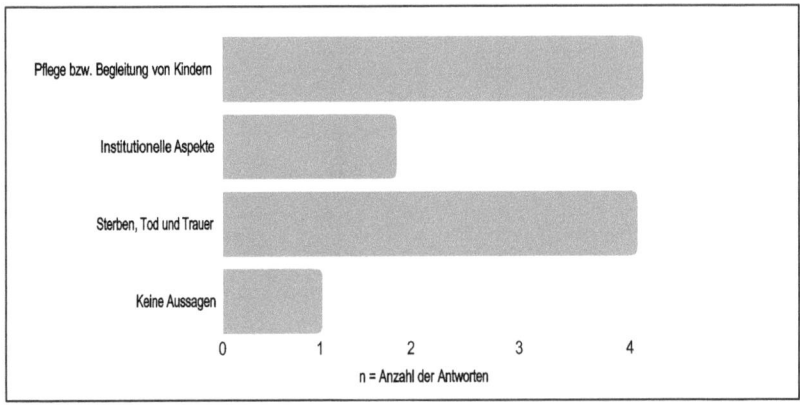

Abbildung 8.1 Überblick über die genannten besonderen Herausforderungen bei Auszubildenden im ersten Ausbildungsdrittel. (*Eigene Erhebung*)

Punkt 2 Umgangsweise mit dem Tod und Argumentationsansätze
Der Schwerpunkt dieser thematischen Dimension liegt in der Erfragung bestimmter Umgangsweisen bzw. Umgangsformen der Auszubildenden mit dem Thema Tod, die sich insbesondere durch die Vielfalt an Erfahrungsbezügen ergeben haben. Es ist davon auszugehen, dass sich Verhaltens- und Handlungsweisen über die Zunahme an Erfahrungen und Erlebnissen, aber auch durch die Zunahme von Wissensinhalten über die Ausbildungsjahre hinweg verändern. In Abbildung 8.3

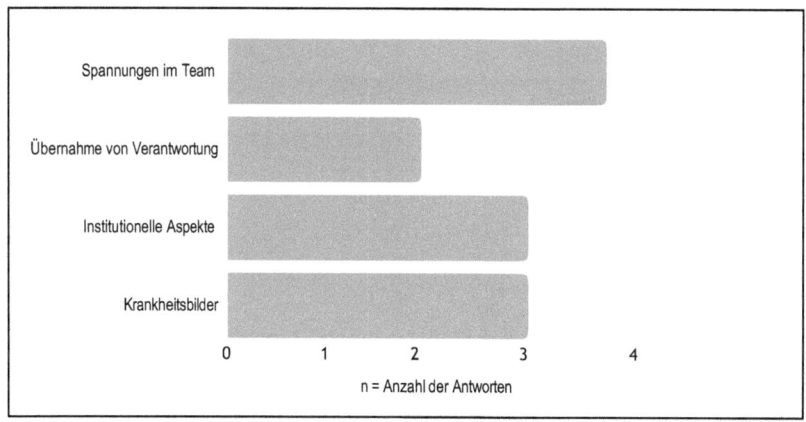

Abbildung 8.2 Überblick über die genannten besonderen Herausforderungen bei Auszubildenden im dritten Ausbildungsdrittel. (*Eigene Erhebung*)

ist die subjektive Einschätzung seitens der Auszubildenden über die Todesfälle in verschiedenen pflegerischen Institutionen dargestellt. Die Auszubildenden im ersten Ausbildungsjahr erkennen an, dass der Todeseintritt in palliativen Stationen, in diesem Fall dem Hospiz als pflegerischer Institution, und somit der Umgang mit sterbenden Menschen eine zentrale Bedeutung in ihrem pflegerischen Berufsalltag einnimmt. Über die Häufigkeit des Todes in stationären Einrichtungen der Altenhilfe können die Auszubildenden keine eindeutigen Aussagen treffen, wobei dem Tod als möglicher Erscheinungsform ihres Berufsalltags dennoch eine besondere Rolle zukommt. Auszubildenden ohne pflegerische Erfahrungen fällt es offensichtlich schwer, eine Einschätzung über die Häufigkeitsverteilung zum Tod in stationären Einrichtungen zu geben. Das Krankenhaus als Sterbeort bzw. als Aufenthaltsort am Lebensende wird hingegen von mehr als der Hälfte der Auszubildenden im ersten Ausbildungsjahr angegeben. Es ist an dieser Stelle anzunehmen, dass einige Auszubildende nicht aus pflegerischer Sicht mit dem Tod in direkter Berührung standen, sondern den Tod von Familienangehörigen im Krankenhaus erlebt haben. Die Zahlen beziehen sich auf die Antworthäufigkeit der Auszubildenden über die Angaben über die Todesfälle. Zur Auswahl standen vier Items.

Die subjektive Darstellung der Todesfälle in verschiedenen pflegerischen Institutionen korreliert mit den fehlenden Erfahrungs- und Wissenswerten der Auszubildenden. Auszubildende ohne pflegerische Erfahrung geben an, dass sie

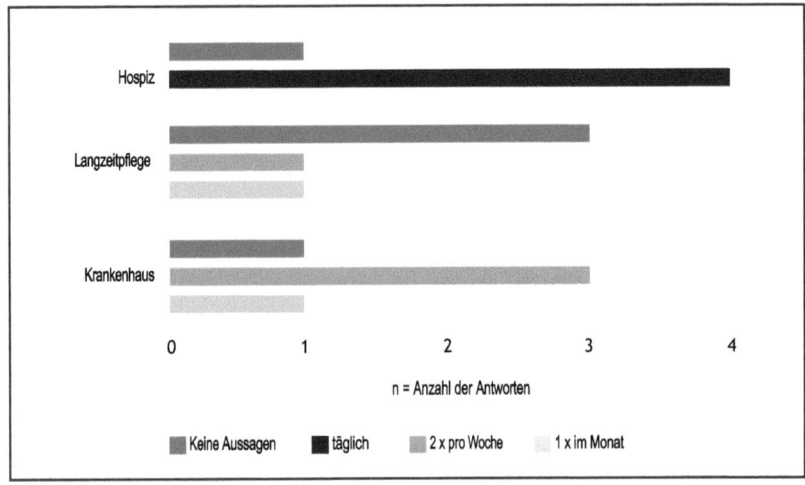

Abbildung 8.3 Todesfälle in pflegerischen Institutionen – Häufigkeitsverteilung. (*Eigene Erhebung*)

keine Aussagen über die Todesfälle in stationären Einrichtungen der Altenhilfe geben können. Diese Darstellung unterstreicht die fehlende Begegnung und direkte Konfrontation mit dem Tod bei Auszubildenden im ersten Ausbildungsjahr. Diese Aspekte lassen sich – zunächst formal betrachtet – auch in der kurzen Gesprächsdauer erkennen, die sich bei Auszubildenden im dritten Ausbildungsjahr nahezu verdoppelt. Auch die inhaltliche Ausdrucks- und Sprachfähigkeit der Auszubildenden im ersten Ausbildungsjahr lässt sich als eine Umgangsform verstehen, die nicht unmittelbar die Fachsprache einer Pflegefachkraft darstellt. Auszubildende im dritten Ausbildungsjahr hingegen schildern ihre persönlichen Erlebnisse und Eindrücke über den Tod umfassend. Dies kommt darüber hinaus in der zeitlichen Intensität des Gesprächs, aber auch in den qualitativen Aussagen, die sich über das Gespräch hinweg konstatieren lassen, zum Ausdruck. Eine Visualisierung lässt sich hier nur schwierig vornehmen, wobei sich die Zunahme der Qualität in Ausdruck und Präzision, aber auch im Umfang der Aussagen manifestiert. Diese Entwicklung lässt sich mit der Zunahme von direkten und persönlichen Begegnungen mit dem Tod, aber auch mit der Zunahme an Wissensinhalten aus dem berufstheoretischen Unterricht begründen.

Punkt 3 Eigene Vorstellungen und Sichtweisen über den Tod

Die zentralen Befunde der dritten thematischen Dimension konkretisieren sich in der Darstellung über die Aspekte, die die Auszubildenden im ersten und dritten Ausbildungsjahr zur Ausprägung ihrer eigenen Vorstellung und Sichtweise über den Tod äußern. Sie lassen sich als Notwendigkeit über die Entwicklung einer fundierten professionellen Haltung betrachten. Für Auszubildende des ersten Ausbildungsjahres ist der Austausch mit anderen Personengruppen sehr bedeutsam für ihre eigene Vorstellung und ihren Blick auf den Tod. Abbildung 8.4 benennt die Personengruppen, die für die Auszubildenden im ersten Ausbildungsjahr eine hervorgehobene Bedeutung bei der Entwicklung ihres Todesverständnisses einnehmen. Hier zeigt sich, dass der Tod als Phänomen des Austausches unter den Auszubildenden verstanden wird.

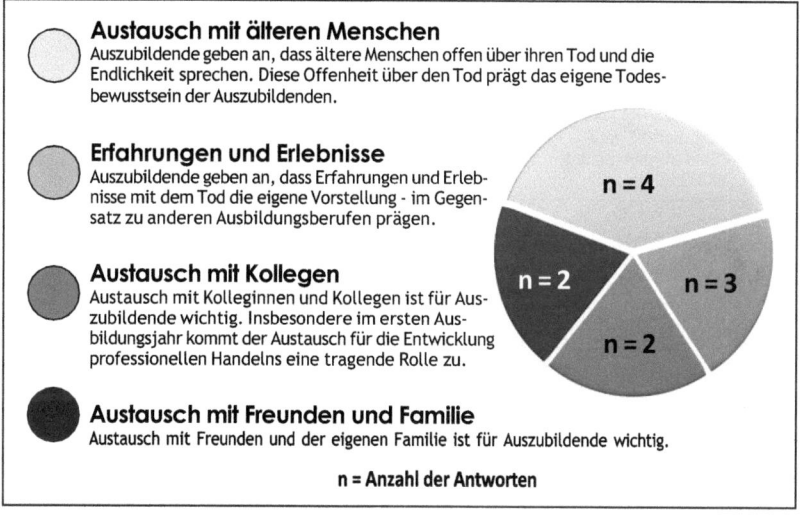

Abbildung 8.4 Einflussfaktoren auf das Todesverständnis bei Auszubildenden im ersten Ausbildungsdrittel. (*Eigene Erhebung*)

Auch Auszubildende im dritten Ausbildungsjahr sprechen bestimmten Aspekten eine hervorgehobene Bedeutung bei der Ausprägung ihres eigenen Todesverständnisses zu. Dabei kommt bei Auszubildenden im dritten Ausbildungsjahr nicht nur der Austausch mit Personen zum Tragen, sondern auch bestimmte andere Aspekte wie zum Beispiel die Unterscheidung zwischen chronischen und akuten Krankheitsverläufen, das Lebensalter der zu pflegenden Person sowie die persönlichen Erfahrungen und Erlebnisse. Die genannten Aspekte werden in Abbildung 8.5 dargestellt.

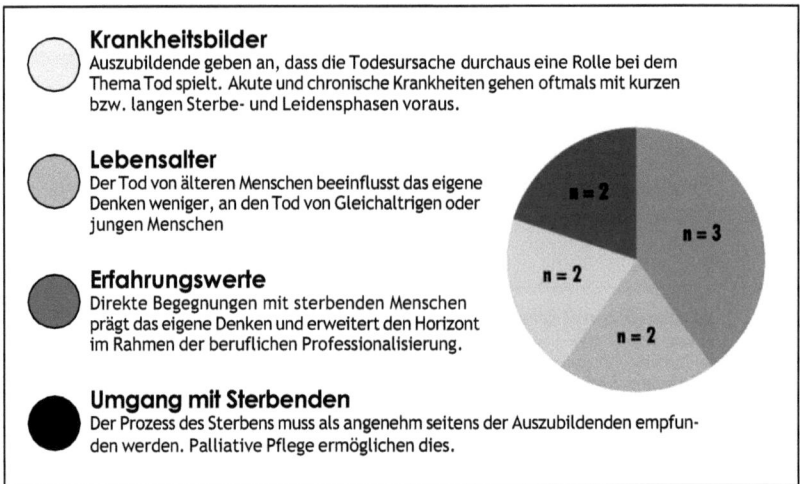

Abbildung 8.5 Einflussfaktoren auf das Todesverständnis bei Auszubildenden im dritten Ausbildungsdrittel. (*Eigene Erhebung*)

Im Rahmen dieser thematischen Dimension haben sich die Auszubildenden auch zu ihren mit dem Tod verbundenen Emotionen geäußert. Abbildung 8.6 veranschaulicht die mit dem Tod verbundenen Emotionen. Dabei werden die Ausdrucksformen der Angst, der Traurigkeit und der Freude als kommunizierte Emotionsausprägungen von den Auszubildenden im dritten Ausbildungsjahr zur Darstellung ihrer Gefühlslage verwendet. Die Auszubildenden nehmen dabei eine Differenzierung hinsichtlich beruflicher und privater Situationen vor.

Punkt 4 Bewertung des theoretischen Unterrichts
Diese thematische Dimension fasst Aussagen zusammen, die mit einer abschließenden Frage verbunden waren. Die Auszubildenden konnten die Frage als Möglichkeit ansehen, bereits Gesagtes zu konkretisieren, aber auch unausgesprochene Themenfelder zum Ausdruck zu bringen. Die Auszubildenden haben die Fragen als Möglichkeit verstanden, den Tod als Thema im Rahmen des theoretischen Unterrichts einzuordnen. Demzufolge lässt sich Abbildung 8.7

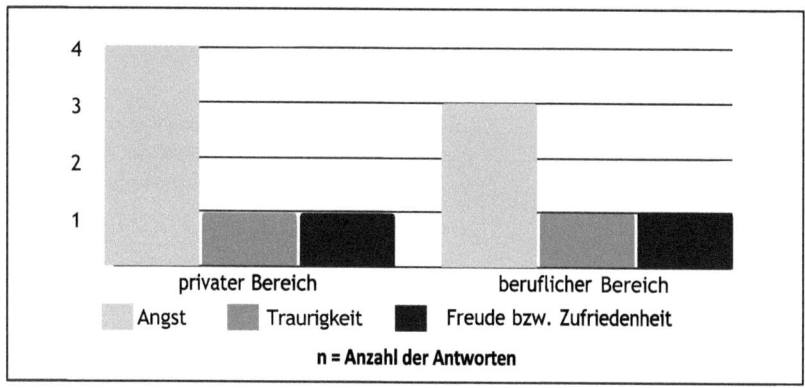

Abbildung 8.6 Emotionen im Zusammenhang mit dem Todeseintritt. (*Eigene Erhebung*)

als Form einer Erwartungshaltung bei Auszubildenden im ersten Ausbildungsjahr, Abbildung 8.8 als eine rückblickende Bewertung über die Ausbildungszeit deuten.

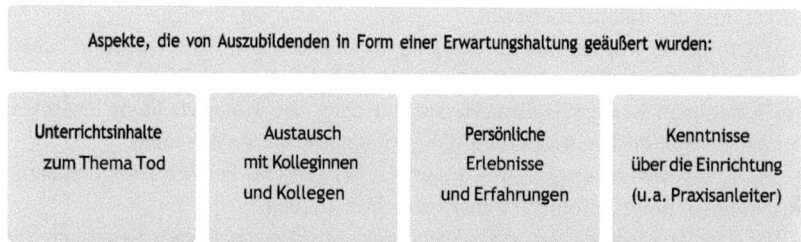

Abbildung 8.7 Erwartungshaltung zur Todesthematik bei Auszubildenden im ersten Ausbildungsdrittel. (*Eigene Erhebung*)

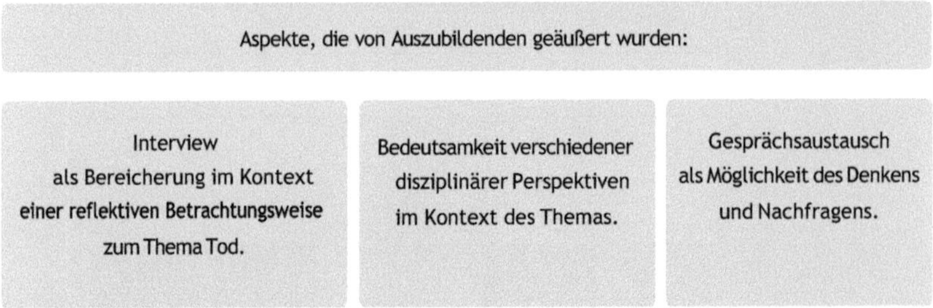

> **Aspekte, die von Auszubildenden geäußert wurden:**
>
> Interview als Bereicherung im Kontext einer reflektiven Betrachtungsweise zum Thema Tod.
>
> Bedeutsamkeit verschiedener disziplinärer Perspektiven im Kontext des Themas.
>
> Gesprächsaustausch als Möglichkeit des Denkens und Nachfragens.

Abbildung 8.8 Rückblickende Betrachtung zur Todesthematik bei Auszubildenden im dritten Ausbildungsdrittel. (*Eigene Erhebung*)

8.5 Bewertung der Befunde des ersten und dritten Ausbildungsjahres

Ziel der qualitativen Erhebung war es, die Umgangsweisen mit dem Tod bei Auszubildenden der generalistischen Pflegeausbildung zu untersuchen. Dabei wurden bestimmte Einflussgrößen auf die Umgangsweisen der Auszubildenden abgefragt, um diese bei der Beschreibung der Ausdrucks- und Darstellungsfähigkeit Auszubildender miteinzubeziehen.

Das folgende Kapitel nimmt die Gemeinsamkeiten und Abweichungen beider Ausbildungsjahrgänge in den Blick. Bei den deskriptiven Befunden haben sich drei Kategorien herauskristallisiert, anhand derer die Unterscheidung zwischen dem ersten und dritten Ausbildungsjahr vorgenommen werden kann.

Die Kategorien lassen sich mit Interesse, Wissen und Perspektivenübernahme umschreiben, die nachfolgend näher betrachtet werden.

Bei der Bewertung der drei Kategorien werden auch die Variablen des Kurzfragebogens wie u. a. Altersgruppe, Konfession und die Abfrage über Erfahrungen im Bereich der Pflege sowie das entsprechende Ausbildungsjahr bzw. der Entwicklungsstand der Auszubildenden herangezogen.

Das Sampling ist ausführlich im Abschnitt 8.3 beschrieben worden. Die wesentlichen Grundinformationen sind: Die Erhebung fand zwischen Januar und März 2023 an einer Fachschule für Gesundheitsberufe in Stuttgart und Pforzheim statt. Die Teilnahme der Auszubildenden war freiwillig. Insgesamt wurden acht Auszubildende interviewt. Befragt wurden Auszubildende des ersten und dritten Ausbildungsjahres der dreijährigen generalistischen Pflegeausbildung. Von den Auszubildenden waren 80% weiblich und der größte Teil war zwischen 20 bis 30 Jahre alt. Der Großteil der Auszubildenden verfügte über keine einjährige pflegerische Ausbildung vor Beginn der dreijährigen Berufsqualifikation. Von den Interviewten weist eine Person eine abgeschlossene einjährige Pflegeausbildung auf. Die Hälfte der Auszubildenden ist evangelisch, der andere Teil äußerte sich nicht zur Konfessionszugehörigkeit. Ob die Auszubildenden kirchliche Angebote wahrnehmen, wurde im Kurzfragebogen nicht abgefragt. Die Dauer der Interviews variierte zwischen 10 und 45 Minuten.

8.5.1 Kategorie Interessen

Das Interesse von Auszubildenden lässt sich als entscheidende Voraussetzung für erfolgreiches Lernen verstehen und kann in diesem Zusammenhang auch als notwendige Bedingung für professionelles Handeln im pflegerischen Berufsalltag angesehen werden. Auf Grundlage des ursprünglich differenzial-psychologischen Interessenkonzepts, welches Interessentests als diagnostisches Mittel zur Darstellung und Bewertung von Interessenverläufen vorsieht, werden die folgenden Aspekte berücksichtigt: Fragestellungen entwicklungspsychologischer und pädagogisch-psychologischer Art sowie Aspekte aus der Motivationspsychologie. Letztere beziehen sich neben Fragen zur intrinsischen Motivation auch auf extrinsische Aspekte, die Überlegungen hinsichtlich der Unterrichtsgestaltung umfassen (Prenzel, et al., 1986, S. 164).

Dieses Kapitel analysiert das Interesse von Auszubildenden innerhalb eines Ausbildungsjahrganges und bewertet das Interesse auch zwischen beiden Ausbildungsjahrgängen. Dabei werden auch die dispositionalen Einstellungen und Erfahrungen bei der Bewertung berücksichtigt, um aufzuzeigen, inwieweit und in welcher Form sich das Interesse zum Thema Tod bei Auszubildenden im ersten und dritten Ausbildungsjahr entwickelt hat. Eine Differenzierung wird zwischen situationalem und individuellem Interesse vorgenommen. Ersteres bezieht sich auf ein erkennbares Interesse, das über persönliche Erlebnisse zum Vorschein kommt, woraus sich eine positive emotionale Beziehung zwischen dem Lernenden und dem Lerngegenstand, in diesem Falle dem Thema Tod, entwickelt. Das Interesse wird von „besonderen Anreizbedingungen der (Lern-) Umwelt" (Krapp, 2006, S. 312) bei dem Lernenden hervorgerufen. Das individuelle Interesse hingegen weist eine Interessenausprägung über einen längeren Zeitraum auf und wird in der Pädagogischen Psychologie als „eine motivationale Disposition im Sinne eines Persönlichkeitsmerkmals" (ebd.) definiert. Beide Interessenformen lassen sich als ein Interessenkonstrukt verstehen, das sich auf die Genese von Interesse und der jeweiligen Interessenausprägung bezieht. Beide müssen extrinsische und intrinsische Aspekte berücksichtigen. Auch werden bei der Beschreibung von Interesse die personenbezogenen Faktoren des Umfelds im Allgemeinen und die sozialen Faktoren im Besonderen miteinbezogen.

Abbildung 8.9 stellt die Bedeutung und Verwobenheit beider Interessenformen dar. Sie veranschaulicht zugleich die Interessenausprägung beider Ausbildungsjahrgänge.

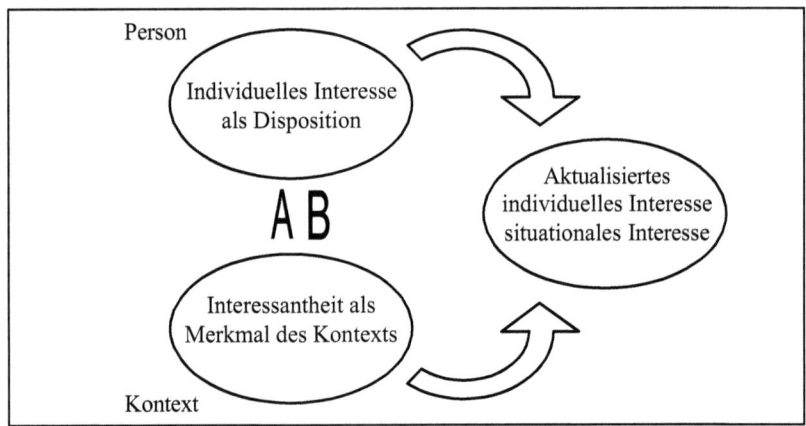

Abbildung 8.9 Relationale Struktur des Interessenkonstrukts. (*In Anlehnung an Reinstaller, 2016, S 18*)

Die Darstellung verdeutlicht die relationale Struktur zwischen situationalem und individuellem Interesse und zeigt die wechselseitige Beziehung zwischen der Person und ihrer Umgebung bzw. ihrem Kontext auf. Das persönliche bzw. individuelle Interesse wird als motivationale Disposition angesehen, die, wie bereits erwähnt, beispielsweise als „wesenszugartige Vorliebe für ein bestimmtes Wissens oder Handlungsgebiet" (Reinstaller, 2016, S. 18) zu verstehen ist. Beim individuellen Interesse wird von einem stabilen Persönlichkeitsmerkmal ausgegangen, das letztendlich auch für die Interessenausprägung verantwortlich ist (ebd.). Darüber hinaus zeigt sich, dass sich die interessensorientierte Handlung in einer aktualisierten individuellen Interessenform konkretisiert, die sich in der „Realisierung einer generellen Persönlichkeitseigenschaft oder einer zeitüberdauernden Einstellung gegenüber einem Objektbereich" (ebd.) manifestiert. Überträgt man diese Annahme auf das Interesse der Auszubildenden, so lässt sich feststellen, dass sowohl Auszubildende im ersten als auch solche im dritten

8.5 Bewertung der Befunde des ersten und dritten Ausbildungsjahres

Ausbildungsjahr ein individuelles Interesse an der persönlichen Auseinandersetzung mit dem Thema Tod aufweisen und sich daraus auch eine motivationale Disposition ergibt, die durch persönliche Erfahrungen im Berufsalltag resultiert. Aus der Befundlage kann nicht eindeutig bestimmt werden, in welchem zeitlichen Korridor von einem individuellen Interesse gesprochen werden kann. Wenn die Dauer der Interessenausprägung bei der Differenzierung zwischen individuellem und situativem Interesse eine hervorgehobene Bedeutung einnimmt, so lässt sich das individuelle Interesse lediglich bei den Auszubildenden im dritten Ausbildungsjahr feststellen, deren Interessenausprägung durch extrinsische Faktoren wie u. a. die kontinuierliche Begegnung mit sterbenden bzw. verstorbenen Personen in unterschiedlichen Betreuungskontexten verstärkt wird. Das situationale Interesse wird in Abbildung 8.9 als ein normativer Zustand des Interessiertseins verstanden, der durch bestimmte äußere Faktoren bzw. die Umgebung von den Lernenden als interessant wahrgenommen wird und einen motivationalen Lerneffekt erzeugt. Diese Beschreibung trifft ausschließlich bei Auszubildenden im ersten Ausbildungsjahr zu, was durch die Bewertung der Befunde begründet werden kann. Die Aussagen der Auszubildenden im ersten Ausbildungsjahr zeigen, dass das Interesse vor allem durch die direkte Konfrontation mit der Todesthematik bei ihren ersten praktischen Einsätzen geweckt wurde. Ferner haben die Auszubildenden angegeben, dass sie durchaus ein anderes Todesbewusstsein im Sinne des Umgangs mit dem Thema Tod aufweisen als Auszubildende anderer Berufsgruppen. Daraus lässt sich annehmen, dass das Interesse für die Auseinandersetzung mit dem Tod durch äußere Faktoren bzw. über die kontextuelle Umgebung bei den Auszubildenden ausgelöst wurde.

Unabhängig von den beiden Interessenformen lässt sich bei allen Auszubildenden ein positives Interesse bestätigen. Ein Nichtinteresse bzw. kein Interesse können in diesem Fall ausgeschlossen werden, was sich durch die Bereitschaft zur Teilnahme und die Offenheit sowie die Authentizität der Auszubildenden zeigt. Die Teilnahme unterliegt der Freiwilligkeit. Inwieweit geschlechtsspezifische Aspekte bei der Bewertung von Interesse bedeutsam sind, kann an dieser Stelle nicht beantwortet werden, wobei im pflegerischen Bereich das weibliche Geschlecht stark vertreten ist.[4]

Auf Grundlage der von Prenzel und Kollegen beschriebenen Interessentheorie lässt sich das Interesse über verschiedene Bestimmungsmerkmale qualifizieren, die charakteristisch für die Bestimmung von Interesse bei den Lernenden, aber

---

[4] Aktuellen Angaben zufolge waren im Bemessungszeitraum 2021 unter den Pflegefachkräften ca. 83 % Frauen und 17 % Männer (statista 2023, https://de.statista.com/statistik/daten/studie/1029877/umfrage/verteilung-von-pflegekraefte-in-deutschland-nach-pflegeart-und-geschlecht/).

auch für die Relation zwischen Person und Lerngegenstand bedeutsam sind und zur Bewertung der Aussagen der Auszubildenden herangezogen werden (1986, S. 166). Insgesamt lassen sich drei Bestimmungsmerkmale für das Interessenkonstrukt identifizieren: Beim ersten Bestimmungsmerkmal wird Interesse dem Bereich der Kognition zugeordnet. Dabei zeichnet sich das Interesse „durch eine gegen- standsspezifisch hohe Komplexität" (ebd.) aus und lässt sich im Handeln durch ein „umfangreiche[s] Repertoire an Handlungsmöglichkeiten" (ebd.) konkretisieren. Kenntnisse über verschiedene Handlungsmöglichkeiten lassen sich lediglich bei Auszubildenden im dritten Ausbildungsjahr feststellen, die durch Erfahrungswissen und erlernte Kenntnisse aus dem Unterricht ihr Repertoire an Handlungsmöglichkeiten aufgebaut haben. Hier ist davon auszugehen, dass das Interesse bei den Auszubildenden im dritten Ausbildungsjahr seit Beginn ihrer Ausbildung konstant blieb. Bei Auszubildenden im ersten Ausbildungsjahr lassen sich nur in einem geringen Maße Kenntnisse über verschiedene Handlungsalternativen erkennen, wobei jeweils Abweichungen der Interessenausprägung durch persönliche bzw. familiäre Gegebenheiten oder durch pflegerische Erfahrungen wie beispielsweise Praktika oder eine abgeschlossene einjährige Berufsqualifikation im pflegerischen Bereich gegeben sind. Bei fehlendem berufspraktischem und -theoretischem Hintergrund sowie persönlichen Erlebnissen und Erfahrungen lassen sich interessenrelevante Aspekte im Bereich von existierenden Handlungsalternativen nur im spärlichen Umfang messen. Einige Auszubildende im ersten Ausbildungsjahr machen deutlich, dass sie keinerlei Erfahrungen und Kenntnisse mit sterbenden Personen haben und somit auch keine Kenntnisse diesbezüglich äußern können. Unabhängig von der berufspraktischen Erfahrung zeigt sich auch, dass trotz geringer berufspraktischer Erfahrung und fachtheoretischer Kenntnisse bestimmte professionelle Aspekte in bestimmten Äußerungen sichtbar werden. Dieser Eindruck wird in dieser Aussage verdeutlicht:

„Ich würde schon sagen, dass ich ein Mensch bin, der Privates und Berufliches trennen kann. Natürlich mache ich mir Gedanken, aber ich bin kein Mensch, der sich dann den Kopf darüber zerbricht. Vieles gehört einfach zum Leben dazu. Zum Beispiel auch der Tod. Man baut schon eine gewisse Beziehung mit den Menschen auf. Dass man sich gut versteht. Beim Tod ist es schon so, dass man sich darüber sehr viel Gedanken macht. […] als besondere Situation verstehe ich dann auch Situationen, wenn die Bewohner in ihrem Zimmer sitzen und weinen. Hier mache ich mir Gedanken, wie ich diesen Menschen wieder glücklich machen kann. Wie kann ich ihm weiterhelfen, dass er das besser verarbeiten kann. Darüber mache ich mir manchmal schon nach Feierabend Gedanken." (Dlar, m., 1. Aj., 20–30)

8.5 Bewertung der Befunde des ersten und dritten Ausbildungsjahres

Diese Äußerung lässt sich der situationalen Form von Interesse zuordnen, das sich durch die emotionale Beziehung zum Lerngegenstand zeigt. Es ist davon auszugehen, dass sich das Interesse bei diesem Auszubildenden weiter intensivieren wird und sich ein individuelles Interesse durch Zunahme an Wissen und persönlichen Begegnungen einstellt. Als weiteres Bestimmungsmerkmal für die Kategorie Interesse ordnen Prenzel und Kollegen bestimmte Verhaltensweisen dem emotionalen Bereich zu. Lernende zeigen ihr Interesse „durch eine insgesamt als anregend und angenehm erlebte emotionale Tönung des gegenstandsbezogenen Erlebens" (1986, S. 166). Diese Zuschreibung lässt sich sowohl im ersten als auch im dritten Ausbildungsjahr feststellen. In den Beschreibungen von persönlichen Erlebnissen und Begegnungen lassen sich affektive Besonderheiten im konkreten Handeln erkennen. In diesem Kontext kann das Handeln über die Darstellung berufspraktischer Aspekte abgebildet werden. Aus dieser Annahme lassen sich Gemeinsamkeiten und Abweichungen der Auszubildenden hinsichtlich des Interessenbegriffs erkennen. Auszubildende im ersten Ausbildungsjahr zeigen durch Emotionen ihr Interesse am Thema Tod, wobei die emotionalen Äußerungen auch mit Unsicherheiten im pflegerischen Handeln verbunden sind. Insbesondere die Begleitung und Versorgung von sterbenden Personen am Lebensanfang und am Lebensende lassen sich als emotional bedeutsam bewerten und sind für die Interessenausprägung verantwortlich.

Anders verhält es sich bei Auszubildenden im dritten Ausbildungsjahr. Der Tod im Allgemeinen und die Herausforderung mit sterbenden oder verstorbenen Personen im Besonderen werden von Auszubildenden im dritten Ausbildungsjahr nicht explizit als emotional bedeutsam eingestuft, wobei durchaus Emotionen im pflegerischen Handeln zum Vorschein kommen und im Sinne einer Reflexion der eigenen beruflichen Rolle als Pflegefachkraft zu verstehen sind. Diese Haltung der Auszubildenden lässt sich durch die Zunahme an Wissen und Kenntnissen aus dem theoretischen Unterricht annehmen. Auch haben sich mit Blick auf das individuelle Interesse bestimmte Verhaltensmuster der Auszubildenden entwickelt, die sich im Verlauf der dreijährigen Ausbildung im Sinne der Berufsidentifikation einstellen. Konkret zeigt sich diese Berufsidentifikation durch die Differenzierung verschiedener emotionaler Effekte im Zusammenhang mit dem gegenstandsbezogenen Erleben. Bestätigt werden kann dies mit Aussagen der Auszubildenden im dritten Ausbildungsjahr, die ihre emotionalen Empfindungen gegenüber dem Thema Tod anhand verschiedener Kontexte darstellen. Es lässt sich zweifelsohne das Interesse durch das Sichtbarwerden von Emotionen bestätigen, wobei Auszubildende im dritten Ausbildungsjahr eine Differenzierung ihrer Emotionen entsprechend der Situation vornehmen. Für das zweite

Bestimmungsmerkmal lässt sich festhalten, dass bestimmte Gefühlsausprägungen das Interesse verstärken und sich bei Auszubildenden Gefühlsansätze wie „Ganz-in-der-Sache-Aufgehen" (ebd.) einstellen.

Neben den Bestimmungsgrößen im kognitiven und emotionalen Bereich benennen Prenzel und Kollegen als weitere Bestimmung von Interesse die „Selbstintentionalität" (ebd.), die sich dadurch konkretisiert, dass Lernende den Lerngegenstand als wertvoll für sich selbst wahrnehmen und es letztendlich keine extrinsischen Aspekte braucht. Die Auszubildenden identifizieren sich mit dem Lerngegenstand und betrachten dies als notwendige Komponente im Rahmen ihrer eigenen Identitäts- und Persönlichkeitsentwicklung. Eine Abstrahierung zwischen beruflicher und privater Notwendigkeit nehmen die Auszubildenden nicht vor und erachten das Thema für ihre eigene Lebenssituation als bedeutsam. Prenzel und Kollegen ordnen diesen Interessenbezug in den oberen Bereich der individuellen Wertehierarchie ein (ebd.). Eine solche Deutung schließt demzufolge emotionale, aber auch kognitive Aspekte mit ein. Diese Form der Interessenbeschreibung lässt sich bei einer Auszubildenden erkennen, die bereits umfangreiche Kenntnisse zum Thema Tod durch die Betreuung und Versorgung sterbender Familienmitglieder vor Beginn ihrer pflegerischen Berufsqualifikation gesammelt und ihre im Unterricht erworbenen Kenntnisse nicht nur als wichtiges berufliches Handlungswissen, sondern auch als Entwicklung der eigenen Identität und Persönlichkeit wahrgenommen hat.

Zusammenfassend lassen sich die drei Bestimmungsgrößen für den Interessenbezug zu dem Thema Tod für die Bewertung der Auszubildenden heranziehen. Die Bestimmungsgrößen machen deutlich, dass auch andere Faktoren wie u. a. extrinsische und intrinsische Aspekte mit der Interessenausprägung korrelieren und dadurch inter- und intraindividuelle Unterschiede der Interessenausprägung bei den Auszubildenden sichtbar gemacht werden können.

8.5.2 Kategorie Wissen

In diesem Kapitel wird eine Bewertung der zentralen Befunde im Hinblick auf den Begriff Wissen vorgenommen. Konkret sollen folgende Fragestellungen zur Kategorie Wissen beantwortet werden: Welche Form von Wissen lässt sich bei den Auszubildenden erkennen? Inwieweit unterscheidet sich das Wissen bei den Auszubildenden zu Beginn und am Ende der Ausbildungszeit? Lassen sich anhand der Befunde Aussagen über den professionellen Umgang mit dem Thema Tod ableiten? Um diese Fragestellungen unter der Kategorie Wissen zu beantworten, werden die Wissensitems inhaltsanalytisch bewertet.

8.5 Bewertung der Befunde des ersten und dritten Ausbildungsjahres

Dazu bedarf es zunächst einer vorangestellten phänomenologischen Betrachtungsweise des Ausdrucks Wissen. Durch diese Begriffsbestimmung sollen auch der Zusammenhang zwischen Wissen und Können sowie die Abgrenzung zwischen Wissen und Erfahrungswissen verdeutlicht werden.

Der Ausdruck Wissen lässt sich – ähnlich wie der Begriff Interesse – als ein mehrdimensionaler Begriff verstehen, der je nach Gebrauch und Kontext unterschiedliche Wissensarten vereint. Im Sinne einer soziologischen Begriffsdefinition wird mit dem Ausdruck Wissen „der persönliche Erwerb und der gesellschaftliche Ausbau von Wissen [verstanden]" (Konerding, 2015, S. 57), der gleichzeitig „Garant für die gedeihliche Entwicklung von Mensch, Gesellschaft und Kultur [ist]" (ebd.). Für die Bewertung der Aussagen der Auszubildenden braucht es eine etymologische Betrachtungsweise, um den Entwicklungsstand und den Entwicklungsverlauf sichtbar zu machen. Wissen wird als „die Gesamtheit der Kenntnisse, die jemand auf einem bestimmten Gebiet hat" (Duden, 2023) verstanden. Weiter werden Beispiele genannt, die den Wissensbegriff konkretisieren. So wird Wissen als „menschliches Wissen" (ebd.) oder gar „jemandes praktisches, theoretisches Wissen" (ebd.) definiert. Daneben wird für die Umschreibung von Wissen der Begriff Kenntnis eingeführt, der sich auf „Sach- und Erfahrungswissen" (ebd.) bezieht. Diese lexikalische Unterscheidung zwischen Wissen und Kenntnis macht deutlich, dass bestimmte Kenntnisse über einen bestimmten Lerngegenstand notwendig sind, um daraus ableitend von Wissen zu sprechen. Nach dieser Unterscheidung können die Aussagen der Auszubildenden im ersten Ausbildungsjahr im Sinne von Sach- und Erfahrungswissen verstanden werden, das sich aus persönlichen oder gar berufspraktischen Kenntnissen entwickelt hat.

Neben der lexikalischen Unterscheidung der beiden Ausdrücke Wissen und Kenntnis lassen sich auch die beiden Formen deklaratives und prozedurales Wissen anführen. Diese beiden Wissensarten sind nach Konerding von zentraler Bedeutung, weil durch sie eine Differenzierung zwischen Alltagswissen und Fachwissen im Sinne von Wissen und Können bzw. implizitem und explizitem Wissen vorgenommen werden kann (2015, S. 61). Deklaratives Wissen kann als eine dem prozeduralen Wissen unterstellte Unterart betrachtet werden, welches nach Anderson auch mit „knowing what" (2007, S. 199) umschrieben wird und im schulischen Kontext die „sprachliche Beschreibung von Begriffen, Konzepten, Theorien, Objekten, Fakten oder Situationen" (Pohlmann, 2020, S. 95) meint. Die Zunahme an Wissen geschieht über die Wahrnehmung verschiedener Sinneseindrücke, was sich dadurch konkretisiert, dass die Lernenden ihre gewonnenen Eindrücke und Informationen in ihr bestehendes Wissensrepertoire integrieren. Deklaratives Wissen verlangt nach dieser Beschreibung ein von den Lernenden bereits existierendes Grundverständnis an Wissensinhalten, das durch

Erlebnisse und Erfahrungen erweitert wird. Deklaratives Wissen lässt sich folglich als Faktenwissen oder Kenntnisse über bestimmte zeitliche Ereignisse verstehen, das von den Lernenden abgerufen werden kann. Das prozentuale Wissen wird hingegen als praktisches Wissen aufgefasst, das sich im Können konkretisiert und sich durch eine sukzessive Einübung und Wiederholung in der praktischen Ausübung einstellt (Konerding, 2015, S. 62). Pohlmann ordnet dem prozentualen Wissen eine Wissensform zu, die sie im Sinne von „wie etwas zu tun ist" (2020, S. 96) versteht und mit Erfahrungswissen gleichzusetzen ist. Bromme ordnet dem prozeduralen Wissen die Bedeutung von Handlungswissen zu, das mit „knowing how" (1992, S. 153) übersetzt werden kann und deklaratives Wissen voraussetzt. Die Entstehung von Handlungswissen verlangt Kenntnis spezifischer Kontexte, die durch Erfahrung das Lösen bestimmter Problemstellungen ermöglicht. Erfahrungswissen beinhaltet eine Routine über bestimmte Handlungsabläufe, die auf neue Kontexte übertragen werden können und danach zu einer Wissenserweiterung führen (Baumert & Kunter, 2006, S. 483). In Bezug auf die Berufsausbildung lässt sich prozedurales Wissen als ein sich dynamisches und situatives Wissen begreifen, welches für das Können sowohl praktische als auch berufstheoretische Wissenskontexte für das Handlungswissen benötigt. Im erweiterten Sinne setzt das Können Verstehensprozesse voraus und lässt sich als die berufliche Handlungskompetenz verstehen.

Vor dem Hintergrund der beiden Wissensformen werden bei der Bewertung der Kategorie Wissen vor allem die Wissensfragen im Rahmen des Gesprächsinterviews berücksichtigt. Diese beziehen sich explizit auf die Frage zu bestimmten Umgangsformen bzw. Ritualen im Umgang mit dem Thema Tod und die Frage zu bestimmten religiösen Vorstellungen im pflegerischen Kontext. Die Aussagen werden zunächst klassenspezifisch bewertet, um das Wissen entsprechend den beiden Wissensformen zu bestimmen und gleichzeitig den Entwicklungsverlauf im Rahmen der Ausbildung durch die Bewertung beider Ausbildungsjahrgänge abzubilden. Tabelle 8.2 macht sichtbar, wie sich Auszubildende zu der Wissensfrage „Kennen Sie bestimmte religiöse Vorstellungen zum Tod?" äußern. Es wird versucht, die Aussagen der Auszubildenden einer der beiden Wissensformen zuzuordnen .

Die Personen A bis D kommunizieren in relativ kurzen und knappen Sätzen über bestimmte religiöse Vorstellungen zum Tod. Eine eindeutige Bewertung und Zuordnung nach den beiden Wissensformen sind anhand der kurzen Antwort

8.5 Bewertung der Befunde des ersten und dritten Ausbildungsjahres

Tabelle 8.2 Wissensfrage zu bestimmten religiösen Vorstellungen zum Tod bei Auszubildenden im ersten Ausbildungsdrittel

Personenzuordnung	Aussagen der Auszubildenden	Konkretisierung von Wissen
Person A	„Ich habe das noch nie so miterlebt. Die Bewohner, die ich kannte, die waren davor auch schon religiös oder auch nicht. Dann wenn sie kurz vor dem Sterben sind, bleiben sie auch religiös. Mehr kann ich aber auch nicht sagen. Vielleicht kommt das noch in meinem Jahr."	Geringe Ansätze von deklarativem Wissen
Person B	„Bei Muslimen ja. Die reagieren anders als ich. Weiß ich nicht. Ich habe Freunde, die muslimisch sind. Aber ich weiß darüber wenig."	Geringe Ansätze von deklarativem Wissen
Person C	„Das hängt vom Alter und der Einrichtung ab. Mehr weiß ich aber nicht. Ich finde, dass die Pflegende nicht gut vorbereitet sind."	Keine Wissensform erkennbar
Person D	„Nein, nicht unbedingt. Ich habe zwar mal gelesen, dass die Seele geht. Das verstehe ich. Das kann ich auch so nachvollziehen. Was danach passiert, kann ich mir nicht vorstellen."	Geringe Ansätze von deklarativem Wissen

der Auszubildenden tendenziell nicht möglich. Die Auszubildenden begründen ihre knappen Antworten mit ihren nicht vorhandenen Erfahrungen aus der Praxis und ihren nicht vorhandenen Kenntnissen aus dem berufstheoretischen Unterricht. Person A bringt zum Ausdruck, dass sie Kenntnisse darüber besitzt, dass in der stationären Pflege vielfältige religiöse Ansichten und Vorstellungen existieren und diese auch in der Betreuung und Versorgung von sterbenden Personen im Pflegeprozess berücksichtigt werden müssen. Konkrete religiöse Rituale oder Umgangsformen kann sie an dieser Stelle nicht benennen bzw. ihre Aussagen nicht mit Anwendungsbeispielen belegen. Ähnlich verhält es sich auch bei Person B. Auch sie gibt an, dass muslimische Menschen andere religiöse Vorstellungen und Einstellungen zum Tod aufweisen als christliche Menschen. Diese Unterscheidung lässt sich zunächst als Fakten- oder gar als Erfahrungswissen verstehen, wobei hier keine konkreten inhaltlichen Anhaltspunkte für diese Ansicht expliziert werden. Person C weist auf eine Differenzierung hin, die von Seiten der Trägerschaft bei der Versorgung und Betreuung von Sterbenden oder gar verstorbenen Personen vorgenommen wird. Zudem zeigt Person C auf, dass es Unterschiede hinsichtlich des Alters gibt.

Exemplarische Anwendungsbeispiele bleiben bei der Darstellung aus. Aus diesen genannten Aspekten lässt sich auf keine Wissensform schließen. Person D weiß, möglicherweise durch ihre religiöse Sozialisation als Christin, dass es körperliche bzw. leibliche Veränderungen nach dem Tod gibt, aber konkrete Rituale beim Umgang mit sterbenden Personen werden hier nicht genannt. Es lässt sich feststellen, dass die Personen A bis D im Zusammenhang mit konkreten Umgangsformen zwar Ansätze einer guten Beziehungspflege mit ihren zu pflegenden Personen aufweisen, aber die zu bewahrenden Grundprinzipien von Empathie, Wertschätzung sowie Achtsamkeit werden nicht genannt. Auch konkrete kulturelle oder religiöse Gewohnheiten von zu pflegenden Menschen in ihrer besonderen Lebensphase werden nicht als Antwort oder Orientierungsrahmen für ihr pflegerisches Handeln als angehende Pflegefachkraft geäußert. Dieses nicht vorhandene Wissen spricht für die fehlenden persönlichen und beruflichen Erfahrungen mit sterbenden und verstorbenen Menschen. Die Auszubildenden rechtfertigen ihren geringen Wissensstand damit, dass sie in ihrem ersten Ausbildungsjahr keine Erfahrungen mit Menschen gesammelt haben, die an einer schweren chronischen oder akut tödlichen Krankheit gelitten haben. Der intensive Austausch mit Kollegen oder gar mit sterbenden Menschen hat bei den Auszubildenden noch nicht in dem Maße stattgefunden, dass diese im ersten Ausbildungsjahr in ihrer Argumentation bzw. Darstellung über religiöse Vorstellungen und Umgangsformen mit dem Tod auf bestimmte religiöse oder spirituelle Rituale zurückgreifen können. Selbst Auszubildende, die mit bestimmten christlichen oder gar religiösen Texten im pflegerischen Handeln in Berührung gekommen sind, können diese biblischen Textstellen bzw. Perikopen nicht explizit nennen. Auch die zu erwartenden Sakramente der Kirche wie zum Beispiel Krankensalbung, Sakrament der Versöhnung oder bestimmte existenzielle und seelsorgerische Formen der Gesprächsführung im Zusammenhang mit sterbenden Menschen werden nicht in den Antworten genannt.

Tabelle 8.3 stellt die Aussagen von Auszubildenden im dritten Ausbildungsjahr in analoger Weise dar und ordnet sie den beiden Wissensbereichen zu.

Abgesehen von der inhaltsanalytischen Bewertung lässt sich im Vergleich zu den Aussagen der Auszubildenden im ersten Ausbildungsjahr eine quantitative Zunahme der Sprach- und Ausdrucksfähigkeit der Auszubildenden erkennen. Person E zeigt, dass sie Kenntnisse über verschiedene religiöse Vorstellungen besitzt und sich daraus auch verschiedene zu beachtende Abläufe im Pflegeprozess ergeben und diese auch an die Bedürfnisse der pflegenden Personen angepasst werden müssen. Konkrete praxisorientierte Unterschiede im pflegerischen Handeln werden an dieser Stelle nicht genannt, obwohl Person E angibt, dass sie

8.5 Bewertung der Befunde des ersten und dritten Ausbildungsjahres

Tabelle 8.3 Wissensfrage zu bestimmten religiösen Vorstellungen zum Tod bei Auszubildenden im dritten Ausbildungsjahr

Personenzuordnung	Aussagen der Auszubildenden	Kategorisierung von Wissen
Person E	„Wenn die Pflege natürlich nur Muslime machen dürfen, dann würde ich das akzeptieren. Hier geht es um Respekt. Aber hier würde ich vorher fragen und dann auch machen. Es gibt zum Beispiel eine Bewohnerin. Sie ist christlich. Sie hat einen Text am Bett liegen, den sie sich durchliest, wenn sie schlafen geht. Das lese ich immer vor. Ich habe hier kein Problem, auch etwas aus dem Koran zu lesen. Ich würde hier das machen, was der Mensch benötigt. Das ist kein Problem."	Ansätze von deklarativem Wissen
Person G	„Meine Oma beispielsweise wollte noch mit ihrem Pries- ter reden. Meine Mutter hatte Angst. Für mich ist ganz wichtig, welche Rolle Bewohner:innen haben. Religiöse Rituale können helfen. Sie können beruhigen. Ich denke, Religion spielt eine wichtige Rolle."	Ansätze von deklarativem Wissen
Person H	„Ich habe einen Arbeitskollegen, der hat sich immer die Frage gestellt, was dann kommt nach dem Tod. Ich persönlich lasse es auf mich zukommen. Ich mache mir nicht allzu viel Gedanken. Ich denke schon, dass es den Himmel und die Hölle gibt. Dann denke ich schon und frage mich auch, das im Himmel oder in der Hölle passiert. Es gibt natürlich auch Personen, die von sich aus behaupten, dass sie schon mal tot waren oder von solchen Erfahrungen mit dem Tod berichten. Ich weiß nicht, ob das wissenschaftlich belegt ist. Es kann hier schon etwas dran sein. Ich möchte so lange wie möglich leben. Aber ich möchte nicht, dass andere leiden müssen. Das ist meine Haltung zum Thema Tod. Also mein bester Freund ist muslimisch. Gott ist für ihn alles. Er sagt zum Beispiel, wenn Gott einen nicht heilt, dann ist der Tod gewollt. Sie vertrauen auf Gott. Gott wird die Krankheit heilen. So sagt das mein Freund." „Einige schon. Ich bekomme das auch immer mit. Ich merke schon im Gespräch, ob sie religiös sind. Wir haben auch Gottesdienste, die die Bewohner besuchen. Bei uns in der Einrichtung ist es verschieden. Manche haben auch eine Bibel. Die sind dann sehr religiös."	Deklaratives Wissen – Ansätze von prozeduralem Wissen erkennbar

bestimmte religiöse Bedürfnisse einer sterbenden Person im pflegerischen Handeln berücksichtigt hat. Person G weist in ihrer Aussage auf die Erfahrungen in ihrer familiären Umgebung hin und äußert sich zu ihren erlebten Sinneseindrücken im Umgang mit sterbenden Personen. Sie verweist dabei auf die Bedeutung und Notwendigkeit religiöser Rituale in existenziellen Situationen. Person H zeigt mit ihren Aussagen ein umfangreiches Repertoire an Erfahrungen und Kenntnissen im Umgang mit sterbenden Personen auf. Dabei setzt sie in ihren

Aussagen den Schwerpunkt auf die eigene Reflexion zu bestimmten religiösen Ritualen und stellt fest, dass die Erfahrungen mit sterbenden Personen das eigene Denken über den Tod beeinflussen. Es lassen sich bei dieser Person nicht nur eigene Deutungs- und Handlungsmuster mit besonderen pflegerischen Situationen erkennen, sondern sie benennt auch religiöse Fragen, die mit dieser eingangs gestellter Frage verbunden sind. Genannt werden u. a. Leid- und Sinnfragen, die bei religiösen Ritualen und Umgangsformen zu Tage treten. Weiter nennt die Person in diesem Zusammenhang auch die damit verbundene Theodizeefrage oder gar aufbrechende Themen wie Leid oder Sinn des Sterbens. Bestimmte Orte nach dem Tod werden mit Assoziationen Himmel und Hölle verbunden. Die durchaus selbstkritische Betrachtungsweise zeigt, dass Person H bestimmte Elemente existenzieller und seelsorgerischer Gesprächsführung aufweist, die gerade bei einer christlichen Sterbebegleitung eine hervorgehobene Bedeutung einnehmen. Diese Person hat neben Fakten- und Erfahrungswissen auch bestimmte prozessorientierte Kenntnisse im Sinne eines prozeduralen Wissens.

Zusammenfassend lässt sich feststellen, dass Auszubildende im dritten Ausbildungsjahr durchaus bestimmte pflegerische Situationen mit schwerstkranken und sterbenden Menschen erlebt bzw. erfahren haben und daraus ihre Erfahrungen und Kenntnisse entstanden sind. Sie zeigen, dass bestimmte religiöse und nichtreligiöse Rituale in diesen besonderen existenziellen Pflegesituationen entscheidend für ihr professionelles Handeln sind und auch dazu beitragen, Ängste oder destruktive Gefühle abzubauen. Im dritten Ausbildungsjahr lassen sich deutliche Abweichungen im Hinblick auf die Kategorie Wissen erkennen. Während ein Teil der Auszubildenden lediglich die institutionellen Unterstützungsangebote nennt, wie beispielsweise bestimmte palliative Stationen oder die Einbindung kirchlicher Personen, äußert sich der andere Teil zu gewissen Ritualen, die sie als Pflegefachkraft in konkreten Situationen einsetzen.

8.5.3 Kategorie Perspektivenübernahme

Dieses Kapitel betrachtet die Aussagen der Auszubildenden unter dem Gesichtspunkt der Perspektivenübernahme. Im Kontext des Themas lässt sich an dieser Stelle auch der Begriff der interkulturellen Fähigkeit erwähnen, der stellvertretend oder gar als Synonym für den Ausdruck Perspektivenübernahme im Rahmen der Bewertung der Aussagen der Auszubildenden verstanden werden kann. Das bedeutet, dass die Aussagen danach bewertet werden, ob Auszubildende in der Lage sind, sich in die Situation ihres Gegenübers hineinzuversetzen und deren Bedürfnisse, Gefühle und Vorstellungen zu verstehen. Gerade im Umgang mit

8.5 Bewertung der Befunde des ersten und dritten Ausbildungsjahres

sterbenden Personen ist diese Fähigkeit der Perspektivenübernahme bzw. der interkulturellen Fähigkeit mitunter unerlässlich.

Der Ausdruck Perspektivenübernahme lässt sich, analog zum Interessenbegriff, als ein mehrdimensionaler Begriff auffassen, der als ein sozialpsychologisches Phänomen zu begreifen ist und sich vor allem auf die Interaktion zweier Menschen bezieht, die durch verschiedene Wahrnehmungsmomente beeinflusst wird (Kenngott, 2012, S. 37). Diese Wahrnehmungsmomente spiegeln sich in der Gefühlswelt des Gegenübers und in der Körpersprache sowie in bestimmten Verhaltensweisen wider. Kenngott beschreibt die Perspektivenübernahme als eine soziale Fähigkeit, die kognitiven und emotionalen Aspekte des Gegenübers wahrzunehmen und zu deuten, um im Rahmen der Interaktion situationsangemessen zu handeln (2012, S. 38). Bennett greift in seinem „Developmental Model of Intercultural Sensitivity (DMIS)" (1986) die soziale Fähigkeit der Perspektivenübernahme auf, deren Entwicklung er als einen subjektiven Konstruktionsprozess verschiedener kultureller Differenzen betrachtet (Seyferth-Zapf & Grafe, 2019, S. 8). Für die Entwicklung der interkulturellen Kompetenz setzt Bennett bestimmte interkulturelle Verständigungsaspekte voraus. Ausgangspunkt für das Modell sind die zwei gegensätzlichen Stadien, die sich auf die kulturellen Differenzen beziehen und sich mit den Begriffen des Ethnozentrismus und Ethnorelativismus umschreiben lassen. Mit diesen Begrifflichkeiten versucht Bennett, die Haltung und den Standpunkt des Individuums gegenüber seinem kulturellen Umfeld zum Ausdruck zu bringen. Der Ausdruck Ethnozentrismus umfasst eine Sichtweise, die sich aus den Perspektiven und Werten der eigenen Kultur und des eigenen Wertesystems begründet. Rituale und Werte der eigenen Kultur bilden den Orientierungs- und Bewertungsrahmen des eigenen Handelns. Im ethnozentrischen Stadium lassen sich Phasen der Leugnung, der Verteidigung und der Minimierung erkennen. Der Ethnorelativismus bezeichnet hingegen den Standpunkt eines Individuums, das nicht nur sein eigenes Wertesystem, sondern auch andere kulturelle oder gar religiöse Vorstellungen und Rituale wahrnimmt. Diese Beschreibung drückt sich in den Phasen der Akzeptanz, der Anpassung und der Integration aus. Abbildung 8.10 stellt die Entwicklung der interkulturellen Kompetenz mit „Experience of Difference" (Bennett, 1986, S. 182) dar.

Experience of Difference

Development of Intercultural Sensitivity

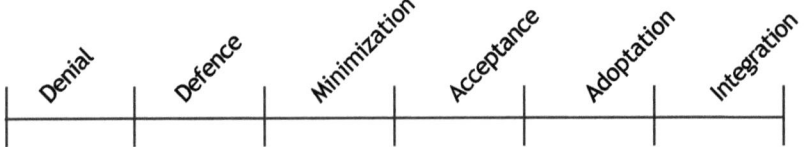

Abbildung 8.10 Entwicklungsprozess der interkulturellen Kompetenz bzw. der Perspektivenübernahme. (In Anlehnung an Bennett, 1986, S. 182)

Bennett skizziert mit seinem Phasenmodell die normative Entwicklungslinie für die Fähigkeit der Perspektivenübernahme bzw. der interkulturellen Kompetenz. Er nennt für jede Phase bestimmte Erkennungsmerkmale, um die einzelnen Phasen voneinander abzugrenzen, und leitet daraus bestimmte Förderungsmaßnahmen ab. Die Befunde der Auszubildenden werden auf Grundlage der Phasen von Bennett bewertet. Aufgezeigt wird dadurch der Status quo der Auszubildenden im Hinblick auf die Fähigkeit der Perspektivenübername. Es erschließt sich von selbst, dass bei der Bewertung der Aussagen lediglich die Phasen von Bennett berücksichtigt werden, die Merkmale der Perspektivenübernahme erkennen lassen. Insbesondere die zum ethnozentrischen Stadium gehörigen Phasen werden dabei betrachtet. Es werden die Antworten der Auszubildenden bewertet, die aufgrund der vorangestellten Frage bestimmte Aspekte der Perspektivenübernahme erwarten lassen. In Tabelle 8.4 sind Aussagen von Auszubildenden aus dem ersten Ausbildungsjahr mit Merkmalen der Perspektivenübernahme dargestellt, die sich nach Bennetts Phasenmodell bewerten lassen.

8.5 Bewertung der Befunde des ersten und dritten Ausbildungsjahres

Tabelle 8.4 Aussagen von Auszubildenden im ersten Ausbildungsdrittel zur Perspektivenübernahme

Personenzuordnung	Fragestellung[5]	Aussagen der Auszubildenden
Person A	Stellen Sie sich mal vor, Sie arbeiten auf einer Kinderstation und hier stirbt ein Kind. Glauben Sie, dass es einen Unterschied macht, ob Sie einen älteren oder einen jüngeren Menschen pflegen bzw. betreuen?	*Es würde schon etwas bei mir auslösen, weil jüngere Menschen bzw. Kinder noch ein Leben vor sich haben. Klar, so ist das Leben. Aber bei einem jungen Menschen hat man eine andere Einstellung - also ich zumindest. Ich habe eine andere Denkweise. Es ist ein jüngerer Mensch. Der Tod ist zu früh eingetreten. Er hätte noch viel erreichen können. Bei einem alten Menschen ist es natürlich auch schade. Man nimmt es nicht so einfach hin. Aber man hat hier eine andere Denkweise. Weil der ältere Mensch oft auch mehr über den Tod spricht und eine andere Haltung bzw. Einstellung hat als ein jüngerer Mensch.*
Person A	Man sagt, dass wenn man kurz vor dem Tod steht, ändert sich der Bezug zur Religion oder vielleicht braucht man auch mehr religiöse Zuwendung, weil die Religion einem möglicherweise Halt gibt. Können Sie das bestätigen oder haben Sie hier Erfahrung im Umgang mit religiösen Menschen?	*Ich habe das noch nie so miterlebt. Die Bewohner, die ich kannte, die waren davor auch schon religiös oder auch nicht. Dann, wenn sie kurz vor dem Sterben sind, bleiben sie auch religiös. Mehr kann ich aber auch nicht sagen. Vielleicht kommt das noch in meinem Jahr.*
Person C	Gibt es Rituale, die Sie (im Umgang mit sterbenden Personen) dann erfüllen?	*Wir müssen es nicht. Ich bin nicht religiös. Aber ich mache doch bestimmte Rituale. Ich falte zum Beispiel den gestorbenen Personen die Hände. Eine ältere Pflegefachkraft hat mir mal erzählt, dass sie dann das Fenster öffnet, damit die Seele aufsteigen kann. Auch das mache ich. Ich finde das ein schöner Gedanke, auch wenn ich weiß, dass es keinen Sinn macht. Vielleicht mache ich das auch für mich und nicht für den Patienten bzw. für die verstorbene Person. Ein Ritual ist für mich auch das Vermitteln von Ruhe. Wenn wir präfinale Personen haben, dann beginnen wir mit ihnen auch als Erstes, dass wir viel Zeit haben*

(Fortsetzung)

[5] Die gestellten Fragen orientieren sich an den Konzeptionen des leitfadengestützten Fragenkatalogs. Situations- und adressatenspezifische Änderungen wurden dann vorgenommen, um den Redefluss nicht zu unterbrechen. Die Fragestellungen wurden in dieser Form den Auszubildenden gestellt.

Tabelle 8.4 (Fortsetzung)

Personenzuordnung	Fragestellung	Aussagen der Auszubildenden
Person C	Kennen Sie bestimmte religiöse Vorstellungen?	*Gute Frage. Ich glaube es ist nicht so einfach zu sagen, dass man entweder in den Himmel oder in die Hölle kommt. Ich hoffe, dass es etwas Schönes ist.*
Person D	Spielen religiöse Vorstellungen im Pflegealltag eine Rolle?	*Das hängt vom Alter und der Einrichtung ab. Mehr weiß ich aber nicht. Ich finde, dass die Pflegende nicht gut vorbereitet sind.*
Person C	Wie sieht es mit dem Thema Sterben und Tod aus?	*Ja gut. Das gehört ja zum Pflegealltag dazu. Ich hatte jetzt meine erste sterbende Bewohnerin. Ich habe da dann sofort gesagt, dass ich da sofort ins Zimmer mitgehen möchte, um zu erfahren, wie ich reagiere. Denn ich hatte noch nie Kontakt zu sterbenden Personen. Hier hat es sich vorab gezeigt, dass sie sterben wird. Es hatte sich schon drei Tage vorher abgezeichnet. Ich bin dann drei Tage bei ihr gewesen und habe mich in das Zimmer gesetzt. Ich bin davon überzeugt, dass je mehr man sich mit dem Thema auseinandersetzt, desto leichter fällt es einem, darüber zu sprechen und auch entsprechend zu handeln. Ich habe sie dann quasi so mitbegleitet. Als sie dann gestorben ist, bin ich mit meinen zwei Anleiterinnen in das Zimmer und wir haben sie dann entsprechend versorgt. Es war eine friedliche Situation. Ich habe sie auch angefasst.*
Person C	Welche Gedanken sind Ihnen (bei der Begleitung von Sterbenden) durch den Kopf gegangen?	*Gar keine wie zum Beispiel – oh wie traurig. Vielleicht hat es auch mit dem Alter zu tun. Man darf ja nicht die Illusion verlieren, dass die Leute dahinkommen, um auch zu sterben. Es ist ihre letzte Station. Deshalb sterben ja auch die Menschen wegen ihres Alters, wegen ihrer Krankheit. Wenn man das Ganze weniger emotional sieht. Es ist ja auch unser Beruf. Ich habe ja auch keinen Bezug zu ihnen. Wir haben ja auch einen professionellen Bezug.*
Person C	Gibt es Rituale, die Sie kennen?	*Ja, das Fenster wird auf gemacht, damit die Seele raus kann.*
Person C	Spielen religiöse Rituale im Pflegealltag eine Rolle?	*Gerade bestimmte Glaubensüberzeugungen spielen eine Rolle. Gerade bestimmte Rituale beruhigen ja. Das Fensteröffnen spielt eine Rolle.*

8.5 Bewertung der Befunde des ersten und dritten Ausbildungsjahres

Tabelle 8.4 zeigt auf, in welcher Form und zu welchen thematischen Dimensionen sich die Auszubildenden im ersten Ausbildungsjahr im Hinblick auf die Perspektivenübernahme äußern. Das bedeutet konkret, dass die Tabelle auch im Sinne einer Häufigkeitsverteilung verstanden werden kann, die Auskunft über den individuellen Entwicklungsstand gibt, aber auch tendenzielle Entwicklungsschritte aufzeigt. Dabei wird deutlich, dass die Personen A und C in mehreren thematischen Dimensionen bzw. bei mehreren Fragestellungen im Vergleich zu anderen Auszubildenden des ersten Ausbildungsjahres Merkmale zur Perspektivenübernahme aufweisen. Abgesehen von der inhaltsanalytischen Bewertung der Aussagen geben die Personen A und C an, dass sie bereits vor der dreijährigen Pflegeausbildung pflegerische Erfahrungen in den Bereichen Sterben, Tod und Trauer gemacht haben. Diese Aus- sage bestätigt die Annahme, dass berufliche Erfahrungen in pflegerischen Situationen im Allgemeinen und existenzielle Situationen im Besonderen die Fähigkeit der Perspektivenübernahme fördern. Die Person D weist weder berufspraktische Erfahrungen noch eine vor der Ausbildung abgeschlossene einjährige Pflegeausbildung auf. Die geringen berufspraktischen Erfahrungen und fehlenden persönlichen Erlebnisse mit sterbenden Personen lassen sich als Begründung für eine geringe Ausprägung der Perspektivenübernahme anführen.

Person A bringt zum Ausdruck, dass die Betreuung und Versorgung sterbender Personen jüngeren Alters mit bestimmten Emotionen einhergehen, die das professionelle Handeln und ebenfalls die Perspektivenübernahme erschweren. Das bedeutet, dass die Perspektivenübernahme nicht immer bei jüngeren Sterbenden gelingt. Die Pflege und die Betreuung werden von den Auszubildenden als emotionalisierend und herausfordernd dargestellt. Person A gibt zu verstehen, dass bestimmte Einstellungswerte und persönliche Erfahrungen mit sterbenden Personen die soziale Fähigkeit der Perspektivenübernahme eher begünstigen. Diese Tendenz bestätigt auch die bereits zum Ausdruck gebrachte Annahme, warum Auszubildende für ihre eigene Sichtweise und Positionierung das Gespräch mit älteren Menschen suchen. Die Auszubildenden machen deutlich, dass gerade ältere Menschen mit dem Tod offen kommunizieren, was die Auszubildenden in ihrer Lebenswelt bestärkt und das professionelle Handeln im Umgang mit

Sterbenden fördert. Vor dem Hintergrund des Ausbildungsstandes und der wenigen Merkmale zur Perspektivenübernahme lässt sich keine verlässliche Aussage zur Einordnung in die von Bennett formulierten Phasen treffen. Bei Person A ist davon auszugehen, dass die kulturellen und religiösen Besonderheiten bei der Begleitung von sterbenden Personen wahrgenommen und anerkannt werden. Diese Annahme spricht nach Bennett für die Stufe der Akzeptanz, die sich dadurch zeigt, dass bestimmte kulturelle Unterschiede anerkannt und respektiert werden, die sich im Verhalten, in der Sprache und in den Werten manifestieren (Bennett, 1986, S. 185). Ausgeprägte Kenntnisse und Erfahrungen in der Betreuung und Versorgung sterbender Personen lassen sich in den Aussagen von Person C erkennen. Die Auszubildende bringt bei der Frage nach den Ritualen und Umfangformen zum Ausdruck, dass sie in dieser Situation ihre eigenen Bedürfnisse und Vorstellungen zurückstellt und die Bedürfnisse und Vorstellungen der zu pflegenden Person in den Vordergrund ihres pflegerischen Handelns rückt. Weiter zeigt sich, dass religiöse Angebote bzw. Vorstellungen im Kontext des Todes für die Auszubildende keine Rolle spielen und auch im Pflegeprozess nicht integriert werden. An dieser Stelle wird nicht ersichtlich, ob die Auszubildende vor dem Hintergrund ihres Ausbildungsstandes Kenntnisse über andere Religionen besitzt, die sie bei der Betreuung und Versorgung sterbender Personen umsetzen würde. Tendenziell scheint die Auszubildende aber bereit zu sein, jegliche Vorstellungen der zu pflegenden Person in den Sterbeprozess zu integrieren. Darüber hinaus offenbart die Auszubildende eine ausgeprägte Bereitschaft für neue Inhalte, die sie vermutlich in ihrem professionellen Handeln bestärkt. Die Einsicht über die Notwendigkeit, weiteres Wissen im Umgang mit sterbenden Personen zu lernen, verdeutlicht, dass die Auszubildende im Vergleich zu Person A ein durchaus weiterentwickeltes Wertesystem besitzt, das sich im Verhalten und im Denken konkretisiert, wobei kulturelle Unterschiede nicht genannt werden können und somit nicht der fünften Stufe, sondern ebenfalls der Akzeptanzstufe zugeordnet werden können (Bennett, 1986, S. 185).

8.5 Bewertung der Befunde des ersten und dritten Ausbildungsjahres

In Tabelle 8.5 werden die Aussagen der Auszubildenden im dritten Ausbildungsjahr dargestellt.

Tabelle 8.5 Aussagen von Auszubildenden im dritten Ausbildungsdrittel zur Perspektivenübernahme

Personenzuordnung	Fragestellung	Aussagen der Auszubildenden
Person E	Gibt es Situationen, die Sie belasten oder vielmehr die Ihnen in Erinnerung geblieben sind oder Sie vielleicht auch emotional beein- trächtigen?	*Nein, eigentlich belasten mich diese Situationen nicht. Am Anfang war es vielleicht schwierig, weil man eine besondere Beziehung zu dieser Person aufgebaut hat. Ich habe gelernt, damit umzugehen, dass es auch für mich, ungesund ist. Jede Person, die zu uns kommt, für die ist es eigentlich die letzte Station. Das wissen wir natürlich und damit müssen wir auch umgehen. Ich verstehe diesen Prozess als normalen Prozess. Ich lerne damit umzugehen. Am Anfang hatte ich oft Probleme. Ganz oft habe ich mich am Anfang schlecht gefühlt, als ich nach Hause kam. Ich dachte oft, Mensch, das Leben ist oft scheiße. Gerade wenn ich Bewohner oder Patienten sehe, die keine Personen um sich haben, weil alle verstorben sind. Keine Angehörigen, keine Familie. Ich habe davor Angst bekommen. Wenn plötzlich alle weg sind, meine Freundin, meine Eltern, meine Freunde ... alle die ich liebe. Ich versuche mit der Einstellung umzugehen, dass das Leben nicht einfach ist. Das habe ich auch in der Pflege erfahren. Das nimmt man mit. Das Leben ist hart. Nur durch unser soziales Leben, dass wir einen Fernseher haben, dass wir ausgehen. Wir haben so viel Spaß und eigentlich haben wir verlernt, dass das Leben eigentlich schwer ist. Von Natur aus. Es passieren echt schlechte Sachen. Ich habe selbst schlimme Sachen erfahren. Es ist wichtig, dass man die resiliente Seite nicht verlernt und nicht aufgibt. Es kommen auch wieder gute Momente, aber man darf nicht vergessen, dass es auch schwierige Momente gibt. Man muss solche Situationen aushalten. Gefühle aushalten. Sich in die Gefühle hineinversetzen. Das ist etwas, was ich noch lernen muss. Aber ich bin da auf einem guten Weg.*

(Fortsetzung)

Tabelle 8.5 (Fortsetzung)

Personen zuordnung	Fragestellung	Aussagen der Auszubildenden
Person E	Welche Gedanken haben Sie oder gehen Ihnen durch den Kopf, wenn Sie eine Person auf der palliativen Station oder im Hospiz begleiten?	*Ja, ich frage mich immer. Aber hier kann ich keine Antwort geben. Ich interessiere mich schon sehr dafür, was diese Person in diesem Prozess denkt. Ich habe gelernt, dass das Gehirn eine Schutzfunktion hat. Bevor der Mensch stirbt, schüttet er ganz viele Hormone aus. Ich stelle mir dann die Frage, ob die Person mich noch hört oder wahrnehmen kann. Manche reagieren, manche nicht. Ich frage mich dann manchmal, was die Person denkt. Weiß die Person, dass sie stirbt. Ich werde es zwar versuchen, der Person es so angenehm wie möglich zu machen. Mit Gerüchen mit allem was dazu gehört. Es tut mir auch leid. Ich merke zwar, dass das Bewusstsein noch da ist. Sie schauen noch. Sie gucken noch. Sie reagieren noch. Aber sie können sich nicht äußern. Das ist sehr qualvoll. Manchmal kommen auch Angehörige und wollen, dass wir lebenserhaltende Maßnahmen machen. Da stelle ich mir dann die Frage, ob das überhaupt natürlich ist oder nicht. Wir müssen es dann am Ende machen. Wenn das in der Verfügung steht, müssen wir das machen. Das ist so das Einzige, worüber ich mir Gedanken mache. Vielleicht kann man auch die Angehörigen hier entsprechend beraten. In diesem Sinne. Die Person kann sich hier nicht äußern. Ich weiß nicht, ob die Person hier noch lebensverlängernde Maßnahmen will oder nicht. Aber das ist auch schwierig. Verstehen Sie mich?*

(Fortsetzung)

8.5 Bewertung der Befunde des ersten und dritten Ausbildungsjahres

Tabelle 8.5 (Fortsetzung)

Personenzuordnung	Fragestellung	Aussagen der Auszubildenden
Person E	Kennen Sie bestimmte Verlaufspläne, die Ihnen im Umgang mit Sterbenden helfen?	*Ja, solche Verlaufspläne gibt es. Gerade in der palliativen Pflege, gibt es Dinge, die man macht. Jede Versorgung hat ein gutes Gefühl am Ende. Wenn ich nach Hause gehe, dann habe ich meistens ein gutes Gefühl, ein schönes Gefühl. Auch wenn die Situation traurig ist, habe ich trotzdem das Gefühl, dass ich etwas Gutes gemacht habe. Ich mache Dufttherapie. Pflegeversorgung gehört dazu. Die Extras, die man macht, ist genau das, was am Ende einen zufrieden stimmt. Die Pflege machen wir bei jedem. Aber die palliative Pflege ist genau das, was das Schöne ist. Hier nimmt man sich Zeit. Man spricht mehr. Man schaut mehr, auf Berührung. Zuspruch ist wichtig. Diese Ruhe im Zimmer. Die Person braucht Zeit für sich selbst. Die letzten Tage sind ganz wichtig. Die Person muss sich selbst spüren. Die Biographiearbeit ist wichtig.* *Wenn die Bewohner ein Album haben. Neben das Bett zu setzen. Erinnerungen hervorrufen. Das ist eine schöne Therapie.*
Person E	Gibt es auch Situationen, in denen der Sterbende Wünsche oder Vorstellungen hat, die sie nicht erfüllen können? Beispielsweise wünscht sich der Patient, dass sie aus dem Koran vorlesen. Können Sie diesen Wunsch erfüllen?	*Ich würde das trotzdem machen. Wenn es natürlich nur Muslime machen dürfen, dann würde ich das akzeptieren. Hier geht es dann um Respekt. Aber hier würde ich vorher fragen und dann auch machen. Es gibt zum Beispiel eine Bewohnerin. Sie ist christlich. Sie hat einen Text am Bett liegen, den sie sich durchliest, wenn sie schlafen geht. Das lese ich immer vor, wenn Sie schlaf. Ich habe hier kein Problem, auch etwas aus dem Koran zu lesen. Ich würde hier das machen, was der Mensch benötigt. Das ist kein Problem.*

(Fortsetzung)

Tabelle 8.5 (Fortsetzung)

Personenzuordnung	Fragestellung	Aussagen der Auszubildenden
Person E	Gerade bei der Betreuung von Sterbenden ist Empathie ganz wichtig. Zu fühlen, was Sterbende benötigen und brauchen. Kennen Sie solche Situationen und gibt es hier Schwierig- keiten?	Ja, das gibt es. Wir müssen empathisch sein. Ich merke schon, dass ich mit Sterbenden näher bin, als mit Patienten, die nicht sterben. Bei Sterbenden geht es um existenzielle Sachen. Man weiß zwar nicht, was in dem Gehirn passiert. Was fühlt die Person, was will sie. Man probiert immer, das Beste zu machen. Auch wenn es so schwierig ist. Manche haben eine Diagnose, da weiß ich nicht, ob es besser ist, wenn sie leben oder sterben. Hier mache ich mich schon Gedanken. Wenn das Leben nur noch aus Schmerzen und Leid besteht und man hier auch nichts ändern kann, dann kann ich hier besser damit umgehen. Es gibt aber auch Menschen, die sind in dieser Phase trotzdem noch resilient. Das finde ich sehr schön. Von diesen Menschen kann man auch lernen. Auch wenn der Mensch sein Wille verloren hat. Dann ist das auch schwer. Das hat man oft erlebt. Wenn Menschen sagen, sie wollen sterben. Das tut mir dann auch leid. Die Medikamente sind heute auch unnatürlich. Manchmal kann man hier auch sehr lange leben.
Person E	Haben Sie auch schon einmal über ihren eigenen Tod nachgedacht?	Ja, genau. Verfügungen mache ich zwar nicht, weil ich nicht weiß, was mich erwartet, aber ich habe mir schon Gedanken gemacht. Die Berufserfahrungen haben meine Vorstellungen vom Tod verändert. Ich bin gespannt, was in der Zukunft passiert. Es ist ein schwieriges Thema. Als Kind (bis zum 4. Lebensjahr). Da habe ich keine Angst gehabt. Als ich katholisch war, habe ich wieder eine andere Vorstellung gehabt. Hier dachte ich, dass nach dem Tod etwas kommt. Dann hat sich wieder meine Vorstellung verändert. Ich war atheistisch. Hier hatte ich die Einstellung, dass nach dem Tod nichts kommt. Das war noch mal eine andere Einstellung, aber eine Vorstellung, die nicht wirklich für mich gut war. Nach dem Tod kommt nichts. Das hat mir Angst gemacht. Das ist komisch. Mich hat das belastet, dass nach dem Tod nichts mehr kommt. Die neue Einstellung, vielleicht auch durch meine Erfahrung in der Pflege, dass der Tod zum Leben dazugehört.

(Fortsetzung)

Tabelle 8.5 (Fortsetzung)

Personenzuordnung	Fragestellung	Aussagen der Auszubildenden
		Ein normaler Prozess. Ich habe eine Geschichte gehört. Eine Frau hatte einen kleinen Sohn. Die Geschichte war von früher. Und sie kam in ein Dorf, wo es nur schlaue Menschen gab. Dort lebte der älteste und klügste Mann. Er hatte einige Heilkräfte anscheinend. Sie wusste das. Sie wollte, dass er ihren Sohn wiederbelebt. Das kann ich machen, sagte der Mann. Der Mann sagte aber zu der Frau, dass sie ihm ein Senfkorn bringen muss, das von einem Haus kommt, bei dem noch nie jemand gestorben ist. Das ist für die Magie wichtig. Sonst wirkt sie nicht. Es muss ein Haus sein, wo alle überlebt haben. Kein Mensch, keine Familie ist gestorben. Sie machte sich auf die Suche und hat kein Senfkorn bekommen, wo niemand gestorben ist. Sie kam zurück zu diesem Mann. Sie hat festgestellt, dass der Tod zum Leben dazugehört. Verstehen Sie, was ich meine.
Person G	Welche Rituale bzw. Umgangsweisen kennen Sie in Bezug auf Sterbende?	*Ja, aber ich kann noch nicht alles erkennen. Ich muss noch dazulernen. Ich habe mich auch immer sehr informiert. Ich erinnere mich an eine Person. Die hatte die Augen zu. Ich habe gemerkt, dass ich mit Ölen sehr gut umgehen kann. ich habe die Tochter gefragt, was sie möchte und was ihr gefällt. Ich habe angefangen, Berührung zu geben. Die Atmung hat sich dann auch verändert. Meine Gedanken sind immer unterschiedlich*
Person G	Haben Sie schon einmal in einem Kinderhospiz oder auf einer Kinderstation gearbeitet?	*Das habe ich noch nicht. Würde ich gerne. Ich kenne mich eher bei Älteren aus. Auch wegen meiner Oma. Vielleicht auch mal auf einer Krebsstation. Für mich ist es wichtig, dass der Mensch noch in der letzten Phase Freude hat. Meine Oma sagte mir auch, dass ich ruhig bleiben muss. Mit zu viel Energie kann man nicht mit Sterbenden umgehen.* *Hier muss man ruhig sein und bleiben. Wenn ich so darüber spreche, bekomme ich Gänsehaut. Es gibt auch Bewohner, die sind auch oft negativ [äußern]. Das fällt mir dann auch schwer. Weil die Negativität auch hinderlich sein kann.*

(Fortsetzung)

Tabelle 8.5 (Fortsetzung)

Personenzuordnung	Fragestellung	Aussagen der Auszubildenden
Person G	Es gibt unterschiedliche religiöse Vorstellungen. Spielt das bei Ihnen eine Rolle (im Umgang mit Sterbenden)?	*Ich habe momentan keine Religion. Ich bin auf der Suche. Ich suche in jeder Religion das Schöne. Ich kann sagen, dass ich in jeder Religion etwas Gutes empfinde. Ich kann dadurch den Tod akzeptieren. Ich kenne aber auch Personen, die bilanzieren ihr Leben. Sterbe ich, weil ich Dinge nicht erreicht habe. Meine Oma beispielsweise wollte noch mit ihrem Priester reden. Meine Mutter hatte Angst. Für mich ist ganz wichtig, welche Rolle Bewohner: innen haben. Religiöse Rituale können helfen. Sie können beruhigen. Ich denke, Religion spielt eine wichtige Rolle.*
Person F	Was geht Ihnen in diesem Moment (bei der Begleitung von Sterbenden) durch den Kopf?	*Ich sehe das eigentlich ganz objektiv. Den ersten Tod den ich mitbekommen habe, war im Pflegeheim. Das war eine Bewohnerin. Die hatte Schnappatmung. Die Bewohnerin wusste es selbst. Ich versuche das Positive zu sehen. Das Essen wollte sie auch nicht. Es gibt aber auch andere, da denke ich kaum darüber nach. Ich hoffe dann für sie, dass es ihr nach dem Tod besser geht.*
Person F	Gibt es auch spirituelle oder religiöse Rituale (bei der Begleitung von Sterbenden)?	*Es kommt auf die Einrichtung an und auf die Angehörige. Was mir bis heute in Erinnerung geblieben ist, im Krankenhaus. Einer Frau ging es nicht gut. Sie lag im Sterben. Hier hat sich der Mann und die Tochter abgewechselt. Der Mann hat mit ihr gesungen. Er konnte sich nicht leicht von ihr verabschieden. Er stand an der Tür und ist immer wieder ins Zimmer zurück. Das ging drei bis viermal so. Dann ging er endgültig. Die Tochter war sehr religiös Sie hat nach dem Tod ihrer Mutter gleich das Fenster geöffnet, damit der Geist raus kann. Ich habe noch ein Gebet aufgesagt und ihre Lieblingsmusik abgespielt.*
Person F	Gibt es für Sie bestimmte Rituale, die Sie als professionell betrachten?	*Wir schauen, dass der Bewohner friedvoll da liegt. Wir schließen ihm die Augen. Ich kenne es noch, dass man um das Kinn einen Verband macht. Dass das Zimmer abgeschlossen wird, dass er seine Ruhe hat. Auch wenn er in der finalen Phase ist, schauen wir, dass er Ruhe hat.*

(Fortsetzung)

8.5 Bewertung der Befunde des ersten und dritten Ausbildungsjahres

Tabelle 8.5 (Fortsetzung)

Personen zuordnung	Fragestellung	Aussagen der Auszubildenden
Person F	Haben Sie das Gefühl, dass durch die Häufigkeit bzw. Erfahrung mit dem Tod, Ihre eigene Haltung und Einstellung zum Tod sich verändert?	*Ich habe einen Arbeitskollegen, der hat sich immer die Frage gestellt, was dann kommt nach dem Tod. Ich persönlich lasse es auf mich zukommen. Ich mache mir nicht allzu viel Gedanken. Ich denke schon, dass es den Himmel und die Hölle gibt. Dann denke ich schon und frage mich auch, was im Himmel oder in der Hölle passiert. Es gibt natürlich auch Personen, die von sich aus behaupten, dass sie schon mal tot waren oder von solchen Erfahrungen mit dem Tod berichten. Ich weiß nicht, ob das wissenschaftlich belegt ist. Es kann hier schon etwas dran sein. Ich möchte so lange wie möglich leben. Aber ich möchte nicht, dass andere leiden müssen. Das ist meine Haltung zum Thema Tod.*
Person F	Kennen Sie sich mit Vorstellungen über den Tod bei Religionen aus?	*Also mein bester Freund ist muslimisch. Gott ist für ihn alles. Er sagt zum Beispiel, wenn Gott einen nicht heilt, dann ist der Tod gewollt. Sie vertrauen auf Gott. Gott wird die Krankheit heilen. So sagt das mein Freund. In manchen Dingen ja. In seiner Religion gibt es das Fasten. Das mache ich zum Beispiel nicht. Also Glauben ist für mich nur mit dem Tod. Sonst nicht viel. Bei christlichen so wie ich das mitbekommen habe. Mit Beten und mit Ruhezeiten. Für viele Angehörige ist es auch schwierig. Sie wollen nicht, dass er schon stirbt.*
Person F	Spielen religiöse Vorstellungen im Pflegealltag eine Rolle?	*Einige schon. Ich bekomme das auch immer mit. Ich merke schon im Gespräch, ob sie religiös sind. Wir haben auch Gottesdienste, die die Bewohner besuchen. Bei uns in der Einrichtung ist es verschieden. Manche haben auch eine Bibel. Die sind dann sehr religiös.*

Die Aussagen der Auszubildenden im dritten Ausbildungsjahr sind im Vergleich zu den Aussagen der Auszubildenden im ersten Ausbildungsjahr deutlich umfänglicher. Zudem lässt sich in den Aussagen erkennen, dass die Befragten allesamt Merkmale der Perspektivenübernahme in ihren Aussagen aufweisen. Die Merkmale der Perspektivenübernahme werden auch bei Themen sichtbar, in denen nicht explizit nach der Haltung bzw. der Sichtweise des Gegenübers gefragt wurde, sondern nach den eigenen Empfindungen und Vorstellungen. Die Befragten im dritten Ausbildungsjahr weisen in ihren Aussagen eine Form der Berufsidentifikation auf, die durch eine kritische und reflektierte Äußerung zu den gestellten Fragen zum Vorschein kommt. Der Tod wird nicht explizit als Problemfeld kommuniziert und der besondere Umgang mit sterbenden Personen wird nicht als pflegerische Herausforderung im Sinne einer emotionalen Belastung angegeben. Die Auszubildenden betrachten den Umgang mit dem Tod im Allgemeinen und die Versorgung und Betreuung mit Sterbenden im Besonderen als eines ihrer beruflichen Aufgabenfelder. Diese Sichtweise und Haltung ergeben sich durch die über die Ausbildungsjahre hinweg erkennbaren berufstheoretischen Inhalte und berufspraktischen Erfahrungen. Die berufspraktischen Erfahrungen lassen sich als ein entscheidendes Merkmal für die Ausprägung sozialer Fähigkeiten im Allgemeinen und der Fähigkeit der Perspektivenübernahme im Besonderen betrachten. Bei den Aussagen von Person E lässt sich eine durchaus professionelle Haltung gegenüber dem Tod feststellen, was sich daran messen lässt, dass Person E auf die Notwendigkeit einer kritischen Betrachtungsweise bei Pflegefachkräften verweist, um den Tod von Menschen nicht nur zu akzeptieren. Diese Ansicht lässt sich bei Person E daran erkennen, dass der Tod und auch der Sterbeprozess als natürliche menschliche Lebensphasen verstanden werden. Diese Ansicht lässt sich als eine Form der erlernten Professionalität verstehen, die Person E dazu befähigt, mit Grenzsituationen im Berufsalltag umzugehen. Auch zeigt Person E in der Darstellung und Beschreibung der eigenen Gefühlslage auf, dass auftretende Emotionen durch Angehörige oder trauernde Personen bestimmte bzw. erlernte Routinehandlungen beeinflussen oder gar erschweren. Die detaillierte Beschreibung an persönlichen Erlebnissen im Rahmen der dreijährigen Ausbildung macht deutlich, dass Person E erkennbare Entwicklungsschritte in der Fähigkeit der Perspektivenübernahme aufweist, die sich in der beruflichen Rollenidentifikation manifestiert und dazu beigetragen hat, die Bedürfnisse und Vorstellungen des Gegenübers wahrzunehmen und zu deuten. Diese Feststellung lässt sich nach dem Phasenmodell von Bennett mit einer fortgeschrittenen Entwicklungsstufe begründen. Vor dem Hintergrund, dass Person E im Vergleich zu den anderen Befragten des gleichen Ausbildungsjahres Merkmale der Perspektivenübernahme über viele thematischen Dimensionen hinweg aufzeigt, wird deutlich, dass sie in vielen pflegerischen Situationen und Handlungen stets die zu pflegende Person berücksichtigt und eigene Bedürfnisse zurückstellt. Die Merkmale zur Perspektivenübernahme sprechen für die von Bennett beschriebene höchste Stufe, die sogenannte Integrationsstufe. Bennett schildert diese Phase als eine, bei der das Individuum in der Lage ist, eine kontextuelle Bewertung vorzunehmen, und in Einklang mit der eigenen Identität bringt (1986, S. 186). An dieser Stelle wird die Identität nicht im Sinne der kulturellen, sondern vielmehr als die berufliche Identität bzw. das pflegerische Berufsethos verstanden. Bei Person G lassen sich ebenfalls Merkmale der Perspektivenübernahme erkennen, wobei diese nur zum Vorschein kommen, wenn explizit danach gefragt wird. Diese Merkmale zeigen sich bei Fragen nach bestimmten Ritualen im Umgang mit sterbenden Personen oder bei Fragen, die sich auf den Stellenwert religiöser Vorstellungen im Umgang mit sterbenden Personen beziehen. Person G lässt in ihren Aussagen eine gewisse Unsicherheit im Umgang mit sterbenden Personen erkennen, was sich dadurch zeigt, dass sie angibt, keine Kenntnisse im Umgang mit palliativ versorgten Personengruppen zu haben. Diese berufspraktischen Einsätze mit besonderen palliativen Konzepten erweitern nicht nur den berufsbezogenen Erfahrungshorizont der Auszubildenden, sondern fördern auch das berufliche Pflegeethos. Diese Erkenntnisse in der palliativen Pflege fördern zugleich auch die soziale Fähigkeit im Rahmen der Interaktion zwischen Pflegefachkraft und Pflegeperson, die sich wiederum in den Merkmalen der Perspektivenübernahme widerspiegelt. Person G weist solche Erfahrungen und Kenntnisse im palliativen Bereich nur in geringem Maße durch die Versorgung und Betreuung älterer Menschen und durch Erfahrungen im häuslichen Umfeld auf, wobei für die Förderung und Entwicklung der beruflichen Professionalität Einsätze in ausgewiesenen palliativen Einrichtungen anzuraten sind. Person G stellt im Umgang mit sterbenden Personen die Bedürfnisse und Vorstellungen des Gegenübers in den Vordergrund pflegerischer Interventionen. Auch zeigt sie auf, dass bestimmte religiöse Rituale auch im Sterbeprozess eine hervorgehobene Bedeutung einnehmen und diese in den Pflegeprozess einbezogen werden müssen. Bemerkenswert ist, dass Person G bestimmten religiösen Ritualen einen besonderen und wichtigen Stellenwert zuschreibt, obwohl sie selbst weder eine religiöse Zugehörigkeit besitzt noch eine religiöse Position bezieht. Hier zeigt sich, dass Person G auf der Suche nach einer sinnstiftenden Haltung und Sichtweise ist, die sie sich im Austausch mit religiös geprägten Personen erhofft. Person G nimmt in ihrem beruflichen Alltag durchaus kulturelle Unterschiede wahr und respektiert diese. Inwieweit eine Anpassung an die eigenen religiösen und kulturellen Verhaltensweisen und Denkprozesse stattfindet, kann an dieser Stelle nicht zweifelsohne beantwortet werden. Möglicherweise wären hier noch weitere Fragen notwendig gewesen, um die religiösen Positionen bzw. kulturellen Tendenzen im Umgang mit dem Tod zu erfragen. Person G lässt sich demzufolge in die erste Phase des ethnorelativen Stadiums einordnen. Dies entspricht der akzeptierenden Haltung im Hinblick auf die Perspektivenübernahme (Bennett, 1986, S. 185). Überschneidungen in der Denk- und Ausdrucksweise lassen sich bei Person F feststellen. Während Person G Unsicherheiten im Umgang mit sterbenden Personen aufweist und angibt, dass bestimmte Einsätze in palliativen Einrichtungen für das eigene Handeln und für die Förderung der sozialen Fähigkeit notwendig sind, lässt Person F erkennen, dass bereits Erfahrungen und Berührungen mit anderen kulturellen Vorstellungen und Äußerungen im Pflegealltag erlebt worden sind. Diese Erfahrungen resultieren aus den institutionellen Gegebenheiten. Hier verweist Person F auf bestimmte formale Ablaufschritte seitens der Pflegeeinrichtung, die bei bestimmten religiösen Personengruppen im Sterbeprozess zu Tage treten und im eigenen Handeln und Umgang mit dieser Thematik zu Sicherheit und Routine führen.

Weiter macht Person F deutlich, dass im pflegerischen Handeln neben den vorgegebenen Ablaufschemata ebenso individuelle Gestaltungsmöglichkeiten berücksichtigt werden, die von Person F nicht nur wahrgenommen, sondern auch umgesetzt werden. Auch diese Aussage lässt sich als Beleg für die Fähigkeit der Perspektivenübernahme verstehen, denn obwohl Person F weder einer religiösen Gemeinschaft angehört noch kirchliche Angebote in Anspruch nimmt, werden religiöse und kulturelle Gewohnheiten im Umgang mit Sterbenden oder gar im Umgang mit Angehörigen in den Pflegeprozess integriert. Diese Form lässt sich als Merkmal der Perspektivenübernahme verstehen, die sich darin zeigt, dass der Auszubildende die Verhaltensweisen und besonderen Bedürfnisse und Vorstellungen kultureller und religiöser Art akzeptiert und umsetzt. Die Wahrnehmungsmomente und Positionen der Person F spiegeln sich insbesondere in der fünften Phase, der sogenannten Adaptionsphase von Bennett, wider (1986, S. 185).

8.6 Diskussion der Befunde aus disziplinären Perspektiven

Im folgenden Kapitel werden die zentralen Befunde der Auszubildenden unter dem Blickwinkel der im theoretischen Abschnitt des ersten Teils der Arbeit beschriebenen disziplinären Perspektiven betrachtet.

8.6.1 Medizinisch und pflegewissenschaftliche Perspektiven

Die Befunde der qualitativen Erhebung geben Einblicke in die kommunizierte Haltung und Sichtweise von Auszubildenden zum Tod. Das folgende Kapitel nimmt eine diskursive Betrachtung der zentralen Befunde der Auszubildenden unter dem Blickwinkel der medizinisch-gerontologischen Perspektive vor. Berücksichtigt werden vor allem die Umgangs- und Ausdrucksformen der Auszubildenden gegenüber der Versorgung und Betreuung von älteren Menschen im Sterbe- und Betreuungsprozess. Die Betrachtung der Aussagen unter dem

8.6 Diskussion der Befunde aus disziplinären Perspektiven

genannten Aspekt lässt erkennen, dass Auszubildende die Gespräche über den Tod mit älteren Menschen als angenehm empfinden und gleichzeitig auch als notwendig und erträgreich für ihre eigene Haltung und Sichtweise im Rahmen ihres pflegerischen Entwicklungsprozesses erachten. Die Auszubildende bringen zur Sprache, dass ältere Menschen eine andere Darstellungs- und Ausdrucksfähigkeit gegenüber der eigenen Endlichkeit und Sterblichkeit äußern als jüngere Personen, die tendenziell auf die eigene Sterblichkeit emotional und abweisend im Sinne von schweigsam bzw. sprachlos reagieren. Diese besondere Darstellungs- und Ausdrucksfähigkeit älterer Menschen lässt sich in Form einer Akzeptanz beschreiben, die sich in einer Zufriedenheit konkretisiert und sich in den Grundannahmen der Theorie der Gerotranszendenz von Tornstam (1996) und in den entwicklungspsychologischen Annahmen von Erikson wiederfindet. Beide begründen ihre Ansicht mit der Annahme, dass Menschen sich über die gesamte Lebensspanne in ihrer Identität entwickeln, die im fortgeschrittenen Alter ihren Höhepunkt erreicht und in Form einer zufriedenen Haltung bzw. Sichtweise zum Vorschein kommt. Kruse und Wahl beschreiben diese Zufriedenheit als eine Ausdrucksform bestimmter Entwicklungspotenziale im Alter, die sich mitunter auch als Resultat einer gedanklichen Veränderung in verschiedenen Ebenen manifestiert. (2010, S.239). Diese Zufriedenheit lässt sich auch mit der von Kruse und Schmitt durchgeführten Studie (1995) zum Verständnis der Todesthematik und zu den daraus abzuleitenden Umgangsformen verdeutlichen. Kruse und Schmitt erklären die Zufriedenheit mit dem Aspekt der Selbstständigkeit im Umgang mit dem Tod, der sich exemplarisch auch mit dem Ausdruck der Selbstverantwortung im Sterbeprozess umschreiben lässt. Das bedeutet, dass der Grad der Selbstständigkeit im Sterbe- und Betreuungsprozess Einfluss auf das subjektive Empfinden älterer Menschen hat und zugleich auch ihre seelische Gesundheit bestimmt. Auszubildende verstehen den Grad der Selbstständigkeit als eine Form des Selbstbestimmungsrechts älterer Menschen, das sich in der Berufspraxis bzw. im pflegerischen Handeln in Form der freien Willensäußerung und in der Mitgestaltung des Sterbeprozesses konkretisiert. Diese Darstellung lässt sich mit ausgewählten Aussagen der Auszubildenden belegen, die angeben, jegliche Wünsche von älteren Sterbenden zu erfüllen und besondere religiöse und kulturelle Bedürfnisse in ihrem pflegerischen Handeln zu berücksichtigen. Die Ausdrucks- und Darstellungsfähigkeit älterer Menschen zeigt sich auch in Form von bestimmten religiösen und kulturellen Äußerungen, die im Sterbeprozess zum Ausdruck gebracht werden und mitunter auch die akzeptierende Haltung gegenüber dem eigenen Tod verdeutlichen. Weiter belegen die Aussagen der Auszubildenden, dass der Tod von ihnen nicht ausschließlich als ein Phänomen medizinischer Entscheidungen verstanden wird. Die Aussagen zeigen vielmehr auf, dass die Auszubildenden der pflegerischen Betreuung und Versorgung einen höheren Stellenwert im Sterbe- und Betreuungsprozess beimessen. Der Tod wird von den Auszubildenden als ein zum hohen bis höchsten Lebensalter gehörender gerontologischer Prozess verstanden, der medizinische Kenntnisse verlangt, um den begleitenden Sterbeprozess in seiner physiologischen Betrachtung zu begreifen. Auszubildende sehen die medizinischen Kenntnisse nicht als philosophische Begründung der menschlichen Endlichkeit, sondern vielmehr als eine notwendige Begleitung palliativer Interventionen. Weiter erweckt der Vergleich der Aussagen der Auszubildenden den Anschein, dass die Auszubildenden durch die Gespräche mit älteren Menschen im Rahmen ihrer Identität gestärkt werden. Auch diese Annahme unterstreicht die bereits beschriebene Bedeutung der Generativität und der damit verbundenen Bedürfnisse älterer Menschen, ihre Erfahrungen und Sichtweisen ihrer Nachkommenschaft oder ihrem unmittelbaren Umfeld mitzuteilen und weiterzugeben. Dieser Aspekt lässt sich auch mit der von Kruse „symbolischen Immortalität" (2012, S. 2062) begründen, die einerseits als ein Beitrag zur seelischen Zufriedenheit, andererseits als Entwicklungspotenzial im Rahmen eines gelingenden Sterbe- und Betreuungsprozesses verstanden wird.

Eine Differenzierung im Hinblick auf Alter und Krankheit lässt sich bei den Gesprächen mit den Auszubildenden nicht feststellen. Das bedeutet, dass Auszubildende ihr pflegerisches Handeln nicht an dem Krankheitsbild sterbender Personen ausrichten, sondern der Aspekt der Selbstbestimmung über alle Lebensalter hinweg verstanden wird. Unterschiede ergeben sich allerdings hinsichtlich des eigenen Umgangs mit der entsprechenden Situation, die dann zum Vorschein tritt, wenn der Tod nicht einem natürlichen oder gerontologischem Prozess unterliegt, sondern Personengruppen betrifft, die sich in einer deutlich jüngeren Lebensphase befinden oder gar dem Lebensalter der zu pflegenden Person entspricht. An dieser Stelle lässt sich die von Kruse geforderte psychologische Kompetenz bei den Pflegefachkräften erwähnen, die Kruse auch als eine zu erwerbende Kompetenz im Konzept der beschriebenen Selbstverantwortung im Rahmen der Sterbebegleitung sieht. Die psychologische Kompetenz stellt im Rahmen der generalistischen Pflegeausbildung eine psychische Resilienz bei Auszubildenden dar, die im Kontext der Todesthematik so zu verstehen ist, dass Auszubildende nach herausfordernden Situationen wie beispielsweise der Pflege und Betreuung sterbender Personen bestimmte Ressourcen aufweisen, die sie für ihr eigenes Empfinden und zur Bewältigung existenzieller Grenzerfahrungen und Grenzsituationen im Berufsalltag anwenden können. Die Ausprägung einer solchen psychologischen Kompetenz verlangt nach Kruse nicht nur Kenntnisse fachlicher Art, sondern ergründet sich auch in der Persönlichkeit, im

Bewältigungsverhalten sowie in verschiedenen Wissenssystemen. Auch finanzielle Ressourcen, der Bildungsstand sowie infrastrukturelle Aspekte sind für die Ausprägung einer erforderlichen psychologischen Kompetenz zu berücksichtigen (Kruse & Wahl, 2010, S. 187).

8.6.2 Soziologische und theologische Perspektiven

Diskutiert werden nachfolgend unter der soziologischen und theologischen Betrachtungsweise zwei Aspekte: Der erste Aspekt bezieht sich auf die soziokulturellen Einflussfaktoren, die das Todesbewusstsein prägen. In diesem Zusammenhang sollen die bereits dargestellten Aspekte mit den Aussagen der Auszubildenden in Bezug gesetzt werden und aufzeigen, inwieweit die soziokulturellen Einflussfaktoren mit den Aussagen der Auszubildenden übereinstimmen. Der zweite Aspekt bezieht sich auf die religionsbezogenen Ergebnisse zur Interessenlage und Orientierung Jugendlicher. Hier werden die zentralen Befunde der vorliegenden empirischen Erhebung mit Befunden aus jugendtheologischen Untersuchungen in Beziehung gesetzt.

Bei den Einflussfaktoren auf das Todesverständnis bzw. Todesbewusstsein lassen sich bei Auszubildenden im ersten und dritten Ausbildungsjahr Unterschiede erkennen. Während Auszubildende im ersten Ausbildungsjahr den sozialen Aspekten als Einflussfaktoren eine hervorgehobene Bedeutung zuschreiben, weisen Auszubildende im dritten Ausbildungsjahr hingegen nicht auf Einflussfaktoren verbaler oder auditiver Art hin, sondern geben vor allem fachbezogene Aspekte als Einflussfaktoren an. Das bedeutet, dass Auszubildende im dritten Ausbildungsjahr nicht dem Austausch mit älteren Menschen eine zentrale Rolle im Rahmen ihres eigenen Todesverständnisses beimessen, sondern vielmehr Kenntnissen über spezifische Krankheitsbilder eine besondere Bedeutung zuschreiben. Die Gespräche mit älteren Menschen, Freunden und der eigenen Familie sowie mit Kollegen stellen für die Ausprägung und Entwicklung des Todesbewusstseins bei Auszubildenden im ersten Ausbildungsjahr entscheidende Einflussgrößen dar. Diese Beobachtung zeigt auf, dass die Kommunikation über den Tod bei Auszubildenden im ersten Ausbildungsjahr eine entscheidende Bedeutung einnimmt. Weiter belegen die Aussagen der Auszubildenden, dass bestimmte tradierte Vorstellungen, Einstellungen, Weisheiten oder gar Verhaltensweisen anderer Personen die eigene Denkweise der Auszubildenden beeinflussen oder gar mitbestimmen bzw. übernommen werden. Diese Beobachtung findet sich auch in der von Waas beschriebenen Annahme wieder, der überzeugt ist, dass

Kinder und Jugendliche aus ihrer unmittelbaren Umgebung bestimmte Vorstellungen, Werte und Normen aufnehmen, um sich daraus ihre eigenen Sichtweisen und Haltungen zu dem entsprechenden Thema zu bilden (siehe u. a. Abschn. 4.3.1.2; ebd., 2003. S. 92). Diese Prämisse der Übernahme von tradierten Vorstellungen bzw. von Werten und Weisheiten setzt auch geringe eigene Vorstellungen oder Erfahrungen voraus, die sich auch in den Aussagen und subjektiven Einschätzungen der Auszubildenden im ersten Ausbildungsjahr zur Todesthematik zeigen. Oftmals treten Auszubildende in ihren ersten Ausbildungsmonaten erstmals mit existenziellen Situationen im Allgemeinen und mit der Begleitung von sterbenskranken Personen im Besonderen in Kontakt. Eine in der gegenwärtigen Zeit nicht zu unterschätzende Einwirkung auf das eigene Empfinden bzw. auf die Ausprägung eigener Sichtweisen stellen die verschiedenen medialen Einflussfaktoren dar. Hier werden die medialen Einflussfaktoren indes nicht ausführlicher betrachtet, da Auszubildende in ihrer Betrachtungsweise den verschiedenen medialen Formen keine hervorgehobene Bedeutung im Interview beigemessen haben. Es ist nicht auszuschließen, dass Auszubildende in wenigen Jahren auch medialen Formen eine besondere Bedeutung im Rahmen ihres Todesverständnisses bzw. Todesbewusstseins einräumen, wenn diese digitale Mediennutzung intensiver im berufstheoretischen Unterricht eingesetzt wird.

Die von Feldmann beschriebenen Annahmen, dass Sichtweisen auf den Tod bei Beschäftigten im medizinisch-pflegerischen Bereich einem Phasen- bzw. Stufenmodell gleichen, das verschiedene Phasen über Ablehnung und Tabuisierung bis hin zur Akzeptanz beinhaltet, lässt sich bei den interviewten Auszubildenden nicht bestätigen. Es lässt sich zweifelsohne feststellen, dass durch die Zunahme berufspraktischer Erfahrungen und Erlebnisse sowie fachbezogener Kenntnisse über den Tod bestimmte Veränderungen der Sichtweisen und Umgangsweisen mit dem Tod bei Auszubildenden der generalistischen Pflegeausbildung auftreten. Nicht nachzuweisen sind allerdings ablehnende oder tabuisierte Einstellungen und Haltungen gegenüber dieser Thematik. Auszubildende zeigen unabhängig von ihrem Entwicklungs- und Ausbildungsstand ein großes Interesse gegenüber der Todesthematik und betrachten auch die Todesthematik als eines der zentralsten Themen im Rahmen der pflegerischen Ausbildung. Die von Feldmann beschriebene letzte Phase, die sich dadurch auszeichnet, dass Beschäftigte sich mit ihrer eigenen Gefühlslage im Hinblick auf ihre eigene Endlichkeit auseinandersetzen und auch ihre persönlichen Sichtweisen und Einstellungen auf die Gefühlslage der zu pflegenden Personen projizieren, lässt sich nur in geringem Maße in den von Auszubildenden im dritten Ausbildungsjahr kommunizierten Sichtweisen und Umgangsweisen feststellen. Die Gefühlslage der zu pflegenden

8.6 Diskussion der Befunde aus disziplinären Perspektiven

Personen spiegelt sich auch in den von den Auszubildenden kommunizierten subjektiven Empfindungen und Sichtweisen wider. Diese Phase stimmt zudem mit der Annahme der Fähigkeit der Perspektivenübernahme bei Auszubildenden im dritten Ausbildungsjahr überein.

In Bezug auf den zweiten Aspekt, der sich auf die Interessenlage und Orientierungen religionsbezogener Inhalte konzentriert, lassen sich Übereinstimmungen mit den religionsbezogenen Jugendstudien feststellen. Zunächst lässt sich hinsichtlich der Konfessionszugehörigkeit der Auszubildenden festhalten, dass die Hälfte der Auszubildenden keine Konfessionszugehörigkeit besitzt. Die andere Hälfte gibt an, einer christlichen Religionsgemeinschaft anzugehören. Im Vergleich zu den beiden untersuchten Ausbildungsjahrgängen lassen sich folgende Angaben treffen: Im ersten Ausbildungsjahr gehören 75 % der Auszubildenden einer Konfession und 25 % keiner Konfession an. Im dritten Ausbildungsjahr gehören 25% der Auszubildenden einer Konfession und 75 % der Auszubildenden keiner Konfession an. Die Gründe für diese Verschiebung lassen sich nicht eindeutig verifizieren, wobei angenommen werden kann, dass gerade diese Konfessionslosigkeit bei Auszubildenden im dritten Ausbildungsjahr bereits vor Ausbildungsbeginn vorlag und die Kirchenaustritte nicht im Rahmen der Berufsqualifikation erfolgten. Diese prozentuale Verteilung lässt sich auch nicht als Anhaltspunkt für die Interessenlage und religiöse Orientierung der Auszubildenden heranziehen, die Aussagen über eine distanzierte Haltung zu religiösen Institutionen oder zu religiösen Inhalten treffen. Die Übernahme von bestimmten religiösen und kulturellen Bedürfnissen älterer Menschen im Rahmen der Sterbebegleitung belegt, dass Auszubildende unabhängig von ihrer Konfessionszugehörigkeit durchaus bestimmten religiösen und kulturellen Vorstellungen eine bedeutende Rolle zuschreiben. Es kann nicht zweifelsohne angenommen werden, ob Auszubildende ohne bzw. mit Konfessionszugehörigkeit ein besonderes Interesse zu religiösen Inhalten in Bezug zur Todesthematik aufweisen. Des Weiteren zeigt sich, dass Auszubildende ohne Konfessionszugehörigkeit dennoch religiöse Inhalte kennen, die sie vermutlich über Gespräche mit älteren Menschen oder aus dem Unterricht aufgenommen und in ihre eigene subjektive Haltung und Vorstellung integriert haben. Die in den religionsbezogenen Jugendstudien zitierten Befunde, die die Offenheit und das Interesse zu bestimmten religiösen Fragestellungen bei Jugendlichen zum Ausdruck bringen (siehe u. a. Abschn. 3.1.1; Schweitzer et al., 2018, S. 22) finden sich auch in den Aussagen der Auszubildenden wieder. Auszubildende im ersten und auch im dritten Ausbildungsjahr stehen unabhängig von ihrer religiösen Orientierung und ihrer Konfessionszugehörigkeit kulturellen und religiösen Themen offen gegenüber. Sie zeigen ein ausgeprägtes Interessean bestimmten Aspekten der Todesthematik, um nicht nur ihren beruflichen Horizont zu erweitern, sondern letztendlich auch ihre eigene Endlichkeit vor dem Hintergrund religiöser und kultureller Aspekte kritisch zu hinterfragen und eigene Erklärungs- und Bewältigungsansätze zu finden.

8.6.3 Psychologische und pädagogische Perspektiven

Dieses Kapitel stellt unter dem Blickwinkel der psychologischen und pädagogischen Perspektive zwei Schwerpunkte in den Fokus. Der erste Schwerpunkt bezieht sich auf die Emotionen, die Auszubildende im Rahmen der Todesthematik zum Ausdruck bringen. Der andere Schwerpunkt berücksichtigt pädagogische Aspekte, die sich auf die abschließende und offene Fragestellung des leitfadengestützten Interviews beziehen und die Erwartungshaltung der Auszubildenden im Kontext ihrer berufstheoretischen Pflegeausbildung ausdrücken.

Im Hinblick auf die kommunizierte Emotionalität zeigen Auszubildende im ersten und dritten Ausbildungsjahr unterschiedliche Ausprägungsformen beim Auftreten des Todes auf. Zu den von den Auszubildenden antizipierten Ausprägungen zählen u. a. Angst, Traurigkeit und Freude, die jeweils in unterschiedlicher Ausprägung bzw. Intensität zum Vorschein kommen. Zunächst lässt sich feststellen, dass Auszubildende die Intensität von Emotionen nach dem jeweiligen Kontext bewerten. Die Angst vor dem Tod tritt bei Auszubildenden dann zum Vorschein, wenn der Tod den privaten Bereich berührt. Die Gefühle von Traurigkeit und Freude spielen im privaten Bereich nur eine marginale Rolle. Beide Gefühlsausprägungen werden aber von den Auszubildenden im beruflichen Bereich als Formen der Emotionalität geäußert. Die Aussagen der Auszubildenden machen deutlich, dass die Ausprägungsformen von Gefühlen mit verschiedenen Ursachen verbunden sind. Wittkowski verweist in seiner Beschreibung auf die von Collett und Lester durchgeführten Untersuchungen, die festgestellt haben, dass die Kontextualisierung durchaus auch den Grad der Emotionalität beeinflusst (siehe u. a. Abschnitt 4.1; Wittkowski, 2003, S. 6). Des Weiteren verweist Wittkowski in seinen thanatopsychologischen Beiträgen auf die typischen Emotionen, die bei existenziellen Situationen wie beim Tod oder beim Sterben signifikant sind und im übertragenen Sinne auch bei den Auszubildenden als natürliche Reaktion einzustufen sind. Zudem lässt sich feststellen, dass Auszubildende in ihrem beruflichen Pflegealltag der Angst im Zusammenhang mit dem Todeseintritt keine hervorgehobene Rolle beimessen. Im beruflichen Bereich treten bei Auszubildenden Gefühle wie Traurigkeit und Freude in den Vordergrund. Auch diese beiden Gefühlsausprägungen sind für die Situation angemessen.

In Bezug auf die beschriebenen psychologischen Theorien zur Todesthematik sind die Gefühlsausprägungen der Auszubildenden im beruflichen Alltag im Zusam menhang mit der Todesthematik als eine der Situation angepasste und professionelle Haltung zu bewerten. Die nicht festzustellenden destruktiven Gefühlsausprägungen weisen auf eine Haltung der Auszubildenden hin, die eher auf eine akzeptierende Haltung gegenüber dem Tod spricht.

In Bezug auf den pädagogischen Aspekt lassen sich anhand der Aussagen der Auszubildenden verschiedene Impulse für die Unterrichtspraxis ableiten, die für die berufstheoretische Pflegeausbildung von besonderer Relevanz ist. Die Auseinandersetzung mit der Todesthematik muss im Rahmen der generalistischen Pflegeaus bildung in allen drei Ausbildungsjahren im Unterricht thematisiert werden, um die Auszubildenden in ihrer persönlichen Auseinandersetzung mit der Todesthematik zu fördern. Gerade die subjektive Einschätzung der Auszubildenden zu den Häufigkeiten der Todesthematik in verschiedenen Pflegekontexten (siehe Abschn. 8.4.3 und insbesondere Abb. 8.4) und die Erwartungshaltung der Auszubildenden (siehe Kap. 8.4.3 und insbesondere Abb. 8.9 und Abb. 8.10) des ersten und dritten Ausbildungsjahres unterstreichen die Notwendigkeit einer regelmäßigen Thematisierung im berufstheoretischen Unterricht. Mit Blick auf die Förderung der Auszubildenden im Rahmen ihres professionellen Handelns lässt sich auf die Gegenüberstellung beider Angstphänomene verweisen, die in Abschnitt 4.2.1 aufgeführt sind. Wittkowski nimmt eine Unterscheidung zwischen Tod und Sterben vor, um die verschiedenen Angstphänomene zu beschreiben. Gerade mit Blick auf die Förderung der Perspektivenübernahme im Rahmen der generalistischen Pflegeausbildung bieten die Gegenüberstellung und Unterscheidung zwischen Tod und Sterben und die Darstellung verschiedener für die einzelnen Ausprägungen sichtbarer Erscheinungsformen bedeutsame Anknüpfungspunkte für den berufstheoretischen Unterricht.

8.7 Schlussbemerkung

Lässt man die umfangreichen Gesprächsinhalte der Auszubildenden im ersten und dritten Ausbildungsjahr auf sich wirken, so wird eine Beobachtung relativ schnell offensichtlich: Die Aussagen der Auszubildenden sind individuell und lassen sich nicht in eine kurze und prägnante Systematik überführen, die der inhaltlichen Qualität jedes einzelnen Gesprächspartners gerecht werden würde.

Die abschließende Betrachtung stellt mit Blick auf die Forschungsfragen und die sich daraus ergebenden Befunde drei Thesen auf, die sich als Schwerpunkte der vorliegenden empirischen Untersuchung identifizieren lassen, gleichzeitig aber auch als Forschungsdesiderate mit Blick auf eine kritische Betrachtungsweise verstanden werden können.

These 1 Offenheit bzw. Bereitschaft und Interesse für die Todesthematik
Die Gesprächsinterviews haben allesamt den Eindruck erweckt, dass bei allen Auszubildenden unabhängig von ihrem Entwicklungs- und Ausbildungsstand eine Offenheit und Bereitschaft bestand, sich intensiv mit dem Thema Tod gegenüber einer für sie fremden Person zu äußern. Weiter muss erwähnt werden, dass gerade Auszubildende im dritten Ausbildungsjahr unmittelbar vor ihren schriftlichen Abschlussprüfungen standen und trotz Prüfungsstress bereit waren, sich diesem Austausch zu stellen. Die Auszubildenden haben demzufolge die Möglichkeit genutzt, ihre eigenen Empfindungen und Vorstellungen zu existenziellen Themen zum Ausdruck zu bringen und sich gleichzeitig auch mit dem Thema Tod intensiv auseinanderzusetzen und eigene Vorstellungen und Sichtweisen zu hinterfragen. Zudem zeigen die Auszubildenden mit ihrer Bereitschaft und Zugewandtheit auf, dass sie in regelmäßigen Abständen mit Personen wie beispielsweise mit Familienangehörigen oder mit Kollegen und Kolleginnen bzw. mit Mitschülern und Mitschülerinnen in Kontakt stehen und in ähnlicher Intensivität über dieses Thema sprechen. Die Angaben zur Konfessionalität haben keine entscheidenden inhaltlichen Impulse und zu keinen thematischen Anknüpfungspunkten im Gesprächsinterview geführt. Diese Beobachtung lässt sich tendenziell als Beleg anführen, dass Auszubildende in ihrer Freizeit keine kirchlichen Angebote nutzen oder sich mit christlichen Inhalten zu existenziellen Fragestellungen auseinandersetzen, die für ihr berufliches Handeln entscheidend bzw. wegweisend sind. Die Bereitschaft und Offenheit sowie das ausgeprägte Interesse bei Auszubildenden, über den Tod zu sprechen und dabei auch private und berufliche Erlebnisse und Erfahrungen zu äußern, zeigt zugleich auch das Bedürfnis der Auszubildenden, sich intensiv über das Thema, fern von Stress und Zugzwang, zu äußern und auch Emotionen und persönliche Stärken und Schwächen offen anzusprechen. Für den berufstheoretischen Unterricht lässt sich diese Erkenntnis der Offenheit und der Interessenausprägung nutzen, um in regelmäßigen Unterrichtssettings das Thema fächerübergreifend zu thematisieren und auch verschiedene Situationsbezüge einzubeziehen. Die Offenheit und das Interesse lassen sich auch im Sinne einer konstant existierenden intrinsischen Motivation verstehen, die von Seiten der Lehrkräfte genutzt werden sollte, um sich dem Thema Tod und seinen

8.7 Schlussbemerkung

Bezugsthemen wie Sterben und Trauer über alle drei Ausbildungsjahre hinweg zu widmen.

These 2 Sozialisation und Lebensdeutungen bzw. Lebensbezüge
Auszubildende weisen für das Thema Tod ein ausgeprägtes Interesse auf. Ob das Alter, das Geschlecht oder die Berufsbezogenheit bei der Offenheit für das Thema und beim Interesse eine zentrale Rolle spielt, kann im Rahmen der durchgeführten qualitativen Erhebung nicht eindeutig belegt werden. Auch die Frage, ob das weibliche Geschlecht tendenziell dem kommunikativen Austausch als Bewältigungsstrategie oder als notwendige Strategie zur Förderung der eigenen Professionalität eher zugeneigt ist als männliche Auszubildende, kann an dieser Stelle ebenfalls nicht beantwortet werden. Fest steht, und das lässt sich auch über die Abfrage sozialer Daten belegen, dass der pflegerische Ausbildungsberuf ein überwiegend von weiblichen Auszubildenden gewählter Beruf ist. Besonders sichtbar wird, dass innerhalb eines Ausbildungsganges eine Heterogenität in den Bereichen des Alters und des Geschlechts sowie in den pflegerischen Erfahrungswerten existiert. Die Beschreibung religiöser oder kultureller Lebensbezüge ergibt sich nicht anhand der Angaben zur Konfessionszugehörigkeit. Die Antworten der Auszubildenden, die auch mit religiösen Inhalten oder kulturellen Aspekten hätten gegeben werden können, lassen eher die Annahme vermuten, dass die Konfessionszugehörigkeit sich als eine formale Angelegenheit der Auszubildenden darstellt oder auf Grundlage früherer Entscheidungen der Eltern getroffen wurde, die in der Lebenssituation der Auszubildenden keine hervorgehobene Bedeutung einnimmt. Selbst Auszubildende, die in christlichen Einrichtungen unter Vertrag stehen, weisen in ihren Antworten keine signifikanten religiösen Glaubensüberzeugungen auf, die sie für diese Thematik notwendig erachten bzw. im Gespräch zum Ausdruck gebracht haben. Die Befunde machen letztendlich deutlich, dass die Vorstellungen zur Todesthematik, die sich nicht unmittelbar in einer festgelegten Haltung oder Sichtweise beschreiben lassen, über die dreijährige Ausbildung entstanden sind und nicht durch bestimmte Sozialisationsphasen in der Kindheit. Die Auszubildenden zeigen Vorstellungen über den Tod auf, die sie durch ihre berufspraktischen Erfahrungen und Erlebnisse entwickelt haben. Diese Annahme bestätigt sich insbesondere in den Aussagen der Auszubildenden im ersten Ausbildungsjahr. Hier sind die Aussagen zu bestimmten Vorstellungen oder Sichtweisen über die eigene Endlichkeit nicht sonderlich stark ausgeprägt und lassen sich eher im Sinne einer von außen herangetragener Denkweise verstehen, die sie im Gespräch mit Gleichgesinnten oder im Gespräch

mit älteren Personen aufgenommen haben und als ihre eigene Vorstellung betrachten. Dabei ist anzunehmen, dass sich diese Vorstellungen und Sichtweisen durch bestimmte extrinsische Einflussfaktoren weiterentwickeln werden. Die Auseinandersetzung mit dem eigenen Tod, aber auch dem von anderen Personen, bedarf einer regelmäßigen und kontinuierlichen Begleitung und Unterstützung seitens der verantwortlichen Personengruppen im Rahmen der generalistischen Pflegeausbildung. Auch kann der Austausch mit anderen Personengruppen über eigene Vorstellungen und Sichtweisen, aber auch der Austausch über andere Religionsgemeinschaften als Orientierungsrahmen des beruflichen Handelns und der eigenen Sichtweise über den Tod verstanden werden.

These 3 Ausdrucks- und Darstellungsfähigkeit in Bezug auf die Todesthematik
Die Veränderung der Ausdrucks- und Darstellungsfähigkeit der Auszubildenden zur Todesthematik lässt sich gut anhand der beiden Ausbildungsgänge erläutern. Die Zunahme der Sprachfähigkeit zeigt sich auf den ersten Blick in der Gesprächsdauer. Während sich Auszubildende im ersten Ausbildungsjahr kurz und in knappen Sätzen zu bestimmten Fragestellungen äußern, sind die Aussagen der Auszubildenden im dritten Ausbildungsjahr deutlich umfangreicher und demnach auch inhaltsreicher. Auch in Bezug auf die Verständlichkeit haben sich im Rahmen des durchgeführten Interviews deutliche Differenzen gezeigt. Während Auszubildende im ersten Ausbildungsjahr durchaus Schwierigkeiten im Verstehen der Fragen aufgewiesen haben, konnten Auszubildende im dritten Ausbildungsjahr ohne Nachfragen auf die Fragen entsprechend ihren Sichtweisen antworten. Diese Beobachtung macht deutlich, dass es zwischen den Auszubildenden im ersten und dritten Ausbildungsjahr eine große Spannweite in Bezug auf die Ausdrucks- und Darstellungsfähigkeit zur Todesthematik gibt. Weiter zeigt sich auch, dass die Zunahme an persönlichen Erfahrungen und Kenntnissen aus Unterricht und Praxis die Sprachfähigkeit der Auszubildenden unabhängig von ihrer kulturellen Herkunft und religiösen Zugehörigkeit fördert. Darüber hinaus zeigen die Aussagen von Auszubildenden im ersten Ausbildungsjahr, dass sie ihre eigenen Vorstellungen teilweise nur schwer in einfacher und verständlicher Sprache ausdrücken können. Oftmals sind die Aussagen recht lapidar und inhaltlich missverständlich. Tendenziell lassen sich bestimmte Wiederholungen in bestimmten Handlungsabläufen feststellen, die auf eintrainierte und institutionelle Prozesse hinweisen. Abweichend von kurzen und lapidaren Wortäußerungen lässt sich bei einzelnen Aussagen auch eine elaborierte Sprache konstatieren, die aufzeigt, dass der Auszubildende sich bereits mit dieser Thematik näher befasst hat und vermutlich mit bestimmten existenziellen Herausforderungen im familiären Kreis konfrontiert wurde. Unabhängig von den sichtbaren Unterschieden in der

8.7 Schlussbemerkung

Ausdrucks- und Darstellungsfähigkeit der Auszubildenden lässt sich festhalten, dass es keine einheitliche Sprache oder gar bestimmte vorgeschriebene Ausdrucksformen gibt. Diese unterschiedlichen Ausdrucksformen spiegeln sich auch in der heterogenen Schülerschaft wider. Diese Tatsache lässt sich auch als pädagogische Herausforderung beschreiben. Dass vor allem Auszubildende im ersten Ausbildungsjahr relativ schnell an ihre sprachlichen Grenzen bei der Beschreibung ihrer eigenen Sichtweisen und Vorstellungen zur Todesthematik stoßen, lässt einen kontinuierlichen Austausch im Unterricht als notwendig erachten.

Teil IV
Perspektiven, Herausforderungen und Überlegungen zur Todesthematik im berufstheoretischen Unterricht

Bezüge der Todesthematik im Bildungsplan der generalistischen Pflegeausbildung

9

Die vorliegende empirische Erhebung verfolgt eine doppelte Zielsetzung: Sie zeigt zunächst die Umgangsweisen der Auszubildenden im ersten und dritten Ausbildungsjahr mit dem Thema Tod in der generalistischen Pflegeausbildung auf. Daraus lässt sich ein Eindruck darüber gewinnen, wie Auszubildende mit dem Tod in verschiedenen pflegerischen Betreuungs- und Versorgungsinstitutionen im Rahmen ihrer Ausbildungszeit umgehen. Als eine weitere Zielsetzung ergibt sich daraus auch die Frage, auf welche Weise das Thema Tod im berufstheoretischen Unterricht aufgenommen werden kann und auch muss. Insbesondere die Erwartungshaltung der Auszubildenden im dritten Ausbildungsjahr macht deutlich, dass der Wunsch und auch der Bedarf bestehen, das Thema Tod in seiner komplexen und umfangreichen Darstellungsform in allen drei Ausbildungsjahren in den berufstheoretischen Unterricht zu integrieren. Es versteht sich von selbst, dass die Todesthematik im berufstheoretischen Unterricht von verschiedenen disziplinären Blickwinkeln betrachtet werden muss. Das bedeutet, dass alle Unterrichtsfächer die Todesthematik zu berücksichtigen haben, wobei das folgende Kapitel, aufgrund des umfangreichen Bildungsplans, dem Religionsunterricht als exemplarischer Darstellungsform der Todesthematik eine hervorgehobene Bedeutung zuschreibt.

© Der/die Autor(en), exklusiv lizenziert an Springer Fachmedien Wiesbaden GmbH, ein Teil von Springer Nature 2024
E. Dubronner, *Umgang mit dem Thema Tod bei Auszubildenden der generalistischen Pflegeausbildung*, https://doi.org/10.1007/978-3-658-45628-3_9

9.1 Pädagogische Reflexionen und Bezüge zur Todesthematik im Bildungsplan

Vor dem Hintergrund der beschriebenen heterogenen Schülerschaft innerhalb eines Ausbildungsdrittels, die im vorausgegangenen Kapitel aufgezeigt wurde, muss zweifelsohne die Todesthematik in allen drei Ausbildungsdritteln im berufstheoretischen Unterricht angegangen werden. Das folgende Kapitel stellt sich dieser Herausforderung und bietet mögliche thematische Anknüpfungspunkte als Empfehlung für alle drei Ausbildungsdrittel an. An dieser Stelle wird auch das zweite Ausbildungsdrittel berücksichtigt, um eine Kontinuität der Thematik sowie einen fließenden Übergang zu garantieren.

Zusätzlich wird eine kritische Bewertung der Todesthematik in den jeweiligen Ausbildungsdritteln vorgenommen. Das bedeutet, dass eine diskursive Betrachtung für den berufstheoretischen Unterricht erfolgt. In Abschnitt 9.1.1 werden curriculare und pädagogische Aussagen für das erste und zweite Ausbildungsdrittel, in Abschnitt 9.1.2 für das dritte Ausbildungsdrittel getroffen. Die ersten beiden Ausbildungsdrittel werden dabei entsprechend den curricularen Vorgaben des Bildungsplans zusammengefasst. Den Schwerpunkt bildet der Landeslehrplan für den Religionsunterricht; dieser orientiert sich inhaltlich an den Vorgaben des generalistischen Berufsabschlusses zur Pflegefachfrau bzw. zum Pflegefachmann. Für die Todesthematik in der generalistischen Pflegeausbildung bietet sich insbesondere die Curriculare Einheit „Menschen in kritischen Lebenssituationen und in der letzten Lebensphase begleiten" (CE08) (Landeslehrplan BW, 2020, S. 4–5) über alle drei Ausbildungsjahre unter Berücksichtigung des jeweiligen Ausbildungsstandes an. Die curricularen Anknüpfungspunkte zur Todesthematik werden nachfolgend aufgezeigt.[1]

9.1.1 Todesthematik im ersten und zweiten Ausbildungsdrittel

Für das erste und zweite Ausbildungsdrittel sieht die Curriculare Einheit 08 „Menschen in kritischen Lebenssituationen und in der letzten Lebensphase begleiten"

---

[1] Der Landeslehrplan für den Religionsunterricht weist in seiner formalen Struktur den gleichen Aufbau über alle drei Ausbildungsdrittel auf. Die bereits in Abschnitt 7.1.dargestellten Kompetenzbereiche werden über 11 Curriculare Einheiten (CE) entfaltet. (2020, S. 3).

(CE08) (ebd., S. 26) als zeitlichen Richtwert elf Unterrichtsstunden vor. Fachbezogene Impulse ergründen sich dabei aus drei Handlungssituationen. Zunächst soll es in dieser Curricularen Einheit um die Versorgung und Betreuung von „Menschen aller Altersstufen und deren Bezugspersonen in kritischen Lebenssituationen, ausgelöst durch chronische, onkologische oder andere, auch angeborene, lebenslimitierende Erkrankungen" (ebd., S. 25) gehen. Daraus ergeben sich bestimmte zu berücksichtigende „gesundheits-, alters- und entwicklungsbedingte Bearbeitungs- bzw. Bewältigungsphänomene" (ebd.), die im Rahmen des Versorgungs- und Betreuungsprozesses Themen wie „Veränderungspotenziale, Widerstandsfaktoren, Umstellung von Lebensplänen, Coping / unwirksames Coping sowie Bereitschaft zum Coping" (ebd.) vorsehen. Des weiteren ergeben sich in dieser Situation auch „spezifische (auch religiöse / kulturell bedingte) Selbstversorgungsbedürfnisse" (ebd.). Anhand dieser drei Anforderungssituationen ergeben sich übergeordnete religionsbezogene Anknüpfungspunkte anthropologischer Art, die sich im Besonderen in Bezug auf die Todesthematik auf die existenziell-seelsorgerische Begleitung der zu pflegenden Personen beziehen. Die Auszubildenden treten in diesen existenziellen Situationen als unterstützende Krisenbegleitende auf (ebd.). In Tabelle 9.1 werden die übergeordneten Themenbereiche (linke Spalte) hinsichtlich der Begleitung schwerstkranker und sterbender Personen und die sich daraus ergebenden Themenfelder (rechte Spalte) mit inhaltlichen Anknüpfungsbezügen dargestellt.

Die genannten übergeordneten Themenbereiche sind in den beiden ersten Ausbildungsdritteln zu unterrichten, wobei die Reihenfolge nicht eingehalten werden muss. Vor dem Hintergrund der zentralen Befunde bietet es sich zunächst an, die Auszubildenden mit anthropologischen Fragestellungen über Leben und Tod im Allgemeinen und im Besonderen die Korrelate Krankheiten, Sterben und auch den Tod zu konfrontieren. Gerade die Befundlage aus dem ersten Ausbildungsdrittel hat ergeben, dass seitens der Auszubildenden ein großes Interesse besteht, sich im Klassenverband über erste Erfahrungen oder gar Berührungen mit sterbenden Personen oder schwersterkrankte Personen auszutauschen. In diesem Zusammenhang können als weiterer thematischer Schwerpunkt des Themenbereichs „Endlichkeit des Menschen" Jenseitsvorstellungen verschiedener religiöser Glaubens- und Überzeugungsrichtungen in den berufstheoretischen Unterricht miteinbezogen werden, um die Auszubildenden über verschiedene Sichtweisen und Umgangsformen mit dem Tod aus spiritueller oder gar kultureller Perspektive zu sensibilisieren. Es ist anzunehmen, dass der Erfahrungsschatz der Auszubildenden im ersten Ausbildungsdrittel im Bereich der palliativen Pflege noch nicht in dem Maße ausgeprägt ist, dass sie ihre eigenen Erfahrungen und

Tabelle 9.1 Themenbereiche für das erste und zweite Ausbildungsdrittel zur Pflegefachfrau bzw. zum Pflegefachmann

Übergeordnete Themenbereiche	Themenfelder mit inhaltlichen Bezügen
Endlichkeit des Menschen	• Erfahrungsaustausch und Bedeutung der Korrelate Krankheit, Sterben und Tod • Jenseitsvorstellungen. Was folgt nach dem Tod?
Pflegende als Krisenbegleitende	• Terminologische Betrachtung von Krisen • Anwendungsfelder von Krisenmodellen bzw. -konzepten • Formen der Begleitung bzw. Unterstützung in existenziellen Situationen
Spiritualität	• Terminologische Abgrenzung Spiritualität und Religiosität • Anwendungsfelder und Formen von Spiritualität (z. B. im Zusammenhang mit Schuld, Angst, Ohnmacht usw.).
Existenziell seelsorgerische Begleitung	• Ausdrucksformen und Rituale seelsorgerischer Begleitung (z.Bsp. Gebete, Texte usw.) • Kommunikationsformen und Gesprächsführung

In Anlehnung an den Landeslehrplan BW, 2020, S. 27.

Erlebnisse einbringen können. Dieses Thema lässt sich auch in verkürztem zeitlichem Umfang erneut im zweiten Ausbildungsdrittel aufgreifen. An dieser Stelle bietet es sich auch an, bestimmte institutionelle Vorgaben ihres Arbeitgebers im Umgang mit sterbenden oder schwerstkranken Personen miteinzubeziehen. Inhaltlich empfiehlt sich als zweiter Schwerpunkt der Themenbereich „Spiritualität". Vor dem Hintergrund fehlender Erfahrungs- und Begegnungswerte mit Sterbenden ergibt sich die Notwendigkeit einer Abgrenzung zwischen spirituellen und religiösen Ausdrucks- und Darstellungsformen im Hinblick auf die Todesthematik. Die Auszubildenden setzen sich intensiv mit ethischen Traditionen und verschiedenen religiösen Ausdrucksformen sowie deren Bedeutung in existenziellen Situationen auseinander. Der Beitrag des Religionsunterrichts wird an dieser Stelle für die eigene Identitäts- und Persönlichkeitsentwicklung bedeutsam, indem er existenzielle Fragestellungen am Lebensende nicht nur biographisch, sondern auch aus emotionaler Perspektive aufgreift und bestimmte spirituelle und religiöse Impulse zur Förderung eigener Ressourcen reflektiert (ebd., 2020, S. 2).

Der Bereich „Pflegende als Krisenbegleitende" ist ein Thema, das sich intensiv mit der terminologischen Bedeutung des Krisenbegriffs auseinandersetzt. Dabei geht es darum, den Auszubildenden verschiedene Entstehungs- und Ausprägungsformen von Krisen aufzuzeigen, um die Auszubildenden dafür zu gewinnen, sich mit bestimmten unterschiedlichen Begleitformen von Unterstützungsalternativen auseinanderzusetzen. Bestimmte situationsspezifische Krisenkonzepte bieten sich an dieser Stelle an. Ein weiterer Schwerpunkt ist der Themenbereich „Existenziell-seelsorgerische Begleitung", die bestimmten Grundkenntnisse aus den vorausgehenden Themenbereichen bedarf. Die Auszubildenden sollten für diese Einheit bestimmte Bedürfnisse schwersterkrankter bzw. sterbender Personen erkennen sowie Erfahrungen mit existenziellen Situationen aufweisen, um adressatenspezifische Rituale und seelsorgerische Umgangsformen zu verstehen und sie situations-spezifisch in ihr pflegerisches Handeln zu integrieren.

9.1.2 Todesthematik im dritten Ausbildungsdrittel

Die Curriculare Einheit „Menschen in kritischen Lebenssituationen und in der letzten Lebensphase begleiten" (CE 08) sieht im dritten Ausbildungsdrittel einen zeitlichen Richtwert von sechs Unterrichtsstunden vor. In ähnlicher Form werden auch in diesem Ausbildungsdrittel auf Grundlage der formulierten Handlungssituationen bestimmte religiöse und ethische Aspekte abgeleitet, die bei diesen Themen zum Tragen kommen. Aus der Curricularen Einheit werden im Landeslehrplan folgende vier Handlungssituationen genannt: Die Betreuung und Versorgung in kritischen Lebenssituationen umfasst u.a. einen Betreuungsbedarf „bei Menschen aller Altersstufen und deren Bezugspersonen in kritischen Lebenssituationen, ausgelöst durch chronische oder onkologische Erkrankungen" (ebd., S. 27). Auch muss bei der Betreuung und Versorgung der „Pflegebedarf bei sterbenden Menschen bzw. mit Menschen in der letzten Lebensphase aller Altersstufen und deren Bezugspersonen" (ebd.) berücksichtigt werden. Vor dem Hintergrund dieser beschriebenen Situation ergeben sich im Rahmen des Versorgungs- und Betreuungsbedarfs „gesundheits-, alters- und entwicklungsbedingte Bearbeitungs- bzw. Bewältigungsphänomene, Veränderungspotenziale, Widerstandsfaktoren, Erfordernisse der Umstellung von Lebensplänen" (ebd.), die aus Sicht der Auszubildenden in den Blick genommen werden müssen. Zuletzt müssen im Rahmen dieser Situation auch bestimmte ambulante und stationäre Hospizdienste im Betreuungs- und Pflegeprozess als pflegerische Alternativen miteinbezogen werden (ebd.). Aus diesen beschriebenen Handlungsalternativen muss der Religionsunterricht einen Beitrag in der Vermittlung einer angemessenen Sterbe- und Trauerbegleitung sowie die Thematisierung verschiedener sich ergebender Dilemmasituationen am Lebensende leisten (ebd.). Diese allgemein formulierten Handlungssituationen, an denen auch weitere fachbezogene Fächer miteinbezogen werden müssen, ergeben für die Versorgung und Betreuung schwerstkranker Personen und ihrer Bezugspersonen einen besonderen Pflegebedarf, der besondere Bedürfnisse und Bewältigungsstrategien in der Begleitung und Versorgung zu erwarten hat. In Tabelle 9.2 gehen die übergeordneten Themenbereiche sowie deren mögliche thematischen Anknüpfungspunkte hervor.

Tabelle 9.2 Themenbereiche für das dritte Ausbildungsjahr zur Pflegefachfrau bzw. zum Pflegefachmann

Übergeordnete Themenbereiche	Themenfelder mit inhaltlichen Bezügen
Existenziell seelsorgerische Begleitung am Lebensende	• Begleitung aller Altersphasen am Lebensende unter Berücksichtigung der Individualität • Gestaltung von Abschieden unter Berücksichtigung verschiedener religiöser und kultureller Aspekte • Existenzelle und seelsorgerische Gesprächsführung am Lebensende mit Einbezug von Bezugspersonen
Trauer	• Trauerphasen unter Berücksichtigung verschiedener Lebensalter • Kommunikation und Ausdrucksformen von Trauer (z.Bsp. Überbringung von Todesnachrichten) • Formen der Begleitung bzw. Unterstützung in existenziellen Situationen
Dilemmasituationen am Lebensende	• Sinnhaftigkeit des Sterbens aus kultureller und religiöser Sicht • Tabuisierng des Todes • Theodizeefrage am Lebensende • Sterbehilfeformen (z.Bsp. assistierten Suizid, palliative Begleitung usw.)

In Anlehnung an den Landeslehrplan BW 2020, S. 28–29).

Für das dritte Ausbildungsjahr lassen sich drei übergeordnete Themenbereiche identifizieren. Unter der Voraussetzung, dass Auszubildende Erfahrungen und Kenntnisse in verschiedenen Versorgungs- und Betreuungsinstitutionen sowie palliativer Stationen und Einrichtungen haben, kann die Reihenfolge der im Bildungsplan vorgegebenen Themenbereiche variiert oder auch in dieser Form beibehalten werden. Im Themenbereich „existenziell-seelsorgerische Begleitung am Lebensende" geht es um eine Vermittlung bestimmter religiöser und kultureller Rituale unter dem Aspekt der Menschenwürde, Fürsorge und Autonomie über alle Altersphasen hinweg. Dabei treten ethische Fragestellungen hervor, die sich mitunter auf die Frage beziehen, in welcher Form und Intensivität bestimmte medizinische Interventionen weitergeführt werden sollen. Bei der Entscheidung palliativer Behandlungsformen müssen Gespräche mit allen Bezugspersonen geführt werden, die aus Sicht der Pflegefachkraft professionell geplant und durchgeführt werden. Die Auszubildenden müssen sich in diesem Themenbereich mit verschiedenen ethischen Konfliktlagen auseinandersetzen und sich in die Lage der zu pflegenden Person hineinversetzen.

Ein weiterer übergeordneter Themenbereich bezieht sich auf das Thema „Trauer". In diesem Themenbereich geht es darum, sich mit dem Phänomen der Trauer intensiv zu beschäftigen. Dies bedeutet, dass Auszubildende sich mit unterschiedlichen Trauerphasen verschiedener Lebensphasen auseinandersetzen und daraus bestimmte adressatenspezifische Trauerrituale ableiten. Auch dieser Themenbereich betrachtet die Sprache als Form der Begleitung trauernder Personen und thematisiert entsprechende Kommunikationsformen unter Einbezug religiöser und kultureller Aspekte. Der dritte und letzte Themenbereich im Rahmen der Curricularen Einheit „Menschen in kritischen Lebenssituationen und in der letzten Lebensphase begleiten" (CE 08) bezieht sich auf verschiedene „Dilemmasituationen am Lebensende". Auszubildende tragen in diesen existenziellen Situationen gemeinsam mit den betroffenen Menschen verschiedener Altersphasen und deren Bezugspersonen zu einer gemeinsamen Entscheidungsfindung bei. Diese verantwortungsvolle Aufgabe verlangt Kenntnisse verschiedener Formen der Sterbebegleitung. Auch hier müssen Auszubildende religiöse und kulturelle Aspekte in Rahmen ihrer professionellen Sterbebegleitung berücksichtigen, die auch explizit in § 5 Abs. 2 PflBG genannt werden. Hier heißt es explizit, dass Auszubildende im Rahmen der dreijährigen Berufsqualifikation in „präventiven, kurativen, rehabilitativen, palliativen und sozialpflegerischen Maßnahmen zur Erhaltung, Förderung, Wiederherstellung oder Verbesserung der physischen und psychischen Situation der zu pflegenden Menschen" (Surya & Jürgensen, 2021, S. 19) beitragen.

Didaktische Impulse und Empfehlungen für die Unterrichtspraxis

10

Die im Folgenden dargestellten didaktischen Impulse und Unterrichtsempfehlungen für den berufstheoretischen Unterricht beziehen sich auf die genannten thematischen Anknüpfungspunkte zum Thema Tod in Abschnitt 9.1 Es wird für das erste und dritte Ausbildungsdrittel ein thematischer Schwerpunkt aufgegriffen und daraus eine Unterrichtseinheit bzw. ein Unterrichtsmodul von drei Doppelstunden bzw. sechs Einzelstunden präsentiert. Das vorangestellte Strukturschema dient der Orientierung des Unterrichtsmoduls. Im weiteren Schritt wird für das erste und dritte Ausbildungsdrittel eine Doppelstunde konkretisiert.

10.1 Didaktische Impulse für das erste Ausbildungsdrittel

Ausgangspunkt für die didaktischen Impulse und Überlegungen bilden die Kompetenzen und die inhaltlichen Anknüpfungspunkte auf Grundlage des Bildungsplans. Das Strukturschema zeigt Einzelstunden bzw. Lernschritte des Unterrichtsmoduls in 10.1.1 auf. Die Konkretion einer Doppelstunde folgt in 10.1.2.

Überblick über das Unterrichtsmodul

Das folgende Strukturschema, siehe Tabelle 10.1, legt den Schwerpunkt auf die Betreuung und Versorgung sterbender Menschen unter Berücksichtigung kultureller und religiöser Rituale im Rahmen einer existenziell-seelsorgerischen Begleitung. Die Unterrichtseinheit bzw. das Unterrichtsmodul mit dem Titel „Begleitung von Menschen in der letzten Lebensphase" umfasst drei Doppelstunden (DS) à 90 Minuten und empfiehlt sich für das erste Ausbildungsjahr.

Tabelle 10.1 Unterrichtsmodul: „Begleitung von Menschen in der letzten Lebensphase"

DS	Unterrichtsphase	Stundenthema
1	Einstiegs- und Erarbeitungsphase	Umgangsformen in unterschiedlichen Kulturen und Religionen mit Sterben und Tod
2	Erarbeitungsphase	Bilder, Symbole und Rituale als Elemente der Sterbebegleitung
3	Vertiefungsphase	Verwendung der Elemente in bestimmten Anforderungssituationen

Der Schwerpunkt des Unterrichtsmoduls liegt in der thematischen Auseinandersetzung mit Sterben und Tod in unterschiedlichen Kulturen und Religionen. Die Auszubildenden setzen sich mit verschiedenen Bildern, Symbolen und Ritualen kultureller und religiöser Elemente der Sterbebegleitung auseinander und erfahren dadurch die Vielfalt religiöser und säkularer Ausdrucksformen sowie Deutungsmustern in der letzten Lebensphase. Dieses Thema ist notwendig für eine gelingende Kommunikationskultur sowie Voraussetzung für die Entwicklung und Ausprägung der Perspektivenübernahme bzw. Empathiefähigkeit.

Das Erleben und Deuten religiöser und kultureller Ausdrucks- und Darstellungsformen des Sterbens und des Todes wird über praxisorientierte Anforderungssituationen aus dem Pflegealltag erfahren, um daraus situations- und adressatenspezifische Umgangsformen der Sterbebegleitung zu entwickeln. Die Auszubildenden sollen im Rahmen des Unterrichtsmoduls erkennen, dass das Sterben und der Tod nicht nur unumgänglich, sondern auch erfahrbar sind. Sie sollen im Rahmen der Unterrichtseinheit zur Einsicht kommen, dass das Sterben und auch der Tod als fester Bestandteil ihres Berufsalltags zu verstehen sind, der von ihnen zugleich auch bestimmte Bewältigungsstrategien verlangt.

Die Unterrichtseinheit gliedert sich in Phasen des Einstiegs, der Erarbeitungs- und Vertiefungsphase. Die erste Doppelstunde beinhaltet verschiedene Umgangsformen des Sterbens und des Todes in unterschiedlichen Kulturen und Religionen. Die vielfältigen Umgangs- bzw. Ausdrucksformen werden über einen symbolischen Zugang dargestellt. Das bedeutet konkret, dass die Auszubildenden mit einer Auswahl an Bildern aus palliativen Institutionen konfrontiert werden. Die Bilder als Beschreibung verschiedener Ausdrucks- und Darstellungsformen sensibilisieren die Auszubildenden nicht nur für das Thema Sterben und Tod, sondern zeigen ihnen zugleich auch eine methodische Form des Austauschs auf.

Die zweite Doppelstunde beschäftigt sich mit bedeutsamen Elementen der professionellen Sterbebegleitung. Zu diesen Elementen zählen Bilder, Symbole und Rituale. Anhand eines Textes setzen sich die Auszubildenden mit bestimmten

Ritualen der Sterbebegleitung auseinander. Der Text beinhaltet die Beschreibung palliativer Rituale und greift dabei Inhalte einer praxisorientierten Anforderungssituation auf. Die dritte Doppelstunde beinhaltet neben einer theoretischen Vermittlung fachbezogener Inhalte eine kreative Gestaltungsaufgabe. Die Auszubildenden lernen verschiedene Rituale aus unterschiedlichen Kulturen und Religionen kennen und setzen sich dabei mit unterschiedlichen pflegerischen Institutionen auseinander.

Anhand einer praxisorientierten Anforderungssituation können sie Umgangsformen mit sterbenden Personen kontextspezifisch anwenden.

Die Unterrichtseinheit orientiert sich an den Kompetenzen der Darstellungs- und Ausdrucksfähigkeit, indem sich die Auszubildenden mit verschiedenen Bildern, Symbolen und Ritualen zum Thema Sterben und Tod in unterschiedlichen Kulturen und Religionen auseinandersetzen. Der Vergleich der verschiedenen Darstellungs- und Ausdrucksformen stellt nicht nur deren Bedeutung in Situationen des Sterbens und des Todes in den Fokus, sondern macht auch deren unterschiedliche Verwendung entsprechend den individuellen Bedürfnissen der Sterbenden deutlich. Diese Kenntnisse ermöglichen den Auszubildenden, sich in die Lage der jeweiligen pflegenden Person hineinzuversetzen und daraus bestimmte Umgangsweisen abzuleiten und diese in ihr pflegerisches Handeln zu integrieren.

Konkretion einer Doppelstunde

Die detaillierte Beschreibung bezieht sich auf die Umgangsformen in unterschiedlichen Kulturen und Religionen mit Sterben und Tod. Es handelt sich um die Konkretion der ersten Doppelstunde der Unterrichtseinheit. In Tabelle 10.3 wird der detaillierte Ablauf der Unterrichtsstunde skizziert, der die einzelnen Unterrichtssequenzen und die didaktischen Schwerpunkte darstellt. Die Unterrichtsmaterialien (M1, M2 und M3) werden den didaktischen Ausführungen beigefügt. Die Unterrichtsstunde gliedert sich in verschiedene Unterrichtsphasen, die persönliche Erlebnisse und Erfahrungen der Auszubildenden mit Sterbenden miteinbeziehen. Auch werden die einzelnen Unterrichtssequenzen von praxisorientierten Anforderungssituationen begleitet.

Der Einstieg der Unterrichtsstunde wird mit einer praxisorientierten Aufgabenstellung eröffnet. Die Auszubildenden setzen sich mit unterschiedlichen Bildern und Symbolen zum Thema Sterben und Tod auseinander und begründen ihre Entscheidung. Die Auszubildenden werden mit einer fiktiven Aufgabenstellung konfrontiert. Ihnen werden verschiedene Bilder als Entscheidungsgrundlage für eine öffentlichkeitswirksame Homepage vorgestellt. Dabei müssen sie sich für eines der vier Bilder entscheiden. Die ausgewählten Bilder (siehe Abb. 10.3) werden bei den Auszubildenden Assoziationen der Trauer, des Schmerzes oder des Verlustes wecken, die sie mit der Todesthematik verbinden werden. Dabei geht es darum, sich für eines der vier Bilder zu entscheiden. Ihre Argumente für ihre Entscheidung tragen die Auszubildenden zunächst in Kleingruppen und dann im Klassenverband vor. Diese Form des Austauschs leistet einen Beitrag, sich mit der Thematik nicht nur gedanklich, sondern auch sprachlich auseinanderzusetzen und entsprechend seines Standpunktes bzw. seine Position gegenüber anderen Positionen zum Ausdruck zu bringen. Im weiteren Verlauf werden die Auszubildenden mit verschiedenen Lebenssituationen bzw. Fallbeispielen konfrontiert. In diesen Fallbeispielen (siehe Abb. 10.4) geht es inhaltlich um unterschiedliche Vorstellungen und Aussagen von Personen, die sich in einer existenziellen Ausnahmesituation befinden. Das erste Fallbeispiel stellt die Situation eines 68-jährigen Mannes vor, der an einer infausten Erkrankung leidet und palliativ betreut werden muss. Seine Ängste sind nachvollziehbar und begründet. Der Patient erhofft sich von der zu pflegenden Person seelsorgerische Unterstützung und Begleitung. Im zweiten Beispiel geht es nicht in erster Linie um die verstorbene Bewohnerin, sondern vielmehr um die seelsorgerische Unterstützung und Begleitung der Angehörigen. Beide Fallbeispiele bilden eine praxisorientierte Anforderungssituation ab, in der sich die Auszubildenden in die Lage der betroffenen Personen hineinversetzen und daraus pflegerische Handlungsoptionen erhalten. Die Aussagen der Personen aus den beiden Fallbeispielen werden im Klassenverband diskutiert. Auch hier werden die Auszubildenden aufgefordert, ihre Haltung gegenüber den Standpunkten der Personen zu äußern. Für ihre Haltung haben die Auszubildenden drei Antwortoptionen, die sie farblich kennzeichnen. Die Auszubildenden können wählen zwischen Zustimmung oder Ablehnung. Mit der dritten Option drücken sie ihr Interesse gegenüber der Vorstellung bzw. der Aussage der Personen aus. Die Abstimmung der Auszubildenden über die unterschiedlichen Vorstellungen der Personen bietet einen Überblick über die Vorstellungen der Auszubildenden. Gleichzeitig kann methodisch die Vielfalt an unterschiedlichen Sichtweisen auf das Sterben und den Tod sichtbar gemacht werden. Den Auszubildenden wird die Möglichkeit der Bewertung über die Abstimmung gegeben. Die dritte Erarbeitungsphase schließt sich der vorausgehenden Erarbeitung an. Die Auszubildenden erhalten einen Text (siehe Abb. 10.5), der sich inhaltlich mit unterschiedlichen Erklärungsansätzen zu verschiedenen Vorstellungen über den Tod auseinandersetzt. Hier werden Positionen aus disziplinärer Sicht bezogen, die sich mit der Todesthematik beschäftigen und Antwortmöglichkeiten geben (Tabelle 10.2).

10.1 Didaktische Impulse für das erste Ausbildungsdrittel

Tabelle 10.2 Unterrichtsverlaufsplan: Begleitung von Menschen in der letzten Lebensphase

Zeit	Unterrichtssequenz und Lernziel	Stundenthema	Medien
15 min	Einstieg Bilder als Ausdrucksformen des Sterbens und des Todes im Rahmen der Sterbebegleitung	Die Auszubildenden setzen sich mit einer praxisorientierten Anforderungssituation auseinander. In der Anforderungssituation geht es um eine fiktive stationäre Einrichtung, die ihre Homepage medienwirksamer gestalten möchte und für den Bereich der Sterbebegleitung ein entsprechendes Bild sucht. Die Auszubildenden erhalten verschiedene Bilder, über die sie sich mit ihren Mitschülern austauschen müssen. Für den Austausch bieten sich Gruppengespräche an. Der Austausch wird mit Fragestellungen strukturiert.	M1 (siehe Abb. 10.1)
15 min	Praxistransfer Wahrnehmung verschiedener Vorstellungen von Sterbenden	Anhand einer praxisorientierten Anforderungssituation mit Fallbeispielen sollen die Auszubildenden ihre Reaktionen und Emotionen äußern. Zunächst in Einzel- und dann im Austausch mit Ihrem Sitznachbarn.	M2 (siehe Abb10.2)
30 min	Erarbeitung I Deutung und Bewertung verschiedener Vorstellungen von Sterbenden	Die verschiedenen Äußerungen der Sterbenden werden auf Stellwänden projiziert. Die Auszubildenden müssen sich in die Lage der Sterbenden hineinversetzen und entscheiden, ob sie den Vorstellungen zustimmen, diese ablehnen bzw. als interessant und nachvollziehbar empfinden. Das Ergebnis über die Abstimmung wird im Klassenverband thematisiert.	M2 und Stellwände
30 min	Erarbeitung II Erklärungsansätze über den Tod aus disziplinärer Sicht.	Der Text „Gibt es ein Leben nach dem Tod" bietet verschiedene Antwortmöglichkeiten in Bezug auf die verschiedenen Vorstellungen nach dem Tod. Die Auszubildenden setzen sich mit dem Text auseinander und versuchen die jeweiligen Positionen der Sterbenden zu bewerten.	M3 und M4 (siehe Abb10.3 und Abb. 10.4)

Bilder und Symbole zum Thema Sterben und Tod

Anforderungssituation

Stellen Sie sich vor, Sie wurden von Ihrem Arbeitgeber ausgewählt, darüber mitzuentscheiden, welches Bild oder Symbol für die Homepage ihrer Einrichtung gewählt werden soll. Gerne möchte die Einrichtung über ihre Homepage der Öffentlichkeit sichtbar machen, dass auch eine professionelle Sterbebegleitung als pflegerischen Schwerpunkt angeboten wird.

Aufgaben

- Schauen Sie sich die verschiedenen Ausdrucks- und Darstellungsformen des Sterbens bzw. des Todes an.
- Tauschen Sie sich in ihrer Kleingruppe (max. 3 Personen) über die Bilder aus.
- Einigen Sie sich in ihrer Gruppe auf ein Bild. Begründen Sie ihre Auswahl.

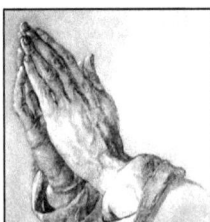  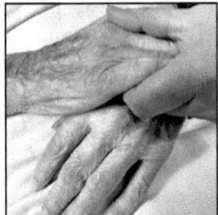

Abbildung 10.1 Unterrichtsmaterial M1

Vorstellungen von Menschen in existenziellen Situationen

Anforderungssituation
Lesen Sie die Fallbeispiele durch. Sie beziehen sich auf Situationen pflegerischer Institutionen. Erarbeiten Sie jeweils die unterschiedlichen Sichtweisen der sterbenden Personen heraus. Beantworten Sie dazu folgende Fragestellungen.

Aufgaben
- Welche Gedanken hat Herr Müller?
- Finden Sie die Reaktion von Pfleger Pedro angemessen? Bewerten Sie seine Haltung.
- Welche Hilfestellungen würden Sie als Pflegefachkraft den Angehörigen geben?

1. Fallbeispiel

„Ein 69-jähriger Patient liegt auf einer Inneren Station im Krankenhaus. Er hat vor vier Jahren ein Tumorerkrankung mit allen Behandlungen gut überstanden. Aufgrund eines Rezidivs und eines verschlechterten Allgemeinzustandes muss er sich erneut einer Chemotherapie unterziehen. Am Nachmittag fand ein Gespräch mit dem Arzt, der Ehefrau und der Tochter statt. Pfleger Pedro weiß aus der Dokumentation, dass ein schnelles Fortschreiten der Krankheit befürchtet wird und dass es jetzt um eine palliative Behandlung geht. Als er dem Patienten am Abend noch eine Infusion anhängt sagt der: Manchmal denke ich, nach dem Tod geht eine neue Tür auf. Und manchmal denke ich, dann ist eben alles aus. Pedro sagt: Geben Sie die Hoffnung mal nicht auf, wir können hier noch viel für Sie machen." (Schlipf, Kaplan, & Kößler, 2014, S. 37).

2. Fallbeispiel

„Eine hochbetagte Bewohnerin des Pflegeheims ist verstorben. Die Angehörigen wurden benachrichtigt. Nach einiger Zeit kommen die beiden Söhne der Verstorbenen und ein Enkel, der sie oft besucht hat. Altenpflegerin Sarah steht eine Weile mit den Angehörigen um das Bett des Verstorbenen und beantwortet deren Fragen: Ob sie friedlich einschlafen konnte, ob sie noch etwas gesagt hat - die Angehörigen bedanken sich dafür, dass die Verstorbene auch jetzt nach dem Tod so würdevoll versorgt wurde. Eine Weile stehen sie schweigend da. Der Enkel wendet sich an Sarah: Sie erleben hier doch so oft, dass Menschen sterben. Glauben Sie, dass nach dem Tod noch was kommt? Sarah sagt: Keine Ahnung, ich bin nicht religiös." (Schlipf, Kaplan, & Kößler, 2014, S. 37).

Abbildung 10.2 Unterrichtsmaterial M2

Unterschiedliche Erklärungsansätze über den Tod.

Anforderungssituation und Aufgabe
Lesen Sie die unterschiedlichen Positionen über den Tod durch. Dargestellt sind verschiedene religiöse Positionen.

- Lesen Sie die einzelnen Textabschnitte durch und markieren Sie jeweils die wichtigen Textpassagen.
- Überlegen Sie sich, welche Aussagen Sie mithilfe dieser Ansätze für die Fallbeispiele wählen würden. Begründen Sie.

Gibt es ein Leben nach dem Tod?

Naturwissenschaftliche Positionen
Ich glaube, was ich sehe, der Tod ist das Ende
Der Mensch ist das Produkt einer zufälligen Evolution und ist wie alle Materie vergänglich. Alle anderen Hoffnungen kommen aus einem vorwissenschaftlichen Aberglauben, entsprechen der Fantasie von Menschen und sind hilflose Versuche, sich über die Natur des Lebens hinwegzutrösten. Der Tod ist das natürliche Ende des leiblichen, geistlichen und psychischen Lebens eines jeden Menschen. Jesus war eine große Gestalt der Menschheitsgeschichte, aber auch er musste sterben. Die Berichte von der Auferstehung Jesu im Neuen Testament beschreiben nicht beweisbare Vorstellungen oder Fantasien von Menschen, die den Tod Jesu nicht akzeptieren konnten. Der Mensch muss sich mit dem Tod als unwiderruflichem Ende des Lebens abfinden. Was sich wissenschaftlich nicht erweisen lässt- zum Beispiel die Existenz einer menschlichen Seele ist nicht existent.

Quelle: Schlipf, Kaplan, & Kößler, 2014, S. 38.

Jüdische Position
Durch die von Gott geschenkte Seele habe ich Anteil an der Ewigkeit
Der Mensch ist ein Geschenk Gottes, sein Leben hier und jetzt ist einmalig, begrenzt und endet im Tod. Nach dem Tod schenkt Gott ein neues Leben in einer anderen Wirklichkeit. Nach dem Schöpfungsbericht der hebräischen Bibel wird der Mensch erst durch die Seele, die Gott ihm mit dem ersten Atemzug schenkt, ein lebendiges Wesen. Die Seele ist der Atem des Lebens, die Lebendigkeit des Menschen, so dass der Mensch Anteil an Gottes Ewigkeit. So heißt es in einem jüdischen Morgengebet: Du bewahrst sie mir und wirst sie einst von mir nehmen, um sie mir wiederzugeben für die künftige Welt. Jüdische Rituale im Umfeld von Sterben und Tod dienen dazu, den Menschen von seinen irdischen Lasten zu befreien, um ihm den Weg in die Ewigkeit zu erleichtern: Sterbende können ein Sündenbekenntnis ablegen. Das Kaddisch, ein Gebet, das die Allmacht Gottes bekräftigt, wird in der Familie beziehungsweise der Gemeinde für den Toten zugesprochen.

Quelle: Schlipf, Kaplan, & Kößler, 2014, S. 38.

Christliche Position
Ich glaube an die Auferstehung
Im christlichen Glauben ist die Hoffnung auf die Auferstehung mit dem Namen Jesus Christus verbunden. Das Neue Testament beschreibt seinen Lebensweg, der am Ende durch Leiden und Schmerz führt, bis zum Tod am Kreuz. Das Symbol des Kreuzes steht für eine tiefe Solidarität Gottes mit dem leidenden und in Schuld verstrickten Menschen. Nach den Tagen - so die Zeugnisse des Neuen Testaments - wurde Jesus Christus von Gott aus dem Tod auferweckt, er erschien seinen engsten Vertrauten, tröstete und bestärkte sie. So steht das Kreuz auch für die Hoffnung, dass Gott den Menschen aus Leid und Tod erlöst, ihm Schuld vergibt und ewiges Leben schenkt. Christliche Rituale wie das Abendmahl die Beichte und Krankensalbung oder ein Segen für Sterbende ermöglichen das Aussprechen von Angst und Schuld und stärken das Vertrauen auf Gottes Barmherzigkeit.

Quelle: Schlipf, Kaplan, & Kößler, 2014, S. 38.

Abbildung 10.3 Unterrichtsmaterial M3

Unterschiedliche Erklärungsansätze über den Tod.

Anforderungssituation und Aufgabe
Lesen Sie die unterschiedlichen Positionen über den Tod durch. Dargestellt sind verschiedene religiöse Positionen.

- Lesen Sie die einzelnen Textabschnitte durch und markieren Sie jeweils die wichtigen Textpassagen.
- Überlegen Sie sich, welche Aussagen Sie mithilfe dieser Ansätze für die Fallbeispiele wählen würden. Begründen Sie.

Gibt es ein Leben nach dem Tod?

Muslimische Position
Ich hoffe, dass ich nach dem Tod ins Paradies komme
Der Koran versteht den Tod als Tor vom Diesseits zum Jenseits, als Heimkehr zum Schöpfer und nicht als Folge der Sünde. Den Zeitpunkt des Todes legt Gott fest. In seinem von Gott verschenkten Leben erlebt der Mensch die von Gott geplanten Ereignisse nach seinem freien Willen immer wieder entscheiden, wie er sich verhält. Er hat viele schlechte Tagen des Lebens werden im Jenseits ihren Lohn finden. Der Blick des Menschen auf die Endlichkeit des Lebens soll ihm helfen, sich Gott als der Quelle allen Heils zuzuwenden. Wer rechtschaffen handelt und fromm ist, den erwartet nach dem Tod die Verheißung der Engel: Fürchtet euch nicht, seid nicht traurig, und vernehmt die frohe Botschaft vom (Paradies-)Garten, der euch stets versprochen wurde. Wir sind eure Seelen Beschützer in diesseitigen Leben und im Jenseits. Ihr werdet darin haben, was eure Seelen Begehren, und ihr werdet darin haben, was ihr erbetet, eine gastliche Aufnahme von allem Allvergebenden, einem Barmherzigen (Sure 41,30-32).

Wenn ein Mensch schwer krank oder sterbend ist, können Suren aus dem Koran ihn trösten und stärken. Familienangehörige oder muslimische Geistliche sind für die spirituelle Begleitung der oder des Sterbenden, für Gebete, Textlesungen und auch für die körperliche Reinheit beziehungsweise Waschungen zuständig. Ein wichtiger Aspekt bei der Vorbereitung auf den Tod ist, dass der Gläubige anderen Menschen vergeben tut und um Vergebung für eigene Verfehlungen bitten kann. Hierfür ist der sogenannte letzte Besuch von Familienangehörigen oder Freundinnen und Freunden wichtig.

Quelle: Schlipf, Kaplan, & Kößler, 2014, S. 38.

Buddhistische Position
Ich glaube an die Wiedergeburt
Irdisches Leben ist Leiden – so lautet in Kürze die Grundphilosophie des Buddhismus. Es gibt keine Sicherheit, alles entsteht und vergeht. Kurze glückliche, freudige Augenblicke werden übertönt von den langen Perioden des Unglücklichseins,

von Angst, Sorgen und Schuld. Das Hängen an weltlichen Dingen wie Besitz oder Geld führt dazu, dass die Menschliche Geister wieder wiederkehren (reinkarnieren). Nach dem Tod wird der Mensch so lange immer wiedergeboren in eine neue Identität bis er nicht mehr an weltlichen Dingen und Wünschen hängt und sich sozusagen von den Fixierungen auf das Weltliche Gelöst hat. Dann kann er aus dem ewigen Kreislauf des Lebens erlöst werden in Nirvana (ewige Glückseligkeit, absolute Freiheit, Eins sein mit allem). Religiöse Praktiken wie Meditation oder Yoga dienen der Konzentration des Menschen auf seinen spirituellen Weg und einer Weiterentwicklung im Blick auf das nächste Leben. Kranke Menschen dieser Geisteshaltung möchten eventuell entsprechende und/oder Texte von buddhistischen Meistern hören. Dafür benötigen sie Ruhe und die Begleitung Gleichgesinnter. Für Sterbende und gerade Verstorbene werden aus dem Tibetanischen Totenbuch gesprochen, die ihnen helfen sollen, den Weg in die Erlösung von allem Irdischen zu finden.

Quelle: Schlipf, Kaplan, & Kößler, 2014, S. 39

Abbildung 10.4 Unterrichtsmaterial M4

10.2 Didaktische Impulse für das dritte Ausbildungsdrittel

In Anlehnung an die thematischen Anknüpfungspunkte im Bildungsplan wurde das folgende Unterrichtsmodul zum Thema „Umgang mit trauernden Personen in unterschiedlichen Kontexten" erstellt. Auch bei diesem Unterrichtsmodul werden drei Doppelstunden genannt und wird jeweils eine Doppelstunde ausführlicher dargestellt.

10.2.1 Überblick über das Unterrichtsmodul

Der Schwerpunkt des Unterrichtsmoduls liegt in der thematischen Auseinandersetzung mit dem Phänomen Trauer und trägt zur intensiven Beschäftigung verschiedener Formen und Umgangsweisen trauernder Personen im Rahmen einer professionellen Sterbebegleitung bei. Vorgesehen sind dabei drei Doppelstunden à 90 min, bestehend aus einer Einstiegsphase zur Sensibilisierung verschiedener Trauerformen, einer Erarbeitungsphase zur Vermittlung von fachbezogenen Inhalten über verschiedene religiöse Bewältigungsstrategien und einer Vertiefungsphase, die die Auszubildenden befähigt, kontext- und adressatenspezifische Handlungsoptionen abzuleiten. Tabelle 10.3 stellt die einzelnen Phasen und die Stundenthemen des Unterrichtsmoduls zusammen.

Tabelle 10.3 Unterrichtsmodul: Trauer

DS	Unterrichtsphase	Stundenthema
1	Einstiegsphase	Ausdrucksformen von Trauer (anhand praxisorientierter Anforderungssituationen)
2	Erarbeitungsphase	Umgangs- bzw. Bewältigungsstrategien von Trauer
3	Vertiefungsphase	Begleitung von trauernden Personen als Teil der professionellen Sterbebegleitung

Im Rahmen dieses Unterrichtsmoduls setzen sich die Auszubildenden in der Einstiegsphase zunächst mit verschiedenen Formen der Trauer auseinander. Sie sollen dadurch erkennen, dass Personen unterschiedlichen Alters verschiedene Trauerformen aufweisen können, die bei Verlusterfahrungen durch Tod oder auch bei nicht erreichten bzw. unerfüllten Wünschen entstehen können. Die Auszubildenden sollen sich in die jeweilige zu pflegender Person hineinversetzen und die unterschiedlichen Emotionen und Trauerphasen nachvollziehen. In der Erarbeitungsphase setzen sie sich mit den Ursachen von Trauerreaktionen auseinander, um im Rahmen ihres pflegerischen Handelns individuelle Handlungsoptionen ableiten zu können. Weiter erfahren sie in dieser Unterrichtssequenz auch verschiedene Bewältigungsstrategien, die bei trauernden Angehörigen angewendet werden können. Dabei berücksichtigen die Auszubildenden bei der Auswahl an Bewältigungsstrategien religiöse und kulturelle Prägungen ihrer zu pflegenden Personen. Sie setzen sich mit jüdischen, christlichen und islamischen Bewältigungsstrategien auseinander und können sich in der Vertiefungsphase individuelle und kontextspezifische Bewältigungsstrategien bei unterschiedlichen praxisorientierten Anforderungssituationen ableiten.

Die Unterrichtseinheit soll den Auszubildenden das Phänomen des Trauerns aufzeigen, das in unterschiedlichen Phasen und Formen zum Ausdruck kommen kann. Die Auszubildenden müssen im Rahmen ihres Pflegealltags verschiedene und anwendungsbasierte Strategien kennen, die sie im Berufsalltag, aber auch zur eigenen Bewältigung umsetzen können. In diesem Zusammenhang sollen die Auszubildenden Religion(en) als eine Form einer Copingstrategie kennenlernen, die sie bei religiös geprägten Menschen anwenden können. Im Rahmen der Unterrichtseinheit stehen die Perspektivenübernahme und die Wissenszunahme im Fokus, die in gleichem Maße notwendig für das professionelle Handeln der Auszubildenden sind.

10.2.2 Konkretion einer Doppelstunde

Die zweite Doppelstunde mit dem Unterrichtsthema „Umgangs- bzw. Bewältigungsstrategien von Trauer" wird in diesem Kapitel konkretisiert. Es ist an dieser Stelle zu erwähnen, dass die Auszubildenden bereits im dritten Ausbildungsjahr verschiedene pflegerische Einsätze in unterschiedlichen Institutionen absolviert

10.2 Didaktische Impulse für das dritte Ausbildungsdrittel

haben und somit ein gewisses Grundverständnis für besondere pflegerische Herausforderungen im Allgemeinen und Erfahrungen mit trauernden Personen im Besonderen voraus zusetzen sind. Die Unterrichtsstunde mit den drei Unterrichtssequenzen und der didaktischen Schwerpunktsetzung ist in Tabelle 17 dargestellt. Die entsprechenden Materialien werden an die didaktische Beschreibung angefügt.

Tabelle 10.4 Unterrichtsverlaufsplan: Trauer

Zeit	Unterrichtssequenz und Lernziel	Didaktischer Schwerpunkt	Medien
15 min	Einstieg Wahrnehmung von Unterschiedlichen Ausdrucksformen von Trauer	Die Auszubildenden erhalten unterschiedliche Fallbeispiele von trauernden Personen, um durch gezielte Fragestellungen Formen und Ursachen von Trauer abzuleiten. Sie sollen ebenfalls abwägen, ob es sich um pathologische oder natürliche Trauerprozesse handelt. Diese Einstiegsphase trägt der Förderung von Perspektivenübernahme bzw. Empathiefähigkeit bei. Die Fallbeispiele orientieren sich an den Erfahrungen der Auszubildenden. Die Auszubildenden setzen sich zunächst in Einzel- und dann in Partnerarbeit mit den Fallbeispielen auseinander. Die Wahrnehmungen der Auszubildenden werden festgehalten.	M5 (siehe Abb. 10.5)
10 min	Praxistransfer Reflexion über bestimmte Strategien der Bewältigung	Die Ansichten und Wahrnehmungen der Auszubildenden werden im Klassenverband thematisiert, um die Formen der Trauer auf ihren Ursprung zu analysieren. Die Auszubildenden erkennen, dass zu der Vielfalt der Trauerformen auch unterschiedliche Bewältigungsstrategien existieren.	

(Fortsetzung)

Tabelle 10.4 (Fortsetzung)

Zeit	Unterrichtssequenz und Lernziel	Didaktischer Schwerpunkt	Medien
45 min	Erarbeitungsphase Bearbeitung von Strategien der Bewältigung unter Aspekt religiöser und kultureller Aspekte	Inhaltlich geht es um religiöse Bewältigungsstrategien, die im Umgang mit trauernden Personen Anwendung finden sollen. Im Fokus steht das Judentum, das Christentum und der Islam. De Auszubildenden setzen sich mit Texten zur Religion als eine Form der Bewältigungsstrategie auseinander. Die Textarbeit findet in Kleingruppenstatt	M6 M7 M8 (siehe Abb. 10.6, Abb. 10.7, Abb. 10.8)
20 min	Vertiefungsphase Reflexion und Anwendung von Strategien der Bewältigung	Die Auszubildenden wenden ihr Wissen auf konkrete Fallsituationen an und begründen ihre Entscheidung. Dazu werden sich die Auszubildenden erneut mit den Fallsituationen zu Beginn der Unterrichtsstunde auseinandersetzen und entsprechende Umfangsformen auf Grundlage der religiösen Strategien formulieren.	M5 (siehe Abb. 10.5)

Die Unterrichtsstunde gliedert sich in drei Phasen. In der Einstiegsphase geht es um die Darstellung von Trauerphänomenen bei unterschiedlichen Personengruppen. Die Auszubildenden setzen sich dabei mit drei praxisorientierten Anforderungen auseinander, die sie in Einzel- und dann in Partnerarbeit miteinander besprechen sollen. Die Aufgabe besteht darin, die unterschiedlichen Formen von Trauer zu beschreiben und die Ursachen sowie die Symptome herauszuarbeiten. Die Fallbeispiele orientieren sich dabei an den Erfahrungen der Auszubildenden, die bereits erste praktische Erfahrungen mit Patienten bzw. Bewohnern in der beschriebenen Einrichtung im Rahmen ihrer dreijährigen Pflegeausbildung gesammelt haben.

Das erste Fallbeispiel beschreibt die Situation einer Mutter, die aufgrund eintretender Komplikationen eine Fehlgeburt erlitten hat und nun um ihr verlorenes Kind trauert. Das zweite Fallbeispiel beschreibt eine ältere Dame, die ihren Mann vor kurzen verloren hat. Das letzte Fallbeispiel beschäftigt sich mit einer muslimischen Bewohnerin, die ungewollt kinderlos ist und dazu auch noch vor wenigen Wochen ihren Ehemann verloren hat. Die Frau scheint nun auf sich

10.2 Didaktische Impulse für das dritte Ausbildungsdrittel

alleine gestellt zu sein. Die ausgewählten Fallbeispiele zeigen den Auszubildenden die unterschiedlichen Formen von Trauer. Sie analysieren die Fallbeispiele auf Ursachen und Symptome und notieren ihre Ergebnisse schriftlich. In der weiteren Transferphase tauschen sich die Auszubildenden im Klassenverband über die drei Fallsituationen und ihre Arbeitsergebnisse aus. Dieser Austausch soll dazu beitragen, die unterschiedlichen Sichtweisen auf den Trauerprozess sichtbar zu machen und daraus verschiedene Handlungsalternativen aufzuzeigen. Hier ist anzunehmen, dass Auszubildende aus ihrer Berufspraxis erste Erfahrungen mit verschiedenen Copingstrategien aufweisen. Die nächste Unterrichtssequenz konzentriert sich auf Formen der religiösen Bewältigungsstrategien. Die Auszubildenden sollen verstehen, welche Elemente des religiösen Copings in existenziellen Situationen bei religiös geprägten Personen angewendet werden können. Der Begriff Bewältigung bzw. Coping muss den Auszubildenden aus ihrem ersten bzw. zweiten Ausbildungsjahr bekannt sein und wird an dieser Stelle nicht näher erläutert. Die Auszubildenden setzen sich in einer Erarbeitungsphase mit verschiedenen religiösen Bewältigungsformen auseinander. Im Fokus stehen Bewältigungsstrategien im Christentum, im Judentum und im Islam. Dabei wird die Zentralität von Gebet, Beistand und religiösen Vorschriften der drei monotheistischen Religionen erläutert, um Einblicke in bestimmte religiöse Rituale zu erhalten. Diese Auszubildenden können die Textarbeit alleine oder in Partnerarbeit vornehmen. Die wichtigen Kernaussagen der jeweiligen Religion verschriftlichen die Auszubildenden, um ihre Ergebnisse im späteren Verlauf der Unterrichtsstunde im Klassenverband vorzustellen. Die abschließende Vertiefungsphase beschäftigt sich erneut mit den zu Beginn der Unterrichtsstunde präsentierten Fallbeispielen. Die Auszubildenden versuchen ihr Wissen über verschiedene religiöse Bewältigungsstrategien auf die Lebenssituation der einzelnen Personen anzuwenden und individuelle Gestaltungsformen der Trauerbegleitung zu formulieren.

Trauer – ein Gesicht mit vielen Facetten

Anforderungssituation und Aufgabe

Lesen Sie die unterschiedlichen Fallbeispiele durch und beantworten Sie folgende Fragen:
- Beschreiben Sie die Form der Trauer folgender Fallbeispiele. Benennen und erklären Sie die Ursachen und Symptome der Trauer.

1. Fallbeispiel

Sie als Auszubildende arbeiten seit einigen Wochen auf der gynäkologischen Station bzw. Wöchnerinnenstation. Sie selbst wünschen sich Kinder in naher Zukunft. Sie sind für die Betreuung und Versorgung von Mutter und Kind zuständig. Eines Tages betreten sie das Zimmer von Sina Müller. Sie ist seit einigen Tagen auf Ihrer Station. Sie hat in der 17. Schwangerschaftswoche ihr Kind durch eine Fehlgeburt verloren. Ihre Frauenärztin hatte sie ins Krankenhaus geschickt. Der Befund hat sich bestätigt. Sina hatte soviel Fruchtwasser verloren, dass die Geburt eingeleitet werden musste. Leider haben sich bei dem Fötus keine Lebenszeichen mehr feststellen lassen.

2. Fallbeispiel

Sie arbeiten als Auszubildende schon eine ganze Weile auf einer stationären Station der Altenhilfe. Sie betreten das Zimmer einer älteren Dame, die von Traurigkeit geplagt ist. Die ältere Dame weint und zeigt auf ein Bild von ihrem Mann. Ihr Mann hat sie vor wenigen Wochen verlorenen und seither ist sie leider in Pflegeheim. Sie hofft, dass sie bald wieder nach Hause kommen kann. Ihr Mann war ihr ständiger Lebensbegleiter. Sie sind durch Höhen und Tiefen gegangen. Ihr Mann hat sie immer sonntags in die Kirche zum Gottesdienst gefahren und auch wieder abgeholt. Sie ist leider aufgrund ihrer Arthrose in beiden Kniegelenken nicht mehr so gut auf den Beinen und muss zu allen auswärtigen Terminen und Veranstaltungen gefahren werden. Frau Hedwig Schier ist sehr traurig.

3. Fallbeispiel

Frau Fatima B. ist türkischer Herkunft und ist 70 Jahre alt. Sie befindet sich in einer Kurzzeitpflege. Sie sind am heutigen Tage für Frau B. zuständig. Sie ist nach einem längeren stationären Krankenhausaufenthalt zu ihnen in die Einrichtung gekommen und wird wohl die nächsten Wochen noch hier sein. Frau B. ist sehr traurig. Sie bekommt leider kein Besuch von ihren Kindern. Sie blieb leider kinderlos. Ihr Mann ist vor einigen Jahren gestorben. Die Frau wirkt sehr traurig zu sein und bricht auch in Tränen aus.

Abbildung 10.5 Unterrichtsmaterial M5

Religionen als Bewältigungsstrategie im Umgang mit Trauer

Anforderungssituation und Aufgabe

Lesen Sie die unterschiedlichen Texte zu den Religionen als Bewältigungsstrategie im Umgang mit Trauer durch:
- Unterstreichen Sie die wichtigsten Passagen und notieren Sie die Kernaspekte der jeweiligen Bewältigungsstrategie.
- Erklären Sie auch die jeweiligen Elemente des religiösen Copings.

Bewältigungsstrategie im Judentum

Gebet: In der jüdischen Tradition gibt es einen großen Schatz an Liedern und Gebeten für alle Lebenslagen (im christlichen Kulturkreis bekannt als die Psalmen des sogenannten Alten Testaments). In ihnen kommt alles zum Ausdruck, was im Menschenleben ausmacht: Freude, überschäumendes Glück, Lob und Dankbarkeit gegenüber dem Schöpfer der Welt. Aber auch Angst und Not, das Gefühl verfolgt und verloren zu sein, von Gott und Menschen verlassen zu sein. Im Nachsprechen dieser alten Lieder und Gebete aus der jüdischen Tradition findet der Mensch Worte für seine Ängste, seine Nöte und Sorgen. Er kann sich die Klage über erfahrenes Elend von der Seele reden und wieder Hoffnung und Vertrauen finden, dass Gott helfen wird. In den Texten der Tradition wird somit ein Weg aufgezeigt, das zugefügte Leid zu ertragen, auszuhalten und zu bewältigen. Ein zentraler Text der jüdischen Tradition ist das sogenannte Kaddisch, ein Lobpreis des Lebens, der in jedem jüdischen Gottesdienst gesprochen wird.

Beistand: Ein Konzept der Seelsorge wie im christlichen Kontext gibt es im Judentum nicht, da jeder Mensch selbst und ohne Mittler mit Gott kommunizieren kann. Es gibt aber durchaus eine Art religiöser Verpflichtung zum Besuch von Kranken durch Familie, Freundinnen, Freunde und Bekannte, auch durch religiöse Autoritäten wie den Rabbiner. Die Lebensgeister des kranken Menschen werden durch die Nähe vertrauter Menschen unterstützt, die das Gefühl des Fremdseins ein Stück weit aufheben und Patienten auch durch Aussagen der Religion stärken können. Das Gebot der unbedingten Erhaltung des Lebens ist für das Judentum in der Begleitung kranker Menschen ganz zentral. Ziel der seelischen Betreuung jüdischer Patientinnen und Patienten ist deshalb die Stärkung des Willens, zu leben und gesund zu werden. Die Ermöglichung von Besuchen kann also das Coping sehr fördern.

Religiöse Vorschriften: Für Jüdinnen und Juden ist die Einhaltung von Gottes Vorschriften nach den Aussagen der Tora von großer Bedeutung. Wie ein Mensch die Regeln der Tora im Alltag einhält, ist individuell sehr verschieden. Es gibt eine große Brandbreite in den Möglichkeiten genauen Einhaltung der Regeln bis zu einem sehr freien Umgang damit. Gerade in Ausnahmesituationen wie einem Krankenhausaufenthalt die Einhaltung dieser Regeln Halt und Stabilität geben. Zentrale Regeln sind zum Beispiel das Gebot der Nächstenliebe und daraus folgende Handlungen im alltäglichen Miteinander der Menschen. Dann gibt es umfassende Speiseregeln: das Verbot von Schweinefleisch sowie das Gebot, fleischige und milchige Speisen schon in der Zubereitung zu trennen. Die Einhaltung des Sabbats ist eines der wichtigsten Gebote. Er beginnt mit dem Entzünden der Sabbatkerzen am Freitagabend und endet am Samstagabend. Das generelle Arbeitsverbot an diesem Tag dient der Erholung, er ist begleitet von rituellen Handlungen in der Familie wie Segenswünschen und Gottesdienstbesuchen.

Bei diesem den anderen Geboten gilt der Primat des Erhaltens von Leben und Gesundheit. Das heißt: Wenn es medizinisch notwendig ist, können im Normalfall verbindliche Vorschriften immer außer Kraft gesetzt werden (Schäfer, 2014, S. 160-161).

Abbildung 10.6 Unterrichtsmaterial M6

Religionen als Bewältigungsstrategie im Umgang mit Trauer

Anforderungssituation und Aufgabe
Lesen Sie die unterschiedlichen Texte zu den Religionen als Bewältigungsstrategie im Umgang mit Trauer durch:
- Unterstreichen Sie die wichtigsten Passagen und notieren Sie die Kernaspekte der jeweiligen Bewältigungsstrategie.
- Erklären Sie auch die jeweiligen Elemente des religiösen Copings.

Bewältigungsstrategie im Christentum

Gebet: Das bekannteste christliche Gebet ist das Vaterunser. Es enthält alle wesentliche Elemente christlichen Glaubens: Die Anrede Gottes als Vater, die Hoffnung, dass es mehr gibt als die erfahrbare Welt, die Ergebenheit in einen Lauf des Lebens, in dem Der Mensch nicht alles selbst bestimmen kann, die Bitte um alles Lebensnotwendige, die Verbeugung von Schuld und das Versprechen, auch selbst denen zu vergeben, die schuldig an einem geworden sind, die Bitte, vor Versuchung und dem Bösen zu bewahren, die Ergebenheit in die Macht Gottes, die größer ist als alles, was Menschen gestalten und begreifen können.
Für dieses Gebet sind keine Zeit und kein Ort vorgeschrieben, jeder Mensch kann es zu jeder Zeit und überall beten. Es verbindet Christinnen und Christen aller Welt miteinander.

Wichtige Rituale: Rituale bestehen aus einem Z eichen und aus Gebeten und/oder Texten. Zeichen können zum Beispiel sein: eine Kerze anzünden, ein Kreuz mit Wasser oder Salböl auf die Stirn zeichnen, eine Hand auflegen, etwas Bestimmtes miteinander essen. Dazu werden vorgeschrieben Texte gesprochen, die den Sinn und die Bedeutung der Zeichen deutlich machen. Die bekanntesten christlichen Rituale – die Taufe und das Abendmahl beziehungsweise die Eucharistie (katholisch) – werden in der Regeln in der Kirche im Gottesdienst gefeiert. Sie können aber auch im Krankenzimmer durch entsprechend Beauftragten vollzogen werden. Die Taufe kann im Notfall durch jede Christin und jeden Christen vollzogen werden. Die Feier des Abendmahls oder der Kommunion in einem kleinen Gottesdienst im Krankenzimmer bringt die Patienten beziehungsweise den Patienten sinnlich - spürbar mit Gott in Verbindung. Hier wird der Herr über Leben und Tod unmittelbar in das Schicksal dieses Menschen einbezogen, in Form von Brot und Wein. Der Beistand Gottes wird so sichtbar, hörbar und erlebbar im Essen und Trinken, im Hören der dazu wichtigen Bibeltexte.

Kranke und alte Menschen können sich so unmittelbar vom Heiligen berührt und in diesem Schutzmantel gehüllt fühlen. Ein Segen wird durch ein Segenswort und eine Berührung/ Handauflegung vollzogen. Segnen heißt im wörtlichen Sinne ansehen und „gutsprechen". Wenn ein Mensch den Segen Gottes Empfängt, weiß er: Gott sieht mich an, meint es gut mit mir, steht mir auch in schwierigen Zeiten bei. Als Zeichen der besonderen Zuwendung Gottes wird im Neuen Testament im Blick auf die Kranken die Salbung eines erkrankten Menschen mit Öl erwähnt. Die sogenannte Krankensalbung ist für Menschen, die in der katholischen Tradition beheimatet sind, oft ein wichtiges Ritual ihres Glaubens. In der evangelischen Tradition werden Salbungen erst wieder seit einigen Jahren vollzogen, oft im Zusammenhang mit speziellen Gottesdiensten für Kranke. Die Salbung ist ein besonderes Zeichen der Zuwendung Gottes und der Stärkung in der Zeit der Krankheit zu verstehen. Sie wird aber aus verschiedenen Gründen oft auch in der Nähe des erwarteten Todes gewünscht und damit eher als Übergangs- und Abschiedsritual verstanden. In diesem Zusammenhang wird sie zum klassischen Sterbesakrament der katholischen Tradition (sog. letzte Ölung).

Beistand: In vielen Kliniken und Pflegeeinrichtungen gibt es Seelsorgerinnen und Seelsorger. Sie habe Zeit für Gespräche, sind ansprechbar in persönlichen und ethischen Konfliktsituationen für Patientinnen und Patienten, Bewohnerinnen und Bewohner, aber auch für Mitarbeiterinnen und Mitarbeiter. Inhalt dieser Gespräche können prägende Lebenserfahrungen, Kraftquellen und belastende Fragen ebenso sein wie die klassische Form der Beichte. In der Ausnahmesituation der Krankheit oder in der spürbaren Lebensbegrenzung im Alter ist für Menschen oft heilsam, noch einmal, offene Ohren, für wichtige Themen und Fragen ihres Lebens zu finden (Schäfer, 2014, S. 162-163).

Abbildung 10.7 Unterrichtsmaterial M7

Religionen als Bewältigungsstrategie im Umgang mit Trauer

Anforderungssituation und Aufgabe
Lesen Sie die unterschiedlichen Texte zu den Religionen als Bewältigungsstrategie im Umgang mit Trauer durch:
- Unterstreichen Sie die wichtigsten Passagen und notieren Sie die Kernaspekte der jeweiligen Bewältigungsstrategie.
- Erklären Sie auch die jeweiligen Elemente des religiösen Copings.

Bewältigungsstrategie im Islam

Gebet: Das sogenannte Pflichtgebet gehört zu den Fünf Säulen des Islams, das heißt zu den wichtigsten religiösen Grundpflichten. Soweit es möglich ist, sollte dieses Gebet auch einer oder einem Kranken ermöglicht werden. Die optimale Bedingung für das Gebet ist ein ruhiger Raum, in dem Gebetsteppich Richtung Mekka (heiligste Stätte des Islam) ausgerollt werden kann. Falls eine Muslimin/ ein Muslim körperlich nicht in der Lage ist, die verschiedenen Gebetshaltungen einzunehmen, können sie entweder liegend durch Aufrichten des Oberkörpers oder durch Kopfbewegungen oder Augenbewegungen das Gebet imitieren. Das Gebet zu fünf Tageszeiten bedeutet für eine Muslimin oder einen Muslim Zusammensein und Kommunikation mit Gott. Eine muslimische Patientin (ein muslimischer Patient sucht in diesem Gebet Stärke und Kraft, indem sie/er Gott verehrt und sich bei ihm bedankt. Während des Gebets ist er nicht ansprechbar und solange es nicht nötig ist, wird er sein Gebet nicht unterbrechen.

Weitere wichtige religiöse Handlungen (Rituale): Zum Alltag gehören neben dem Gebet auch zwei Arten von rituellen Waschungen und des Fasten. Diese Handlungen sind zwar nicht nur Pflicht für gläubige Musliminnen und Muslime, sie fördern jedoch die Wohlbedingen ein Stärkung der religiösen Identität und Vergewisserung. Es gibt Situationen, in denen eine Kranke oder ein Kranker diesen Pflichten nicht nachkommen kann, aber sobald es ihr/ihm besser geht, sollten sie ermöglicht werden: Die Ganzkörperwaschung soll nach der Menstruation, dem Wochenbett, dem Geschlechtsverkehr, dem Samenerguss im Schlaf und vor dem Freitagsgebet durchgeführt werden. Die Teilkörperwaschung, das Waschen von Mund, Nase, Ohren, Gesicht, Arme, Füße) wird vor dem Pflichtgebet vollzogen. Das Fasten ist für viele Musliminnen und Muslime eine besondere Erfahrung ein Erlebnis und gehört trotz der körperlichen Anstrengung zu den am häufigsten ausgeübten islamischen Grundpflichten.

Im Krankheitszustand kann das Fasten jedoch den Heilungsprozess negativ beeinflussen. Im Koran wird ausdrücklich betont, dass Kranke von der Fastenpflicht ausgenommen sind, ohne dass die Grenzen detailliert beschrieben werden. In einem solchen Fall gerät die muslimische Patientin beziehungsweise der muslimische Patient in einen Konflikt innerhalb seines Wertesystems zwischen der Wahrung der Gesundheit als ein von Gott anvertrautes Gut einerseits und der von Gott auferlegten islamischen Grundpflicht des Fastens andererseits. Für eine Abwägung zwischen den beiden Gütern ist medizinische und religiöse Aufklärung erforderlich. In solchen Situationen ist neben der Intensität der Patientenreligiosität auch der Krankheitsgrad entscheidend.

Beistand: Türkische oder andere Patientinnen und Patienten aus dem muslimischen Kulturkreis bekommen oft vergleichsweise viel Besuch. Das hat folgenden Hintergrund: eine Patientin oder ein Patient fragen, wie es ihr oder ihm geht, Anteil haben an ihrem beziehungsweise seinem Leid und die Betroffenengefühle und Genesungswünsche vor Ort zum Ausdruck bringen, gehören zum muslimischen Selbstverständnis. Für den Besuchten bedeutet der Krankenbesuch Anerkennung und Achtung durch ihr beziehungsweise seinem familiäres und soziales Umfeld und ist ein konkretes Zeichen der Zugehörigkeit zur Gemeinschaft. Das Unterlassen dieser sozialen Verpflichtung kann von der Patientin oder dem Patienten als Isolation und im Stich gelassen werden interpretiert werden. Selbstgemachte Speisen sind der islamischen Kultur ein übliches Geschenk für die Kranken. Die Sterbebegleitung wird von Angehörigen übernommen. Wenn die Familie sich aber überfordert oder unsicher fühlt, kann nach Rücksprache mit Patientin, Patient und/ oder Angehörigen ein Imam gerufen werden. Angehörige oder der Imam lesen einem Sterbenden Koranverse in arabischer Sprache vor und sprechen ihm oder ihm das zentrale Glaubenssatz ins Ohr (Schäfer, 2014, S. 164-165).

Abbildung 10.8 Unterrichtsmaterial M8

Literaturverzeichnis

Akhtar, S. (2010). Freuds Todesangst and Ghalib's Ishrat-e-Qatra. In S. Akhtar, The wound of mortality (S. 1–20). Jason Aronson.
Allport, G. & Ross, M. (1967). Personal religious orientation and prejudice. Journal of Personality and Social Psychology, S. 432–443.
Anderson, J. (2007). Kognitive Psychologie. Berlin: Spektrum Akademischer Verlag
Angstwurm, H. (1995). Wann ist der Mensch tot? In J. Hoff (Hrsg.), Reinbek bei Hamburg: Rowohlt.
Ariès, P. (1981). The Hour of Our Death. New York: Knopf.
Ariès, P. (2009). Geschichte des Todes. München: Deutsches Taschenbuch Verlag.
Armstrong, D. (2002). A New History of Identity – A Sociology of Medical Knowledge. New York: Palgrave.
Bertelsmann Stiftung (Hrsg.) (2015). Palliativversorgung 2015. Daten, Analysen und Perspektiven. https://www.bertelsmann-stiftung.de/fileadmin/files/BSt/Publikationen/GrauePublikationen/SPOTGes_VV_Palliativversorgung_2015.pdf [22.05.2022].
Baumert, J & Kunter, M. (2006). Professionelle Kompetenz von Lehrkräften. Zeitschrift für Erziehungswissenschaft, 469–520.
Bennett, M. (1986). A Developmental approach to training for intercultural sensitivity. International Journal of Intercultural Relations, 179–196.
Birnbacher, D. (2012). Das Hirntodkriterium in der Krise – welche Todesdefinition ist angemessen? (Bd. 8). In A. Esser, D. Kersting & C. Schäfer (Hrsg.), Welchen Tod stirbt der Mensch. Philosophische Kontroversen zur Definition und Bedeutung des Todes (S. 19–40). Frankfurt am Main und New York: Campus Verlag.
Bromme, R. (1992). Der Lehrer als Experte. Bern: Huber.
Bruckmoser, J. (2023). Der Einfluss von Spiritualität und Religion auf Gesundheit und Heilung. In G. Bernatzky, R. Sittl & R. Likar (Hrsg.), Schmerzbehandlung in der Palliativmedizin. Berlin: Springer.
Bundesärztekammer (Hrsg.) (2022). Richtlinien zur Feststellung des endgültigen, nicht behebbaren Ausfalls der Gesamtfunktion des Großhirns, des Kleinhirns und des Hirnstammes.https://www.bundesaerztekammer.de/fileadmin/user_upload/BAEK/Themen/Medizin_und_Ethik/RichtlinieIHA_FuenfteFortschreibung.pdf [30.09.2022]

Bundesinstitut für Berufsbildung (2020). Rahmenpläne der Fachkommission nach §53 PflBG.2. Rahmenlehrpläne für den theoretischen und praktischen Unterricht. Rahmenausbildungspläne für die praktische Ausbildung. Bonn. https://www.mags.nrw/sites/default/files/asset/document/ge-schst_pflgb_rahmenplae-ne-der-fachkommission.pdf [20.10.2022].

Bürger, M. (1947). Altern und Krankheit. Leipzig: Thieme.

Calmbach, M., Borgstedt, S., Borchard, I., Thomas, P. & Flaig, B. (2016). Wie ticken Jugendliche? Lebenswelten von Jugendlichen im Alter von 14 bis 17 Jahren in Deutschland. Berlin: Springer.

Cohen, A. (2016). Complex systems dynamics in aging. Biogerontology.

Desharnais, S. (2007). Lack of concordance between physician and patient. Palliative medicine, 728–740.

Dubronner, E. & Wagensommer, G. (2023). Religionsunterricht in der Berufsschule und in der Pflegeausbildung. In G. Wagensommer & H. Becker (Hrsg.), Pflege, Ethik, Religion, (S. 167–167). Kassel: University Press.

Dunkel, W. (2005). Zur Lebensführung von Pflegekräften. In K. Schroeter & T. Rosenthal (Hrsg.), Soziologie der Pflege. Grundlagen, Wissensbestände und Perspektiven (S. 228–235). Weinheit & München: Juventa.

Elias, N. (1982). Über die Einsamkeit der Sterbenden in unseren Tagen. Frankfurt am Main: Suhrkamp.

Eliason, G. & Tomer, A. (2000). Beliefs about self, life, and death: Testing aspects of a comprehensive model of death anxiety and death attitudes. In G. Eliason & A. Tomer (Hrsg.), Death Attitudes. Theories, concepts and applications (S. 137–153). Philadelphia: Brunner-Routledge.

Erpenbeck, J. & Heyse, V. (2007). Die Kompetenzbiographie: Wege der Kompetenzentwicklung. 1. Auflage. Münster: Waxmann.

Esser, A., Kersting, D. & Schäfer, C. (2012). Welchen Tod stirbt der Mensch (Bd. 8). A. Esser, D. Kersting & C. Schäfer (Hrsg.), Frankfurt am Main: Campus Verlag.

Evangelisches Institut für Berufsorientierte Religionspädagogik (EIBOR). Projektübersicht (2022). https://uni-tuebingen.de/fakultaeten/evangelisch-theologi-sche-fakultaet/lehrstuehle-und-institute/praktische-theologie/praktische-theologie/projekte/eibor/ [02.12.2022]

Feldmann, K. (2004). Sozialwissenschaftliche Thanatologie im Überblick. Wiesbaden: Verlag für Sozialwissenschaften /GWV Fachverlage GmbH.

Feldmann, K. (2010). Soziologie des Sterbens und des Todes (Thanatosoziologie). In G. Kneer & M. Schroer (Hrsg.), Handbuch spezielle Soziologien (S.569–586). Wiesbaden: VS Verlag.

Frankl, V. (2005). Trotzdem Ja zum Leben sagen. Wien: Böhlau.

Giddens, A. (1995). Soziologie. Graz, Wien: Nausner & Nausner.

Glock, C. & Stark, R. (1965). Religion and Society in Tension. Chicago: Nally & Company.

Goldberger, A., Peng, C. & Lipsitz, L. (2002). What is physiologic complexity and how does it chance with aging and disease?, In D. Madden, Neurobiology of Aging, S. 23–26.

Greenberg, J., Pyszczynski, T. & Solomon, S. (1986). The causes and consequences of a need for self-esteem. In R. Baumeister, Public Self and Privates Self (S. 189–212). New York: Springer.

Gronover, M. (2022). Religiöse Kompetenz als entscheidende Indifferenz. Eine Kritik am Beispiel des Religionsunterrichts an berufsbildenden Schulen. Münster: Waxmann.

Hoffmann, M. (2008). Mortalitätssalienz und Angstbewältigung im Kontext einer Krebserkrankung. Lengerich: Pabst Science Publishers.

Howarth, G. (2007). Death and dying – a sociological introduction. Cambridge: Polity.

JIM-Studie (2022). Jugend, Information, Medien. Basisuntersuchung zum Medienumgang 12- bis 19-Jähriger. Medienpädagogischer Forschungsverbund Südwest. Stuttgart https://www.mpfs.de/fileadmin/files/Studien/KIM/2022/KIM_2022_Web_final.pdf [24.03.2022].

Kaiser, P. (2010). Glaube und psychische Gesundheit – neue Fragen und Ergebnisse der empirischen Religionspsychologie. Zeitschrift für Religionswissenschaft, S. 91–114.

Kane, B. (1979). Children's Concepts of Death. The journal of Genetic Psychology, 73, 3–27.

Kastenbaum, R. (2006). The psychology of death (Bd. 3). New York: Springer.

Kastenbaum, R., & Costa, P.T. (1977). Psychological perspectives on death. Annual Review of Psychology, 28, (S. 225–249).

Kenngott, E.-M. (2012). Perspektivenübernahme. Wiesbaden: Verlag für Sozialwissenschaften.

Körtner, U. (2007). Ethik im Krankenhaus. Diakonie, Seelsorge und Medizin. Göttingen: Vandenhoeck & Ruprecht.

Kirchenamt der EKD (Hrsg.) (2018). Kompetenzen und Standard für den evangelischen Religionsunterricht an berufsbildenden Schulen. Ein Orientierungsrahmen. Gütersloloh: Gütersloher Verlagshaus. https://www.ekd.de/ekd_de/ds_doc/ekd_texte_129_2018.pdf [04.03.2023].

Klie, T. (2019). Pflegenotstand. In A. Storm, (Hrsg.), Pflegereport 2019. Heidelberg: medhochzwei Verlag GmbH.

Klinkhammer, G. (2012). Deutsches Aerzteblatt. Sterben in Deutschland: Leben mit dem Tod https://www.aerzteblatt.de/archiv/132936/Sterben-in-Deutschland-Leben-mit-dem-Tod [15.06.2022].

Knoblauch, H. & Zingerle, A. (2005). Thanatosoziologie. Berlin: Duncker & Hum blot.

Kolovou, G., Kolovou, V. & Mavrogeni, S. (2014). We are ageing. Biomed Res International.

Konerding, K.-P. (2015). Sprache und Wissen. In E. Felder & A. Gardt, Handbuch Sprache und Wissen (S. 57–80). Berlin/ Boston: De Gruyter.

Koocher, G. (1973). Childhood, Death, and cognitive development. Developmental Psychology(9), 369–375.

Krapp, A. (2002). An Educational-Psychological Theory of Interest and Its Relation to SDT. In E. Deci, & R. Ryan, Handbook of self-determination research (S. 405–426). Rochester (New York): University of Rochester Press.

Krapp, A. (2006). Interesse. In D. Rost, Handwörterbuch Pädagogische Psychologie (S. 311–323). Basel: Beltz.

Krech, V. (2018). Dimensionen des Religiösen. In D. Pollack, V. Krech, O. Müller & M. Hero (Hrsg.), Handbuch Religionssoziologie. Wiesbaden: Springer.

Kruse, A. (2005). Selbstständigkeit, Selbstverantwortung, bewusst angenommene Abhängigkeit und Mitverantwortung als Kategorien einer Ethik des Alters. Zeitschrift für Gerontologie und Geriatrie, S. 223–237.

Kruse, A. (2007). Das letzte Lebensjahr – zur körperlichen, psychischen und sozialen Situation des alten Menschen am Ende seines Lebens. Stuttgart: Kohlhammer.

Kruse, A. (2012). Sterben und Tod – Gerontologie und Geriatrie. In M. Anderheiden, W. Eckart & H. Kiesel (Hrsg.), Handbuch Sterben und Menschenwürde (Bd. 3, S. 2051–2071). Berlin: de Gruyter.

Kruse, A. & Schmitt, E. (1995). Die psychische Situation hilfs- und pflegebedürftiger älterer Menschen. Zeitschrift für Gerontopsychiatrie und Gerontopsychologie(8), S. 273–287.

Kruse, A. & Schmitt, E. (1995). Formen der Selbstständigkeit in verschiedenen Altersgruppen. Zeitschrift für Gerontopsychologie und Gerontopsychiatrie, S. 227–236.

Kruse, A. & Wahl, H.-W. (2010). Zukunft Altern – individuelle und gesellschaftliche Weichenstellungen. Heidelberg: Spektrum Akademischer Verlag.

Kruse, A. (2021). Begleitung am Lebensende: Drei Gestaltungskontexte. In A. Kruse (Hrsg.), Vom Leben und Sterben im Alter – Wie wir das Lebensende gestalten können. (S. 120–170). Stuttgart: Kohlhammer.

Kruse, J. (2014). Qualitative Interviewforschung – ein integrativer Ansatz. Weinheim und Basel: Beltz Verlag.

Lüsebrink, H.-J. (2012). Interkulturelle Kommunikation. Weimar: Verlag J.B. Metzler Stuttgart.

Löwenstein, M. (2022). Wege in die generalistische Pflegeausbildung. Gestalten, entwickeln, vorangehen. Heidelberg: Springer-Verlag.

Mayring, P. (2016). Einführung in die qualitative Sozialforschung. Weinheim und Basel: Beltz.

Meran, J. & Poliwoda, S. (1995). Leben und sterben lassen. Anthropologie & Pragmatik des Hirntodes. In J. Hoff (Hrsg.), Wann ist der Mensch tot? Organverpflanzung und Hirntod-Kriterium. (S. 61–81) Reinbek bei Hamburg: Rowohlt.

Merkt, H. (2014). Was ist interreligiöse Kompetenz in der Pflege. In H. Merkt, F. Schweitzer & A. Biesinger (Hrsg.), Interreligiöse Kompetenz in der Pflege. Münster: Waxmann.

Merkt, H, Schweitzer F & Biesinger, A. (Hrsg.) (2014: Interreligiöse Kompetenz in der Pflege. Pädagogische Ansätze, theoretische Perspektiven und empirischen Befunde. Münster.

Ministerium für Kultus, Jugend und Sport Baden-Württemberg (2020). Landeslehrplan für die Berufsfachschule. Berufsfachschule für Pflege. Evangelische Religionslehre sowie Religiöse und ethische Kompetenzen. Ausbildungsdrittel 1, 2 und 3. Stuttgart. https://www.bildungsplaene-bw.de/site/bildungsplan/get/documents_E-1296922152/lsbw/Bildungsplaene-BERS/MediaCenter/bfs/RL-REKGenPflege_ev.pdf [09.08.2023].

Ministerium für Kultus, Jugend und Sport Baden-Württemberg (2020). Landeslehrplan für die Berufsfachschule. Berufsfachschule für Pflege. Katholische Religionslehre sowie Religiöse und ethische Kompetenzen. Ausbildungsdrittel 1, 2 und 3. Stuttgart. https://www.bildungsplaene-bw.de/site/bildungsplan/get/documents_E-332541529/lsbw/Bildungsplaene-BERS/MediaCenter/bfs/RL-REKGenPflege_kath.pdf [12.08.2023].

Ministerium für Soziales und Integration & Ministerium für Kultus, Jugend und Sport Baden-Württemberg (2020). Landeslehrplan für die Berufsfachschule für Pflege. Ausbildungsdrittel 1,2 und 3. https://sozialministerium.baden-wuerttemberg.de/fileadmin/redaktion/m-sm/intern/downloads/Downloads_Gesundheits-_Pflegeberufe/Landeslehrplan-Berufsfachschule-Pflege.pdf [18.02.2022].

Nassehi, A. (2004). Über die Geschwätzigkeit des Todes in unserer Zeit. In K. P. Liessmann (Hrsg.). Wien: Zsolnay.

Nassehi, A. & Weber, G. (1989). Tod, Modernität und Gesellschaft. Opladen: West deutscher Verlag.

Norba, D. (2009). Rechtsfragen der Transplantationsmedizin aus deutscher und europäischer Sicht (Bd. 15). Berlin: Duncker & Humblot.

Nuland, S. (1994). Wie wir sterben. Ein Ende in Würde? München: Kindler.

Ochsmann, R. (1993). Angst vor Tod und Sterben. Göttingen: Hogrefe.

Pawlik, V (2023). Statistik über Kirchenmitglieder in Deutschland. https://de.statista.com/statistik/daten/studie/1037080/umfrage/alter-der-personen-die-mitglied-in-einer-kirche-religionsgemeinschaft-sind-2019/ [04.02.2023].

Pichlmayr, I. & Pichlmayr, R. (1991). Lebenschance Organtransplantation. Stuttgart: TRIAS Thieme Hippokrates Enke

Pohlmann, M. (2020). Die Lehrkraft als Experte für das Lernen und Lehren in der Schule. Digitalisierung im Kontext der Lehrkräftebildung (S. 95–111), https://fachdidaktikbiologie.uni-koeln.de/sites/fachdid_bio_gym/user_upload/SEMINAR_2020.1_Beitrag_Pohlmann.pdf [18.08.2023].

Prenzel, M., Krapp, A. & Schiefele, H. (1986). Grundzüge einer pädagogischen Interessenstheorie. Zeitschrift für Pädagogik, 163–173.

Pundt, J. & Kälble, K. (2014). Gesundheitsberufe und gesundheitsberufliche Bildungskonzepte. Bremen: University-Press.

Radtke, R. (2022). Statistik über Anzahl von Pflegeheimen und ambulanten Pflegediensten in Deutschland in den Jahren 1999–2021. https://de.statista.com/statistik/daten/studie/2729/umfrage/anzahl-der-pflegeheime-und-ambulanten-pflege-dienste-seit-1999// [20.12.2022].

Rauner, F., Grollmann, P., Martens, T. (2007). Messen beruflicher Kompetenz(entwicklung). Institut Technik und Bildung, Bremen (S. 1–30). (ITB-Forschungsberichte; 21).

Reidick, O. (2013). Einstellungen zu Sterben und Tod bei Hochaltrigen. Heidelberg: open access.

Reinstaller, R. (2016). Motivation und Interesse im Psychologieunterricht. Graz.

Rababa, M., Masha'al, D., & Shahrour, G. (2023). Association of ageism with death anxiety, self-esteem, interpersonal reactivity, and symbolic immortality among nurses. *OMEGA-journal of Death and Dying*, 87(1), 231–245.

Remmers, H. & Kruse, A. (2014). Gestaltung des Lebensendes – End of Life Care. In H.-W. Wahl & A. Kruse (Hrsg.), Lebensläufe im Wandel. Sichtweisen verschiedener Disziplinen (S. 215–231). Stuttgart: Kohlhammer.

Rohracher, H. (Hrsg.). (1971). Einführung in die Psychologie. Wien und München: Urban & Schwarzenberg.

Sartre, J.-P. (2016). Das Sein und das Nichts. Versuch einer phänomenologischen Ontologie. In T. König (Hrsg.) Reinbek: Reinbek bei Hamburg.

Schachtschabel, D. (2004). Humanbiologie des Alterns. In A. Kruse & M. Martin (Hrsg.), Enzyklopädie der Gerontologie (S. 167–181). Bern: Huber.

Schäfer, H.-D. (2014). Krankheitsbewältigung im Christentum. In H. Merkt, M. Schlipf, F. Schweitzer & A. Biesinger, Ethische und interreligiöse Kompetenzen in der Pflege – Unterrichtsmaterialien für die Pflegeausbildung (S. 162–165). Göttingen: Vandenhoeck & Ruprecht.

Schlipf, M., Kaplan, M. & Kößler, R. (2014). Sterbekultur. In H. Merkt, M. Schlipf, F. Schweitzer & A. Biesinger, Ethische und interreligiöse Kompetenzen in der Pflege – Unterrichtsmaterialien für die Pflegeausbildung (S. 36–39). Göttingen: Vandenhoeck & Ruprecht.

Schlums, A. (2015). Organspende durch Patientenverfügung (Bd. 44). Köln: Carl Heymanns Verlag.

Schmitt, E. (2012). Soziologie des Todes. In M. Anderheiden, W. Eckart & H. Kieseö (Hrsg), Handbuch Sterben und Menschenwürde, (Bd. 3) (S. 1291–1312). Berlin/ Boston: Walter de Gruyter.

Schmitt, E. & Kruse, A. (2011). Die Ausbildung und Verwirklichung kreativer Potenziale im Alter im Kontext individueller und gesellschaftlicher Entwicklung. In A. Kruse, Kreativität im Alter (S. 5–39). Heidelberg: Universitätsverlag Winter.

Schneider, W.-F. (1989). Zukunftsbezogene Zeitperspektive von Hochbetagten. Regensburg: Roderer.

Schnell, T. (2010). Religiosität und Spiritualität als Quellen der Sinnerfüllung. In C. Klein, H. Berth & F. Balck, Gesundheit – Religion – Spiritualität (S. 259–271). Weinheim: Juventa Verlag.

Schreiter, M. (2019). Wie kommt der Tod ins Spiel? Glückstadt: Verlag Werner Hülsbusch, Fachverlag für Medientechnik und -wirtschaft.

Schroots, J. (1995). Psychological Models of Aging. Canadian Journal on Aging, S. 44–66.

Schroth, U., König, P., Gutmann, T. & Oduncu, F. (2005). Transplantationsgesetz – Kommentar. München: Beck.

Schumacher, B. (2012). Tod und Person. Anthropologische Überlegungen zum Tod der Person. (Bd. 8). In A. Esser (Hrsg.), Welchen Tod stirbt der Mensch? Philosophische Kontroversen zur Definition und Bedeutung des Todes (S. 91–120). Frankfurt und New York: Campus Verlag.

Schweitzer, F. & Mattes, R. (2022). Tot und dann? Münster & New York: Waxmann.

Schweitzer, F., Wissner, G., Boschki, R. & Gronover, M. (2018). Einführung – Zusammenfassung – Zentrale Ergebnisse. In F. Schweitzer, G. Wissner, A. Bohner, R. Nowack, M. Gronover & R. Boschki (Hrsg.), Jugend, Glaube, Religion (S. 10–39). Münster: Waxmann.

Seale, C. (1998). Constructing death. Cambridge: Cambridge Univ.Press.

Seyferth-Zapf, M. & Grafe, S. (2019). Förderung interkultureller Kompetenz von Schülerinnen und Schülern der Sekundarstufe I. Medienimpulse, 1–43.

Solomon, S., Greenberg, J. & Pyszczynski, T. (2015). Der Wurm in unserem Herzen: Wie das Wissen um die Sterblichkeit unser Leben beeinflusst. Random House.

Spittler, J. F. (2003). Gehirn, Tod und Menschenbild (1. Aufl.). Stuttgart: Kohlhammer. Statistisches Bundesamt (Hrsg.) (2021). Todesursachenstatistik 2020. https://www.destatis.de/DE/Presse/Pressemitteilungen/2021/11/PD21_505_23211.html [18.01.2022].

Statistisches Bundesamt (Hrsg.), (2021). Pflegebedürftige nach Versorgungsart, Geschlecht und Pflegegrade. https://www.destatis.de/DE/Themen/Gesellschaft-Umwelt/Gesundheit/Pflege/Tabellen/pflegebeduerftige-pflegestufe.html [10.04.2022].

Statistisches Bundesamt (Hrsg.), (2022). Pflegestatistik – Pflege im Rahmen der Pflegeversicherung. Deutschlandergebnisse. https://www.destatis.de/DE/The-men/Gesellschaft-Umwelt/Gesundheit/Pflege/Publikationen/Downloads-Pflege/pflege-deutschlandergebnisse-5224001219005.html [10.04.2022].

Statistisches Bundesamt (Hrsg.), (2023). Pflegestatistik – Zahl der Pflegebedürftigen. https://www.destatis.de/DE/Themen/Gesellschaft-Umwelt/Gesundheit/Pflege/_inhalt.html [10.04.2022].

Statistisches Bundesamt (Hrsg.), (2023). Ausbildungsverträge in der Pflege. https://www.destatis.de/DE/Presse/Pressemitteilungen/2023/07/PD23_295_212.html [10.04.2022].

Statistisches Bundesamt (Hrsg.), (2023). Zahl der Beschäftigten im Pflegebereich. https://www.destatis.de/DE/Presse/Pressemitteilungen/2023/05/PD23_N029_23.html [22.04.2023].

Streckeisen, U. (2001). Die Medizin und der Tod. Opladen: Leske + Budrich.

Surya, S. & Jürgensen, A. (2021). Handreichung für die Pflegeausbildung am Lernort Pflegeschule. Leverkusen: Barbara Budrich.

Tomer, A. & Eliason, G. (2007). Toward a comprehensive model of death anxiety. Death Studies.

Tornstam, L. (1996). Gerontranscendence – a theory about maturing in the old age. Journal of Aging and Identity, S. 37–50.

Tuchmann, B. (2010). Der ferne Spiegel. München: Pantheon.

Waechter, E. (1971). Children's Awareness of Fatal Illness. American Journal of Nursing, 1168–1172.

Wass, H. (2003). Die Begegnung von Kindern mit dem Tod. In J. Wittkowski (Hrsg.), Sterben, Tod und Trauer. Grundlagen, Methoden und Anwendungsfelder. (S. 87–104), Stuttgart: Kohlhammer.

Weiß, T., Meißner, T. & Kempa, S. (2018). Pflegeberufereformgesetz – Praxiskommentar. Wiesbaden: Springer.

Weiß, T., Meißner, T. & Kempa, S. (2018). Pflegeberufereformgesetz. Praxiskommentar. Wiesbaden: Springer Gabler.

Weinert, B. & Timiras, P. (2003). Invited review. Theories of aging, 1706–1716.

Wittkowski, J. (1977). Affektive Erlebens- und Verhaltensmodi bei der Begegnung mit Tod und Sterben. Würzburg: Hochschulschrift.

Wittkowski, J. (1990). Psychologie des Todes. Darmstadt: Wiss. Buchges.

Wittkowski, J. (1993). Angst vor Sterben und Tod. Zur Beschreibung eines vernachlässigten Konstrukts. Psychomed, S. 11–15.

Wittkowski, J. (1994). Das Interview in der Psychologie. Darmstadt: Westdeutscher Verlag.

Wittkowski, J. (2003). Sterben, Tod und Trauer. Stuttgart: Kohlhammer GmbH.

Witzel, A. (1982). Verfahren der qualitativen Sozialforschung Überblick und Alternativen. Frankfurt: Campus Verlag.

Wong, P. & Reker, T. (1994). Death Attitude Profile-Revised. In R. Niemeyer, Death anxiety handbook. Research, instrumentation, and application (S. 121–148). Washington DC: Taxlor & Francis.

Zernikow, B. (Hrsg.). (2013). Palliativversorgung von Kindern, Jugendlichen und jungen Erwachsenen. Berlin, Heidelberg: Springer.

Zernikow, B. (2021). Pädiatrische Palliativversorgung. Heidelberg: Springer Verlag.

Zentrum für Schulqualität und Lehrerbildung (ZSL) Baden-Württemberg (2021). Anbahnung kompetenzorientierter Bewertung in der Pflege – Handreichung für die Unterstützung der Lehrkräfte bei der Umsetzung des neuen Landeslehrplans für die generalistische Pflegeausbildung. Stuttgart. https://www.schule-bw.de/faecher-und-sch ularten/berufliche-schularten/berufsfachschule/sozialpflegerischerbereich/dreijbfsaltenpf legehilfe/hr_kombew_0421.pdf [04.02.2023].

MIX
Papier aus verantwortungsvollen Quellen
Paper from responsible sources
FSC® C105338

If you have any concerns about our products,
you can contact us on
ProductSafety@springernature.com

In case Publisher is established outside the EU,
the EU authorized representative is:
Springer Nature Customer Service Center GmbH
Europaplatz 3, 69115 Heidelberg, Germany

Printed by Libri Plureos GmbH
in Hamburg, Germany